Quintessence DENTAL Implantology

インプラント長期症例成功失敗の分岐点
―OJ 10年の軌跡―

Osseointegration study club of **J**apan
オッセオインテグレイション・スタディクラブ・オブ・ジャパン
10th ミーティング　抄録集

監修　夏堀礼二

編　船登彰芳／鈴木真名／水上哲也／浦野　智／小川勝久

本別冊は、2011年7月9日(土)、10日(日)にベルサール秋葉原で開催された「オッセオインテグレイション・スタディクラブ・オブ・ジャパン 10th ミーティング」を再編集したものである。

クインテッセンス出版株式会社

序

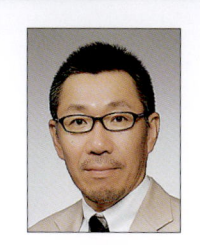

会長　夏堀礼二

　2011年次ミーティングは、先の3月11日の東日本大震災の復興支援大会として、また10回記念大会として7月9日(土)、10日(日)にベルサール秋葉原(東京都)で行われた。

　今大会の演者の先生方においては謝礼金を義援金としてご寄付いただいたこと、さらにDr. Roy T. YanaseからはアメリカのOSCSCのメンバーならびに日系人歯科医師より集められた寄付金、また会員の先生方からの寄付金、さらに10周年記念Tシャツの売上金など、皆様のご厚情に対して本当に感謝申し上げたい。総額約380万円になり、理事会で決定された福島、宮城、岩手、青森の被災県歯科医師会に義援金として寄付させていただいた(被害の大きかった3県には120万円、青森県に残額)。われわれOJの義援金が被災された歯科医関連の方々のために少しでもお役に立てれば幸いである。

　ドクターセッションはメインテーマを「―OJ 10年の軌跡―インプラント長期症例成功失敗の分岐点」とし、初日午前は、恒例のミッドウィンターミーティングでの選抜6名による会員発表で、年を重ねるたびにレベルの高い発表がされているが、今回も期待以上の内容だった。初日午後は震災のため来日は叶わなかったが、Dr. David Garberによる「Evolving Implant Aesthetic」のタイトルでのビデオ講演、Dr. Roy T. Yanaseによる長期メインテナンスからわかったインプラントの失敗症例や再治療を含めた考察についての講演が盛況を博し、2日目は6名のファウンダーによる長期症例を通じて若手歯科医師に伝えたいことをそれぞれの立場で講演していただいた。両日のどの発表も素晴らしく、なかには心に響く感動する講演もあり、充実した内容であったと自負している。

　初日午後には衛生士セッションも行われたが、超高齢社会を迎え、通院困難なインプラント患者に対してどのような補綴設計が理想的で、メインテナンスしやすいのか、そして在宅現場の担当者にどのように引き継ぐのか、それぞれの立場から小宮山彌太郎先生はじめ、他2名の歯科医および1名の歯科衛生士の演者に大変興味深い講演をしていただいた。

　2日間を通して10回記念大会に相応しく、これからのインプラント治療の課題と次世代につなげるメッセージ性のある大会であった。今後さらなる20年目、30年目とOJはインプラント治療の発展のため寄与できる会として成長し続けることを祈念し、挨拶としたい。

CONTENTS

会員発表

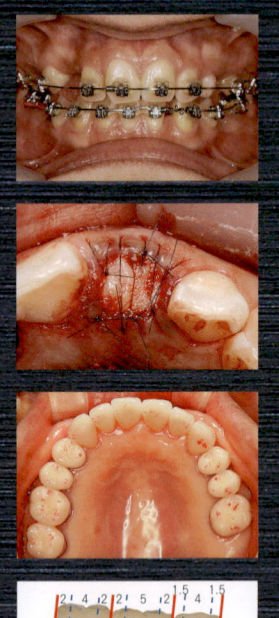

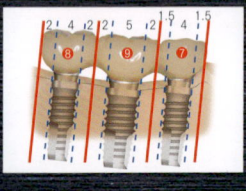

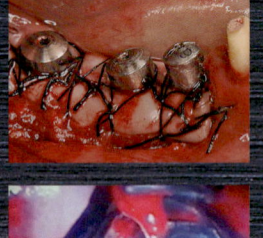

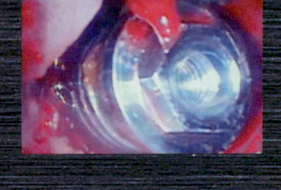

- 矯正治療とインプラント治療の連携
  —インプラント補綴の予知性を高めるために—
  岩田光弘 **10**

- 審美部位における、歯槽堤保存術
  岡田素平太 **16**

- 機能運動からみたインプラント補綴における咬合の与え方
  国賀就一郎 **22**

- インプラント補綴における4種の臼歯部咬合改良形態の選択肢とその特性
  髙井基普 **28**

- 歯周病患者に対するインプラント治療
  平山富興 **34**

- インプラント周囲炎に対する細菌検査、免疫検査を用いた診断と、Er:YAG Laserを用いたフィクスチャーのDebridementおよびインプラント周囲組織の再生治療
  吉野敏明 **40**

特別講演

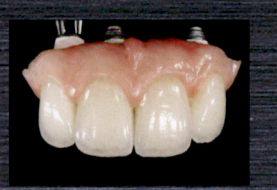

- インプラント審美の改革
  David Garber／(要約)鈴木健造 **48**

CONTENTS

- Topics Laser-Lok® について

    David Garber／(要約)松島正和 **54**

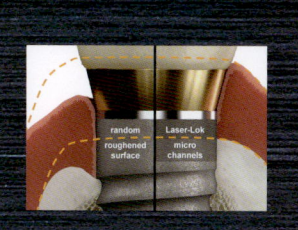

基調講演

- 26年のインプラント経験、成功、生存、そしてトラブル：長期メインテナンスから学んだこと

    Roy T. Yanase／(要約)松下容子 **60**

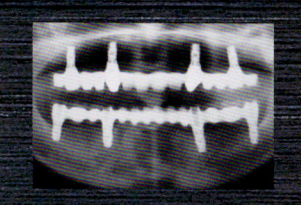

OJファウンダー講演

長期症例成功失敗の分岐点――若手歯科医師に伝えたいこと

- インプラント療法総論

    小宮山彌太郎 **66**

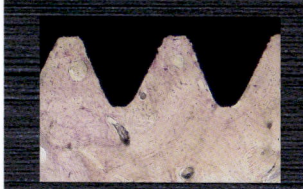

- インプラント診査診断と3D設計の立場から

    中村社綱 **72**

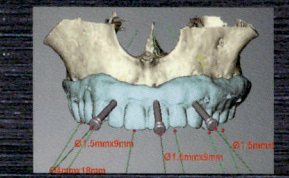

- インプラント外科・歯周外科の立場から

    小野善弘 **84**

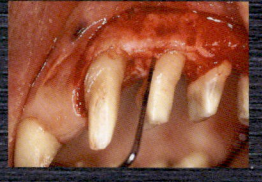

- 血液を用いたSinus Augmentationに対する考察

    波多野尚樹 **98**

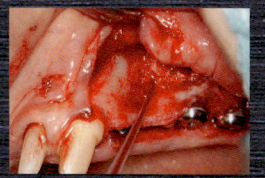

- 複雑なインプラント治療における連携治療
    ―上顎無歯顎への最適な補綴を目指して―

    山﨑長郎 **106**

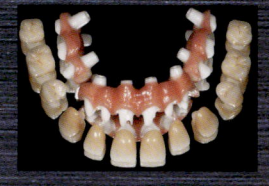

- インプラント補綴"The Function"

    本多正明 **118**

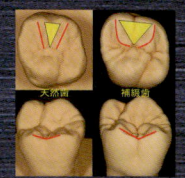

執筆者一覧 (五十音順、敬称略)

岩田光弘(さくらデンタルクリニック)

岡田素平太(オカダ歯科クリニック)

小野善弘(貴和会歯科診療所顧問、JIADS主宰、アメリカ歯周病学会名誉会員)

国賀就一郎(国賀歯科医院)

小宮山彌太郎(ブローネマルク・オッセオインテグレイション・センター)

鈴木健造(健造デンタルクリニック)

髙井基普(プレミアムデンタルケア 恵比寿・代官山)

中村社綱(デンタルコンセプト21最高顧問、インプラントセンター・九州)

波多野尚樹(MAXISインプラントインスティテュート)

平山富興(西村歯科金剛診療所)

本多正明(大阪S.J.C.D.最高顧問、S.J.C.D.インターナショナル副会長)

松下容子(Women Dentists Club 会員)

松島正和(神田歯科医院)

山﨑長郎(東京S.J.C.D.最高顧問、S.J.C.D.インターナショナル会長)

吉野敏明(吉野歯科診療所 歯周病インプラントセンター)

David Garber(ジョージア大学歯学部歯周治療学教授)

Roy T. Yanase(OSCSCファウンダー)

10thミーティング委員およびファウンダー (五十音順、敬称略／2011年7月9日時点)

会長
夏堀礼二

副会長
鈴木真名、船登彰芳、水上哲也

特別顧問(常任理事兼任)
上田秀朗、岡田隆夫、木原敏裕、宮本泰和

常任理事
石川知弘、浦野　智、小川勝久、工藤淳一、榊　恭範、白鳥清人、十河厚志、高井康博、立木靖種、土屋賢司、西村　眞、真木宏明、増田長次郎、松島正和、南　昌宏、三好敬三、矢野尚一、山下恒彦

ファウンダー
伊藤雄策、糸瀬正通、榎本紘昭、大塚　隆、小野善弘、河津　寛、河原英雄、小宮山彌太郎、佐藤直志、菅井敏郎、内藤正裕、中村公雄、中村社綱、波多野尚樹、細山　恒、本多正明、村上　斎、森本啓三、山﨑長郎

会員発表

岩田光弘
岡田素平太
国賀就一郎
髙井基普
平山富興
吉野敏明

会員発表

矯正治療とインプラント治療の連携
―インプラント補綴の予知性を高めるために―

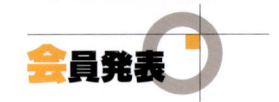

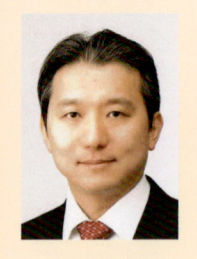

岩田光弘
(Mitsuhiro Iwata)

1990年　岡山大学歯学部卒業
1995年　綾上歯科診療所院長
2006年　さくらデンタルクリニック開設
日本臨床歯周病学会認定医、日本歯周病学会歯周病専門医

はじめに

近年、その予知性の高さから欠損補綴にインプラントを応用する機会が増加している。審美領域では、GBRや軟組織のティッシュマネージメントにより、天然歯に劣らない審美的な結果を得ることが可能であり[1,2]、また無歯顎患者では、適応症であればインプラント埋入当日に暫間補綴物を装着し、即時負荷を与えることで、低侵襲で治療期間の短縮も計ったインプラント治療が可能となっている[3]。

しかしながら、インプラントは天然歯と比較すると欠点を有することも事実である。当然のことであるがインプラントには歯根膜が存在しないため、動かないという特徴がある。このため、術後の位置変更が不可能であることはもちろん、天然歯のような微細な骨のリモデリングも期待できないと考えられる。特に部分欠損症例において、咬合関係に配慮せずインプラントを適応した場合、後にその不正咬合を改善する必要が出たときに矯正治療が行えず、改善が困難になることもあり得る。したがって、術前から患者の不正咬合の有無を把握し、咬合関係に十分に配慮したうえで、インプラントを応用する必要があると考えられる。

多数歯残存高齢者の咬合

咬合に関して考慮する必要のある事項は、1歯単位の咬合接触から上下顎の顎間関係、歯列弓の形態や咬合平面、咀嚼筋や顎関節、神経筋機構、そして顔貌や姿勢に至るまで存在し、その評価項目は多岐にわたる。治療咬合を与えるうえでは、それらすべてを満足した咬合関係を構築することが目標となるが、一般臨床を行っていくうえではさまざまな問題があり、ときには妥協的な治療計画となる場合もあり得る。歯科治療、とりわけインプラント治療に対する患者の期待は大きく、その長期安定性については、術者患者双方とも強く望んでいる。長期的な安定を得るための咬合に関する指標について、何を優先すべきかを考えるうえでヒントになるのが、多数歯残存高齢者の咬合であると考える。

Miyazakiら[4]は、8020達成者の歯列咬合を報告している。それによると大臼歯関係や犬歯関係は、AngleⅠ級関係が多く、下顎前突や開咬はほとんど存在しないと報告している。

筆者も75歳以上で20歯残存している高齢者の咬合関係を調査した（47名、平均年齢79.1歳、平均残存歯数24.8）。Angleの分類は、犬歯関係はⅠ級関係が58.5％ともっとも多かった（表1）。上下顎前歯の被蓋関係は、正常なものが多く、開咬や下顎前突は認められなかった（表2）。また、平衡側の咬合接触を認めるものはあまり存在せず、ほとんどの症例で前歯が咬合していた（表4）。健常な日本人の反対咬合の出現率は4～10％[5]、開咬の出現率は4～5％[6]であるという報告からも、開咬や反対咬合は8020達成にとって非常に不利な条件であることが考えられた。

以上から、インプラント補綴を含む咬合再構成を行う場合、その予後の安定を考えると、開咬を避けて前歯の咬合を確保したうえで、可能な限り犬歯関係はⅠ級関係をめざすほうが望ましいと考えられた。これによって、多くの場合、平衡側の咬合接触も避けることが可能となる。これらに加え、下顎位の安定と臼歯部の適正な咬合を確保することが、長期的な予後を得るために必要な咬合関係であると考えられた。今回、欠損を有する患者に対し、術前に咬合状態に十分配慮して矯正治療を行い、

表1　Angle の分類

	歯数	%
第一大臼歯		
Class I	31	33.0
Class II	30	31.9
Class III	3	3.2
不明	30	31.9
犬歯		
Class I	55	58.5
Class II	31	33.0
Class III	5	5.3
不明	3	3.2

表2　上下顎前歯の被蓋関係

	＞4 mm	0〜4 mm	＜0 mm
垂直被蓋	13(27.7%)	34(72.3%)	0(0%)
水平被蓋	17(36.2%)	30(63.8%)	0(0%)

表3　側方運動時の咬合接触

	臼歯離開咬合	片側性平衡咬合
機能側の咬合接触	46(48.9%)	48(51.1%)

表4　平衡側の咬合接触と前歯の咬合

	あり	なし
平衡側の咬合接触	5(10.6%)	42(89.4%)
前歯の咬合	41(87.2%)	6(12.8%)

表1〜4　多数歯残存高齢者の歯列、咬合、47名(男性20名、女性27名)、平均年齢79.1歳、平均残存歯数24.8本。

先天欠損患者に矯正治療とインプラント治療で対応した症例(症例1-a〜d)

患者年齢および性別：19歳、女性
初診時：2007年2月22日
主訴：右上犬歯の補綴希望。先天欠損が多く、乳歯が残存している。右側方運動時に乳歯と第一大臼歯でガイドしている。

下顎前歯は3歯で、正中は不一致である。顎間関係はⅠ級関係。正中を一致させ、犬歯関係と大臼歯関係をⅠ級関係にすることを目標に矯正治療を行い、3⏋、⎿3、⎿2 の部位にインプラント埋入を行う治療計画をたてた。

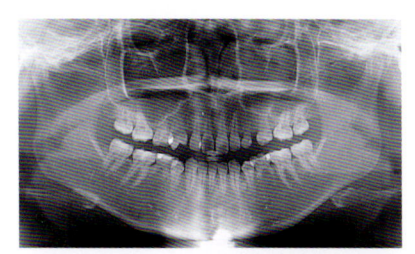

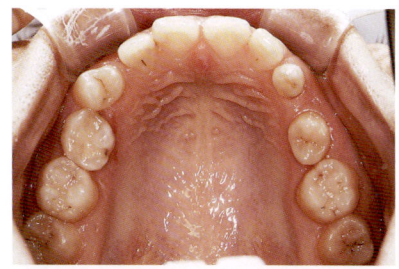

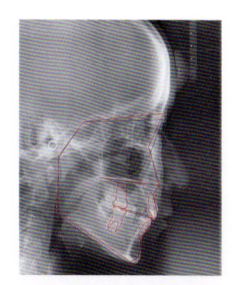

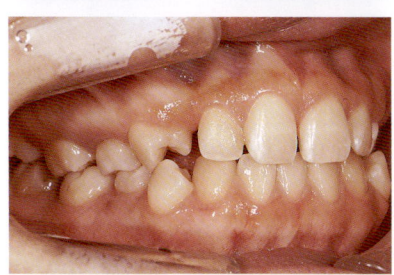

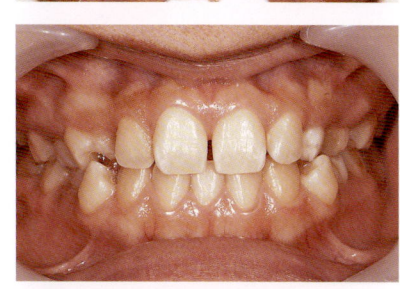

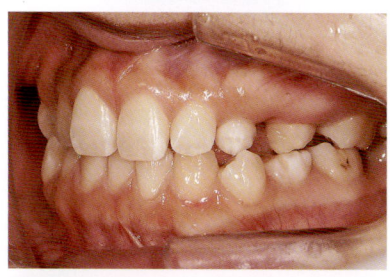

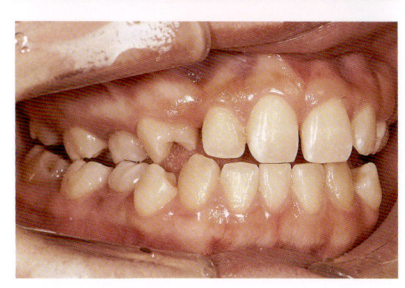

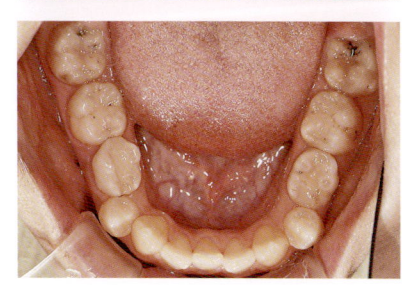

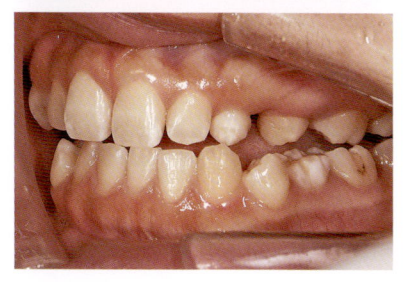

症例1-a①	症例1-a②	症例1-a③
症例1-a④	症例1-a⑤	症例1-a⑥
症例1-a⑦	症例1-a⑧	症例1-a⑨

症例1-a①〜⑨　初診時口腔内写真およびX線所見。

会員発表

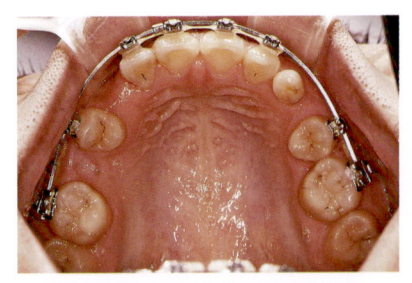

| 症例1-b① | 症例1-b② | 症例1-b③ |

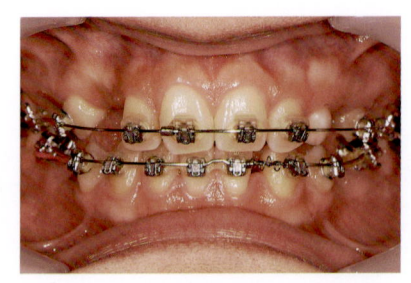

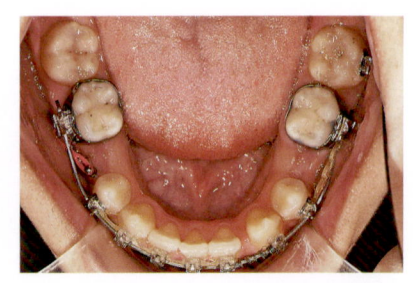

症例1-b①〜③　乳歯を抜歯し、全顎矯正を開始。4|は遠心移動、6 7|は近心移動を行う。4|の遠心に矯正用ミニインプラントを埋入し、それを固定源に7 6|を近心移動して、抜歯スペースを閉鎖。左下は6 7を近心に移動し、抜歯スペースを閉鎖しつつ、|2のスペースを確保することに目標をおいて全顎矯正を行った。

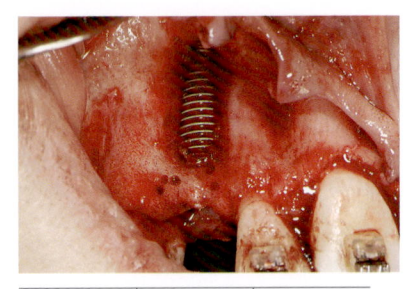

| 症例1-c① | 症例1-c② | 症例1-c③ |

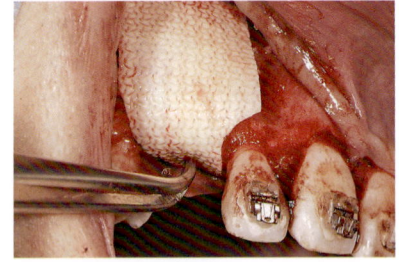

症例1-c①〜③　上顎犬歯部のインプラント埋入。両側とも犬歯部は水平的に大きく陥凹。将来のCEJより3mm下にインプラントのフィクスチャーを埋入し、水平的にGBRを行った。左側はサイナスリフトを同時に行いインプラント埋入を行った。

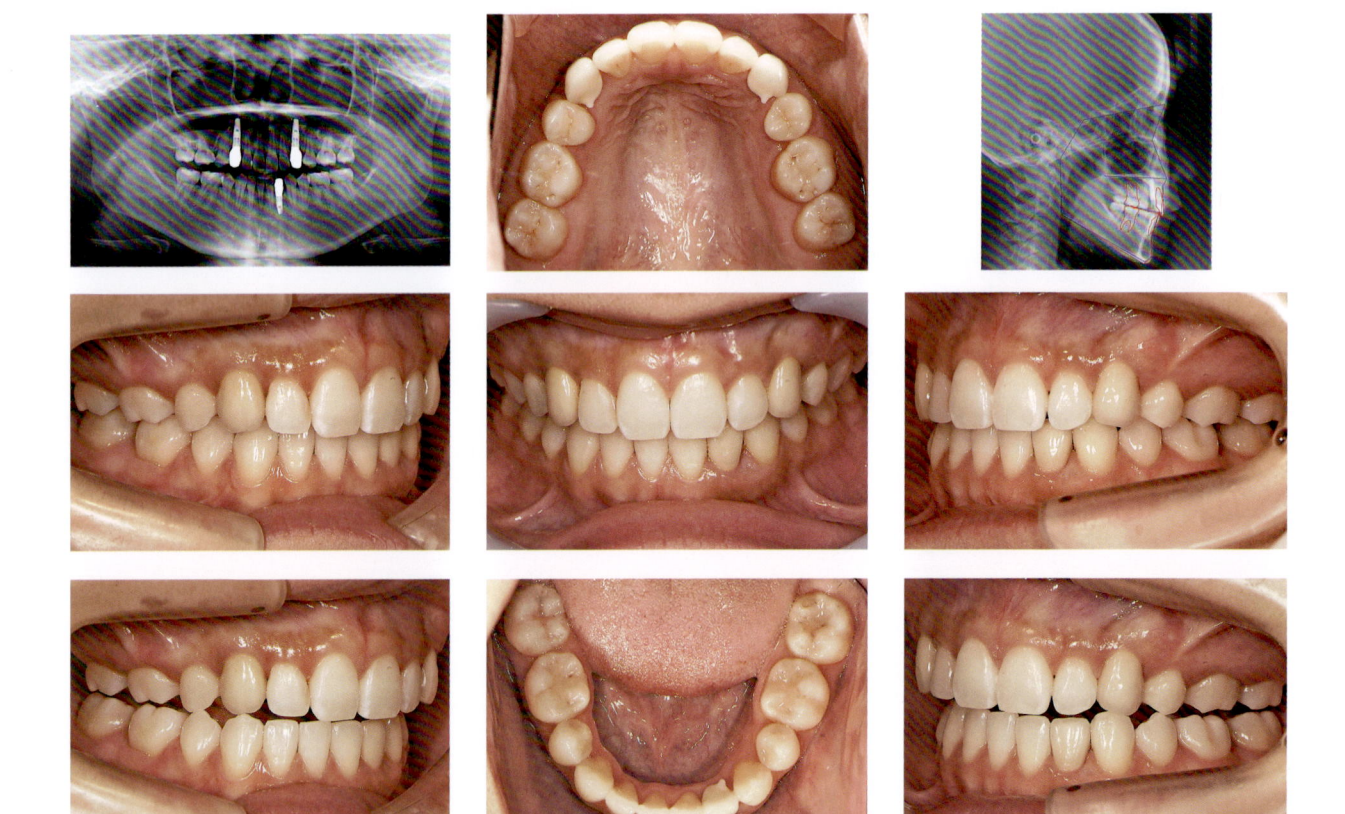

症例1-d①	症例1-d②	症例1-d③
症例1-d④	症例1-d⑤	症例1-d⑥
症例1-d⑦	症例1-d⑧	症例1-d⑨

症例1-d①〜⑨　治療終了時の口腔内写真およびX線所見。上下顎の正中は一致し、犬歯関係、大臼歯関係ともⅠ級関係となった。大臼歯離開咬合となり、審美性・機能性とも満足のいく結果となった。

インプラントを効果的に応用した症例を呈示したい。

症例供覧1

通常考えられる治療方針は、乳歯の抜歯後矯正治療を行って、3|3 と 5|5 にインプラントを埋入することである。しかしこの場合、下顎前歯が3歯で上下の前歯の数が合わないため正中が一致せず、犬歯関係も大臼歯関係もずれて安定した咬合関係が構築できない。このため、下顎は両側の67を近心に移動させて、乳臼歯の抜歯スペースを完全に閉鎖するとともに左下側切歯部にスペースを作り、インプラントを埋入する治療計画を立てた（症例1-a）。

症例1-b に示すとおり、矯正用ミニインプラントを利用して、大臼歯を近心移動させるとともに左下側切歯のスペースを確保した。上顎前歯が近遠心的、垂直的に理想的な位置関係になったのを確認して、上顎犬歯部にインプラント埋入を行った（症例1-c）。二次手術時には唇側に上皮下結合組織移植を行い、治癒を待ってから暫間補綴物を装着した。その後、左側の犬歯関係がⅠ級関係になった状態で、左下側切歯にインプラント埋入を行った。矯正治療終了後、約6ヵ月間経過観察を行い、補綴を行った。

症例1-d に示すとおり、上下顎の正中は一致し歯頸ラインも整い、非常に審美的な結果となった。犬歯関係、大臼歯関係ともⅠ級関係で大臼歯離開咬合となり、安定した咬合関係が構築できた。

AngleⅡ級1類重度歯周病患者に対して矯正治療と歯周組織の再生療法を応用し、インプラント治療を行った症例（症例2-a～e）

患者年齢および性別：56歳、女性
初診時：2006年6月5日
主訴：咀嚼障害。臼歯部を中心に深い骨縁下欠損を形成し、歯周ポケットは深いところで10mm に達していた。ほとんどの臼歯が動揺度3であった。また大臼歯関係、犬歯関係ともⅡ級関係で前歯部の咬合は失われていた。

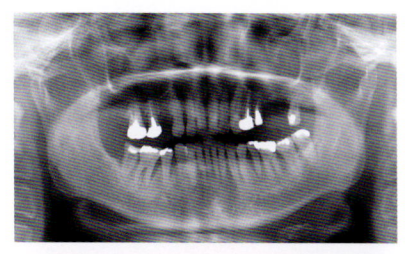

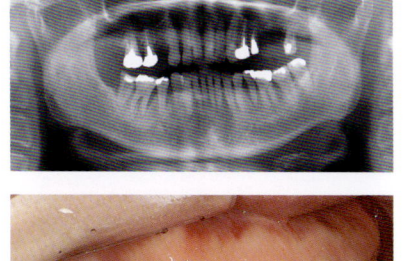

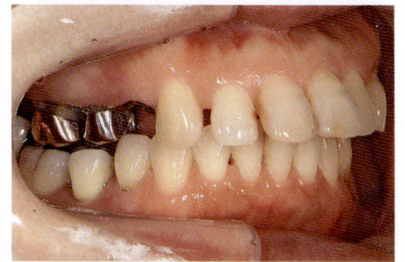

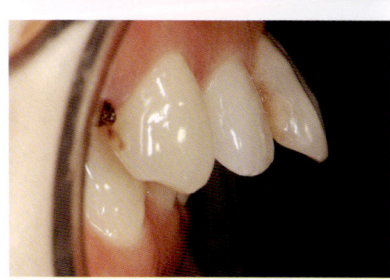

症例2-a①	症例2-a②	症例2-a③
症例2-a④	症例2-a⑤	症例2-a⑥
症例2-a⑦	症例2-a⑧	症例2-a⑨

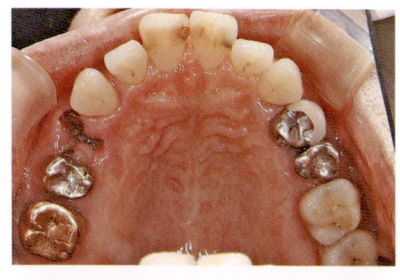

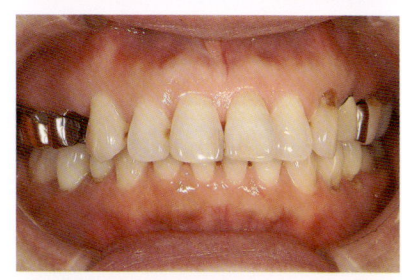

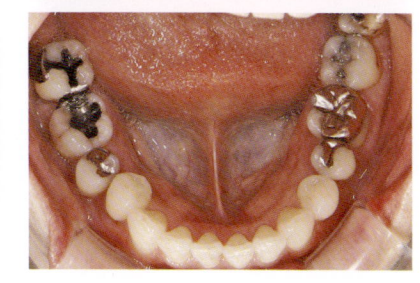

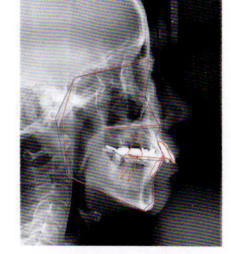

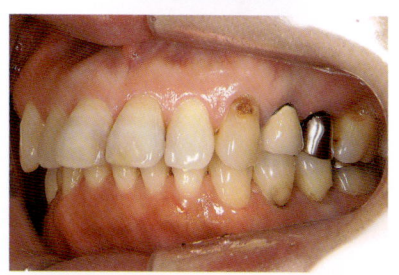

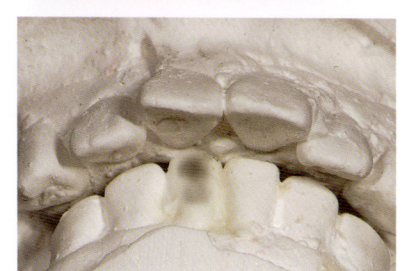

症例2-a①～⑨　初診時の口腔内写真とX線所見。

会員発表

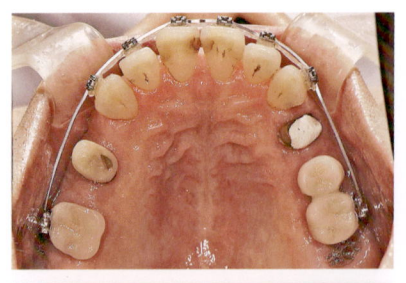

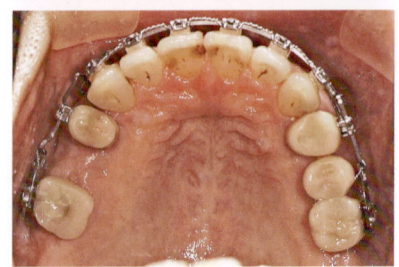

症例2-b①	症例2-b②	症例2-b③
症例2-b④	症例2-b⑤	症例2-b⑥

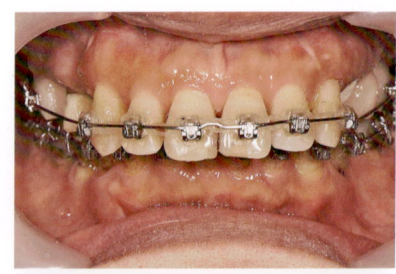

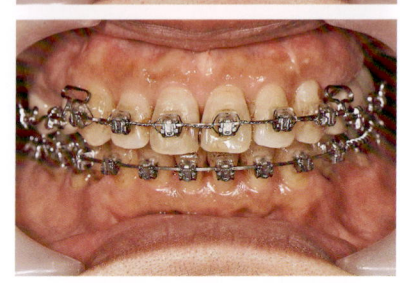

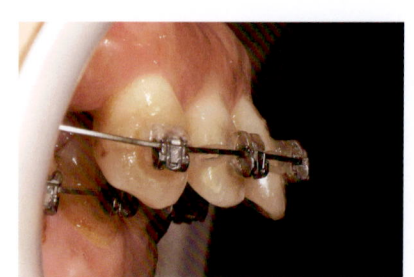

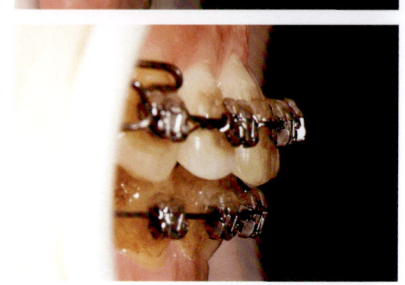

症例2-b①〜⑥　全顎矯正。再生療法後6ヵ月以上経過した後、下顎から矯正治療を開始した。上顎のインプラントが立ち上がってから上顎前歯の牽引を行った。

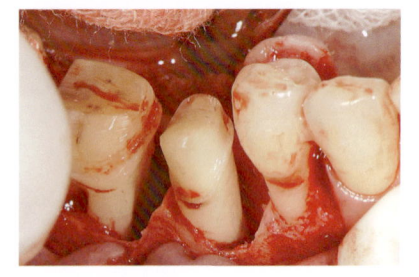

症例2-c①	症例2-c②	症例2-c③

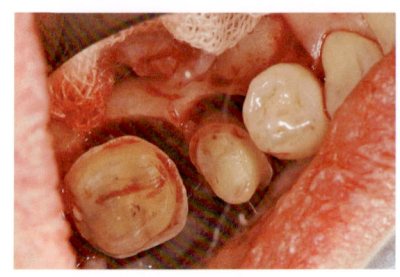

症例2-c①〜③　右下臼歯部の再生療法。右下臼歯は10mm超の歯周ポケットがあった。全層弁で剥離し掻爬を行った後、エムドゲインと骨補填材料で再生療法を行った。

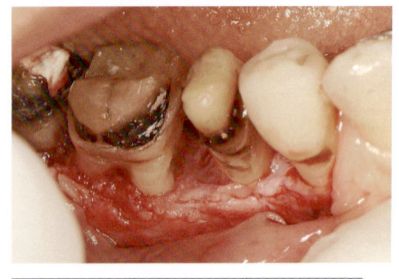

症例2-d①	症例2-d②	症例2-d③

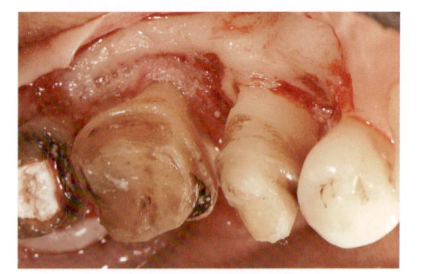

症例2-d①〜③　右下臼歯部の切除療法。右下臼歯の骨欠損はほぼ骨様組織で満たされていた。生理的な骨形態を得るために骨外科処置を行い、口腔前庭の拡張と付着歯肉の獲得を目的に遊離歯肉移植を行った。

症例供覧2

慢性歯周炎と不正咬合による咬合性外傷によって、非常に重度の骨縁下欠損を形成したと考えられた（症例2-a）。6 4 ｜、｜5 6 7、｜4 は骨欠損の状態と動揺度から保存不可能と判断した。まず初めに歯周基本治療を行い、咬合の確保を行った後、下顎左右臼歯部の骨縁下欠損に対して再生療法を行った（症例2-c）。次にセットアップ模型を作製し、上顎前歯を牽引して、適切な前歯の咬合を確立するための上顎のインプラントポジションを決定した。決定したポジションにインプラントを埋入し、上顎のインプラントが立ち上がるまでの間、下顎から矯正治療を開始した。その後、上顎のインプラントに暫間補綴物を装着し、上顎前歯部の牽引を開始した（症例2-b）。下顎のスピーの湾曲を改善し、前歯の咬合が確立した後、5｜と｜5にインプラントの追加埋入を行った。矯正治療が終了した後、下顎左右臼歯部について切除療法を行った（症例2-d）。矯正治療終了より6ヵ月以上経過した

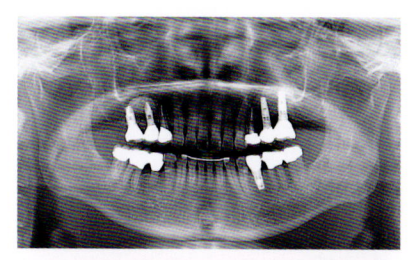

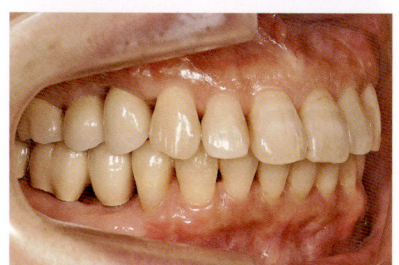

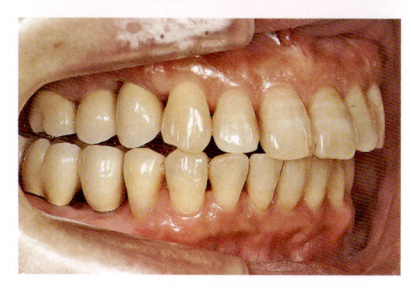

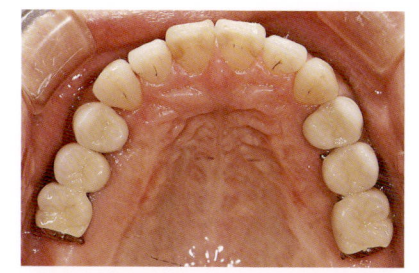

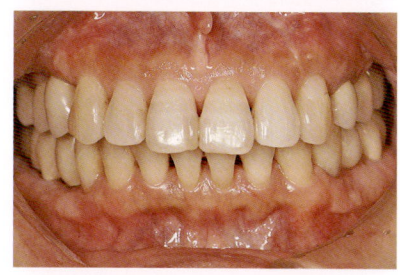

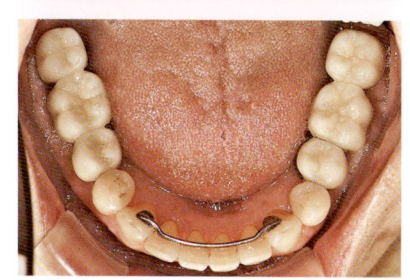

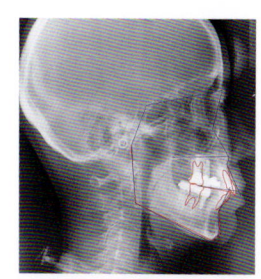

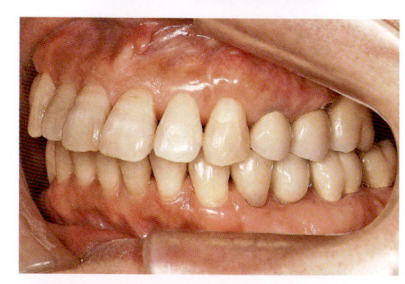

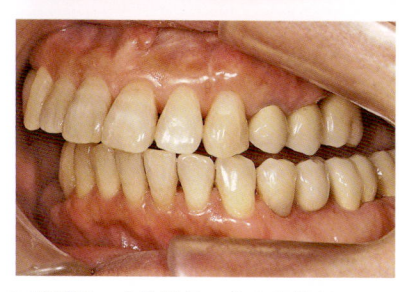

矯正治療とインプラント治療の連携―インプラント補綴の予知性を高めるために―

症例2-e①	症例2-e②	症例2-e③
症例2-e④	症例2-e⑤	症例2-e⑥
症例2-e⑦	症例2-e⑧	症例2-e⑨

症例2-e①〜⑨ 治療終了時の口腔内写真とX線所見。犬歯関係、大臼歯関係ともⅠ級関係となり、前歯の咬合も確立し、臼歯離開咬合となった。歯周組織の再生療法を応用することで、より多くの天然歯を保存することができた。歯の周囲の骨は生理的な形態となり、歯肉溝は3mm以内となった。

後に、通法に従い臼歯部の補綴処置を行った。

術後、上下顎の歯列弓は整い前歯の咬合も確立した。大臼歯関係と犬歯関係はⅠ級関係で、側方運動時には臼歯離開咬合となった（症例2-e）。インプラントにより臼歯部の咬合も確立し、咀嚼障害も改善した。X線所見では歯の周囲の骨は生理的な骨形態となり、プロービングデプスはすべての部位で3mm以内となった。

まとめ

矯正治療の固定源にインプラントを応用することで画期的な歯の移動が可能となった。また、歯周組織の再生療法を応用し、より多くの天然歯を保存しつつ適正な咬合関係を構築することができた。このことで、インプラントを効果的な本数で適切な位置に埋入することが可能となった。安定した咬合関係のもと予知性の高いインプラント補綴が実践でき、治療結果の永続性が期待できると考えられた。

参考文献

1. Buser D, Martin W, Belser UC. Optimizing esthetics for implant restorations in the anterior maxilla: anatomic and surgical consider-ations. Int J Oral Maxillofac Implants 2004；19 Suppl43-61.
2. Grunder U, Gracis S, Capelli M. Influence of 3-D bone-to-implant relationship on esthetics. Int J Periodontics Restorative Dent 2005；25：113-119.
3. Malo P, de Araújo Nobre M, Lopes A, Moss SM, Molina GJ. A longitudinal study of the survival of All-on-4 implants in the mandible with up to 10 years of follow-up. J Am Dent Assoc. 2011；142(3)：310-320.
4. Miyazaki H, Motegi E, Yatabe K, Yamaguchi H, Maki Y. A study of occlusion in elderly Japanese over 80 years with at least 20 teeth. Gerodontology 2005；22(4)：206-210.
5. 須佐美隆三. 不正咬合の発現に関する疫学的研究4，反対咬合の発現頻度. 日矯歯誌 1972；31：319-324.
6. 須佐美隆三. 不正咬合の発現に関する疫学的研究3，前歯部開咬の発現頻度. 日矯歯誌 1972；31(1)：38-44.

会員発表

審美部位における、歯槽堤保存術

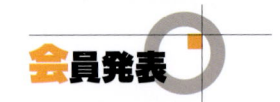

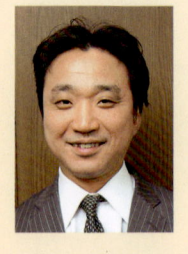

岡田 素平太
(Soheita Okada)

1993年　日本大学松戸歯学部卒業
1993年　日本大学松戸歯学部第二口腔外科入局
1998年　東京都葛飾区 オカダ歯科クリニック開業
Center of Implant Dentistry

はじめに

審美部位のインプラント治療において、硬・軟組織の存在は不可欠である。抜歯と同時に行う歯槽堤保存術は、抜歯後に水平・垂直的に顎堤の硬・軟組織を保存する術式であるが、歯槽堤保存術には2種類の術式があり、ここでの歯槽堤保存術は、第4回 ITI コンセンサス会議議事録[1]にも報告されている。本稿では硬組織を保存する術式ではなく、軟組織の保存を考慮した歯槽堤保存術に対して注目する。軟組織の歯槽堤保存術は、審美部位のアプローチの1つとして優位性を示し、特に審美部位のリスクの高い症例において、その利点は発揮される。歯肉のバイオタイプにより歯肉の薄い症例、軟組織に欠損のある症例、歯肉に変色を認める症例、これらの症例のコンビネーションにおいても GBR 前処理（ステージドアプローチ）適応である歯槽堤保存術は、有効な治療のアプローチの1つと思われる。

軟組織における歯槽堤保存術の目的および方法

抜歯後の治療としてインプラント治療の術式選択をするうえで、抜歯窩の束状骨の理論[2〜5]について理解する必要がある。束状骨は、抜歯後2〜3mmの吸収を認め、歯根膜とも関係していると報告されている。このことを術式に考慮して歯槽堤保存術を行う。したがって、長期間（6ヵ月以上）硬組織の治癒を待つ硬組織の歯槽堤保存術は、審美部位におけるインプラント治療では有効とはいえない。これらは、ブリッジなどのダミー部位に有効と報告されている[6]。

これらとは逆に、短期間（6〜8週間）で軟組織の治癒を待ってから行う歯槽堤保存術は、審美部位のインプラント治療において利点が多く、早期インプラント埋入（8週後）[11]のタイムテーブルを変更せず、図1のように行うことができる。利点として、軟組織の量や高さが増加する点、インプラント埋入時の軟組織の取り扱いが容易になる点、いわゆる軟組織の移植（CTG など）を行わなくても済むかもしれない点、減張切開を使用しないでフラップを戻すことにより軟組織アーキテクチャMGJ（歯肉歯槽粘膜境）を維持することが可能になる点、などが挙げられる。

そして、軟組織の歯槽堤保存にも2種類ある。軟組織のみを移植する場合と、骨補填材料を抜歯窩に填入してから軟組織を移植する術式が考えられる。

これらは、歯槽堤保存術がフラップを開けないフラップレスで行うことにより、組織の吸収を防ぐとも報告されている[7]。また、骨補填材料を抜歯窩に使用することにより、束状骨の理論で垂直的な吸収を認めるものの、水平的な吸収の減少を認めると報告されている[8,12,13]。これらは、インプラント埋入時において硬組織の取り扱いを容易にさせる。また骨補填材料の裏打ちのない状態においては、移植床のズレにより歯肉移植の達成が多くの場合に困難になることが予測できる。骨補填材料の種類は、骨吸収の遅いものが効果的である[1]。歯肉移植床のデザインについて、歯肉パンチ法であるが上顎前歯部・上下顎小臼歯部においては直径8mm の歯肉パンチ法、下顎前歯部においては6mm のパンチ法が適応であると報告されている[9]。これらのデザインはすべて上皮付き移植床にて行われている。また、新しいデザインとして上皮下結合組織のコンビネーションの移植床が考えられ、適応として歯間乳頭の細い症例、

歯科学　歯科学一般

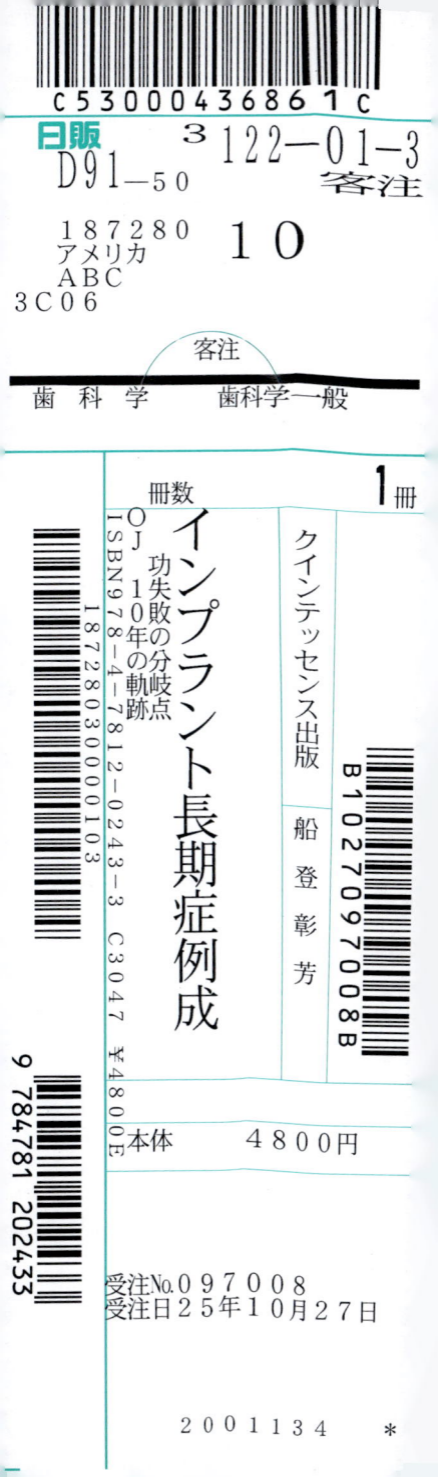

インプラント長期症例成功失敗の分岐点 OJ 10年の軌跡

クインテッセンス出版

船登彰芳

ISBN978-4-7812-0243-3 C3047 ¥4800E

本体　4800円

受注No.097008
受注日25年10月27日

審美部位における、歯槽堤保存術

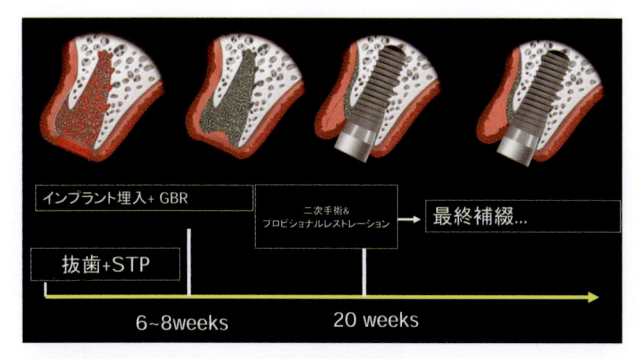

図1 ソフトティッシュプリザベーションとインプラント埋入のタイムテーブル。厚みのある軟組織をインプラントの直上に保存することで、二次手術時に歯肉のローテーションにより厚みを確保できる。

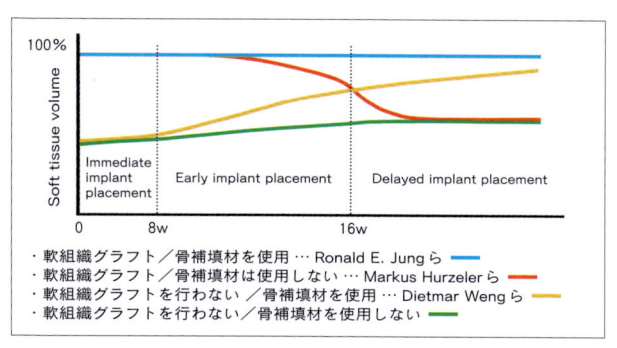

図2 材料と術式別の歯槽堤保存術の軟組織の変化。縦軸に軟組織のボリューム、横軸には時間軸を表しそれぞれのインプラント埋入の時期を表す。青線：軟組織移植床＋骨補填材料を併用した歯槽堤保存術（Jungら）、赤線：軟組織移植のみの歯槽堤保存術（Hurzelerら）、黄線：骨補填材料のみの歯槽堤保存術（Wengら）、緑線：自然治癒。

表1 軟組織の歯槽堤保存術適応分類

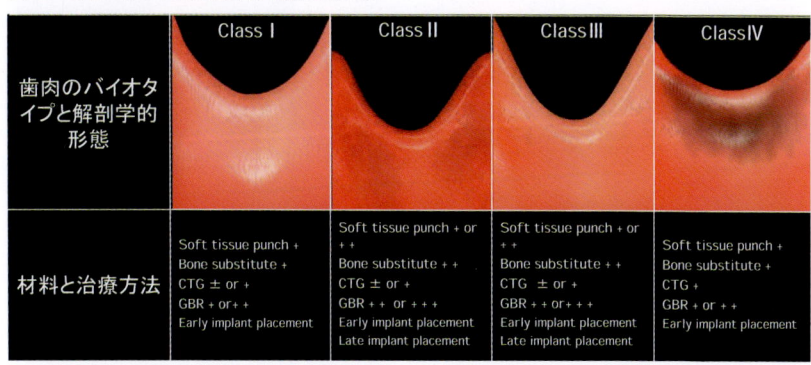

いわゆる血液供給しにくい症例において有効と思われる。これらのグラフトデザインは、より軟組織の厚み、高さを保存する効果がある。

これらインプラント埋入と軟組織のボリュームにおいて、材料別による軟組織の保存の関係を**図2**に示す。

軟組織の歯槽堤保存術適応分類

軟組織における歯槽堤保存術の適応は4つに分類される（**表1**）。

- クラスⅠ：高いスキャロップで薄い歯肉
- クラスⅡ：低いスキャロップで厚い歯肉、辺縁部歯肉に欠損を認める場合
- クラスⅢ：高いスキャロップで薄い歯肉、辺縁部歯肉に欠損を認める場合
- クラスⅣ：歯肉に変色がある場合

これらは、審美部位リスクの高い因子[10, 11]である。クラスⅠ、Ⅳについては歯肉移植や骨補填材料の量において部位と欠損に合わせて考慮する必要があり、早期インプラント埋入適応になる。クラスⅡ、Ⅲにおいて欠損が大きすぎる場合、段階的な歯槽堤増大術、いわゆるステージドアプローチの前処置をして行う。欠損の少ない場合は、同時法の早期埋入が可能である。また、クラスⅣの歯肉に変色のある場合は、歯肉の高さと厚みを獲得してからレーザーなどにて変色部を消す。その結果、軟組織の量が減った場合には追加移植をする。

症例供覧

症例1：高いスキャロップで薄い歯肉の場合（クラスⅢ）

患者は35歳女性。主訴は外傷による上顎右側中切歯に歯根破折を認める。ERAのリスク評価でハイリスクの因子は、審美的な期待が高く、歯肉のバイオタイプは高いスキャロップで薄い歯肉、歯冠形態が三角形であり、隣在歯は補綴されている。骨頂からコンタクトポイントまで5.5mm、硬・軟組織の欠損を認める。

症例2：歯肉に変色がある場合（クラスⅣ）

患者は、40歳女性。主訴は上顎前歯部前装冠の脱離、上顎左側中切歯に歯根破折を認める。ERAの評価[10]から、全身状態に問題はなく、非喫煙者で審美の期待の高い患者で、ローリップであった。歯肉のバイオタイプはハイスキャロップの薄い歯肉で、歯冠形態は三角形。埋入部位に炎症はなく、骨頂からコンタクトポイントまで6mmであった。欠損の幅は7mm以上で、硬・軟組織の欠損を認める。破折歯をていねい

会員発表

高いスキャロップで薄い歯肉のクラスⅢ症例（症例1-a～k）

患者年齢および性別：35歳、女性
初診日：2006年1月

主訴：外傷による上顎右側中切歯に歯根破折。インプラント希望で来院された。

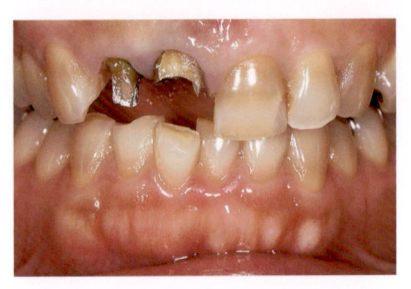

症例1-a　1|に歯根破切を認める。歯径線もそろっていない。

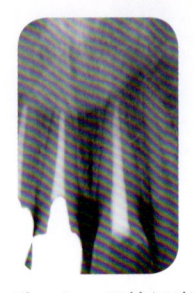

症例1-b　デンタルX線写真。破折を認める。

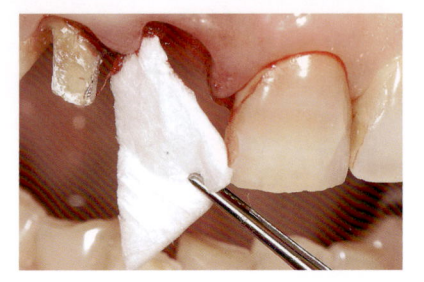

症例1-c　慎重に抜歯してから吸収性のメンブレンを挿入。

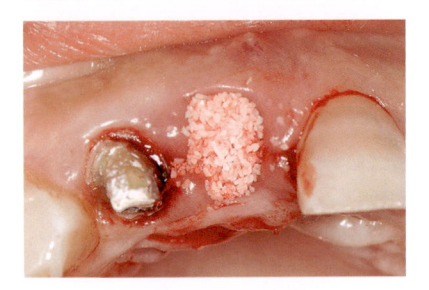

症例1-d　骨補填材料を填入。

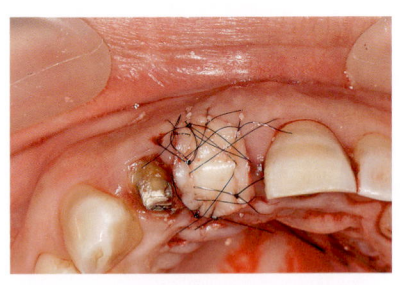

症例1-e　口蓋から8mmの軟組織を採取、辺縁歯肉に移植する。

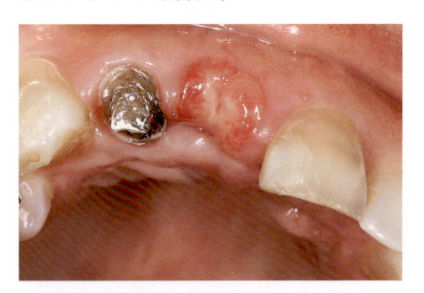

症例1-f　3週後。繊維化および血管の新生を確認できる。

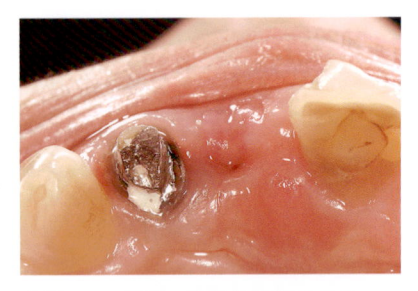

症例1-g　6週。生着を確認できる。

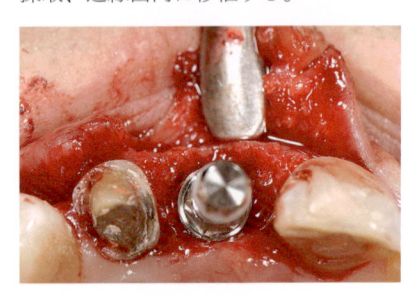

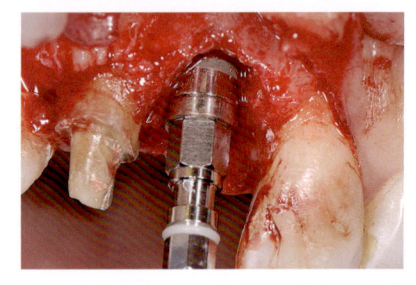

症例1-h①|症例1-h②

症例1-h①、②　三次元的なインプラント埋入と同時法のGBRを行い、減張切開をしないでフラップをもとに戻した。

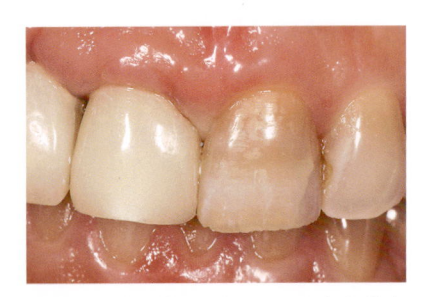

症例1-i　欠損部が厚みのある角化歯肉を獲得が確認され、MGJ維持も認める。

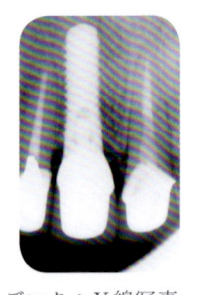

症例1-j　デンタルX線写真。良好な治癒を認める。

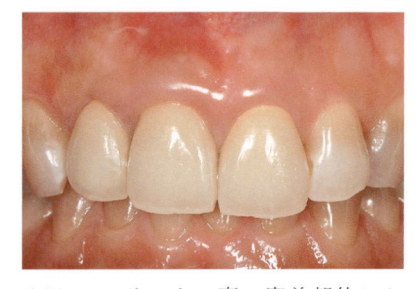

症例1-k　リスクの高い審美部位において、ソフトティッシュレベルのインプラントを使用して良好な結果を得たことを認める。

に抜歯して、吸収性メンブレンのコラ・テープと骨補填材料のカルシタイトを挿入し、上皮付きの8mm歯肉床を口蓋から歯肉パンチアウトにて採取し縫合した。
　2週後、移植部の繊維化を認めた。

4週後に生着を認め、8週後にかなりの周囲歯肉組織と色差がない程度に適合を認める。インプラントの三

審美部位における、歯槽堤保存術

歯肉に変色があるクラスIV症例（症例2-a〜w）

患者年齢および性別：40歳、女性
初診日：2008年9月

主訴：上顎左側中切歯の補綴物脱離および歯根破折。インプラント希望で来院された。

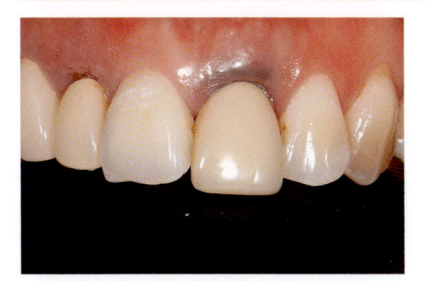

症例2-a ⎿1 歯肉の変色を認める。

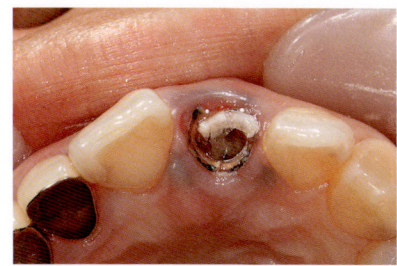

症例2-b ⎿1 にて歯根破折を認める。

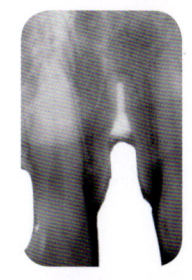

症例2-c デンタルX線写真。かなり不適合な補綴物が確認できる。

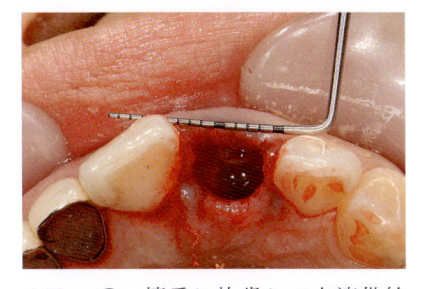

症例2-d① 慎重に抜歯して血液供給を得るためにラウンドバーなどで出血を促す。

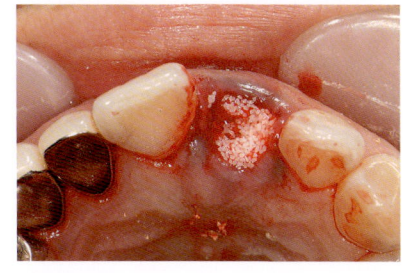

症例2-d② 吸収性のメンブレンと骨補填材料を使用。

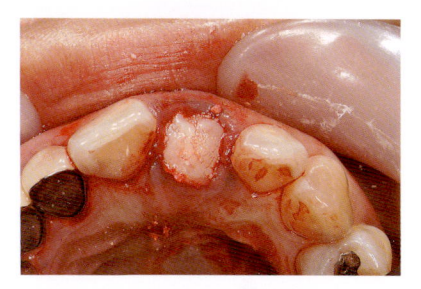

症例2-d③ 8mmのパンチアウトにて移植床を採取。

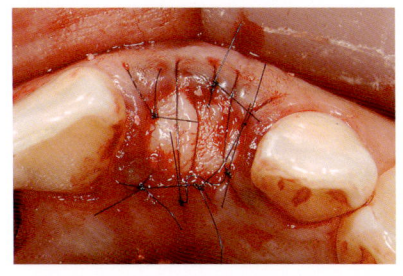

症例2-e① 移植床をしっかりと固定してから辺縁部の縫合を行う。

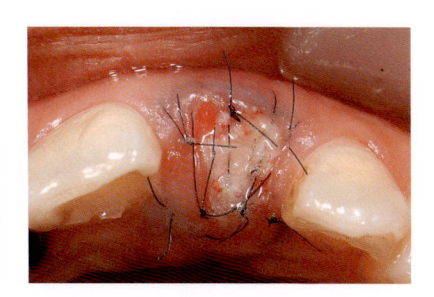

症例2-e② 2週後。繊維化を認める。

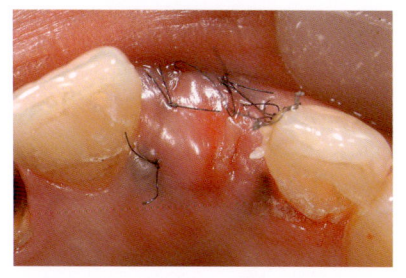

症例2-e③ 4週後。生着を認め、新生毛細血管を確認できる。

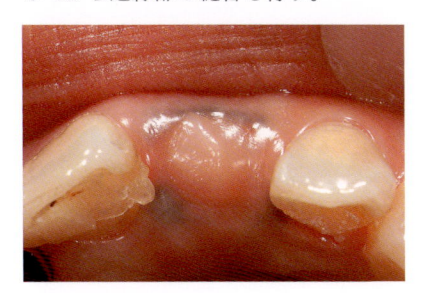

症例2-e④ 8週後。インプラント埋入前。

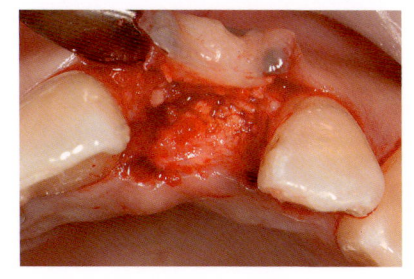

症例2-f インプラント埋入直上に、厚みのある歯肉が確保できた。

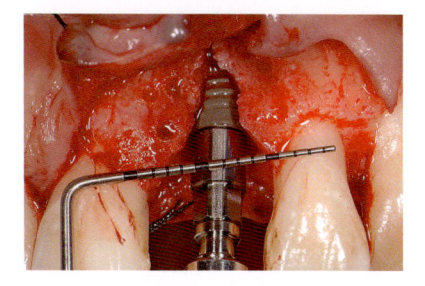

症例2-g 正確に3D埋入するために骨化していない骨補填材料はとり除く。隣在歯のCEJから3mm深くし、隣在歯より1.5mm離す。

次元的な埋入[11]を行った。両隣在歯より1.5mm近遠心的な距離を保ち、両隣在歯を結ぶ線より口蓋内側に

CEJより3mm深くボーンレベルタイプのφ4.1×10mmのインプラントを埋入した。骨補填材料を使用

しているため、頬側の骨吸収は垂直的には吸収し、水平的には減少した。自家骨と骨補填材料を用い、吸収性

19

会員発表

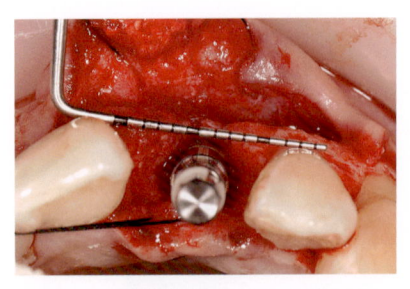

症例2-h　両隣在歯をつなぐ線より口蓋側で近遠心的に1～1.5mm離す。

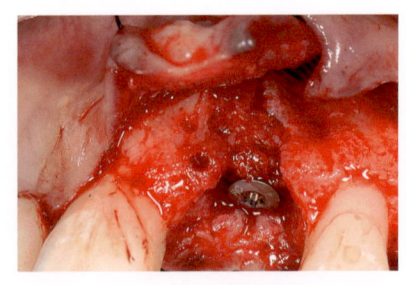

症例2-i　自家骨と骨補填材料を使用する。

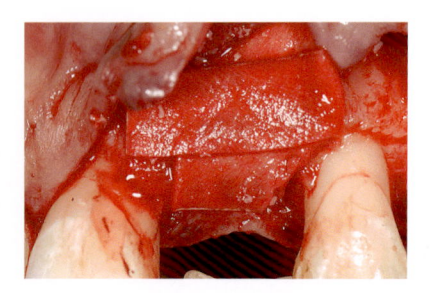

症例2-j　吸収性のメンブレンにてダブルレイヤーテクニックを使用する。

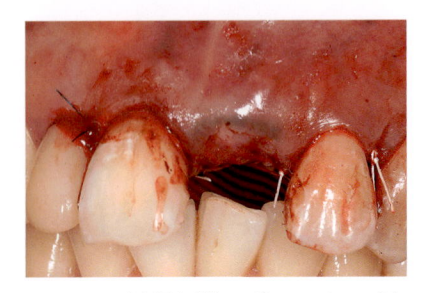

症例2-k　減張切開せずにフラップを戻す。

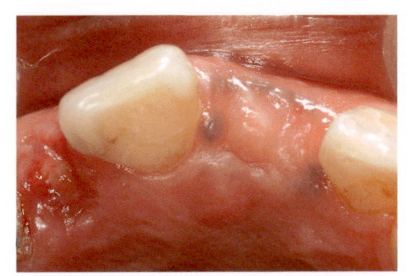

症例2-l　インプラント埋入12週後の二次手術時。MGJの維持、軟組織のボリュームは確保している。

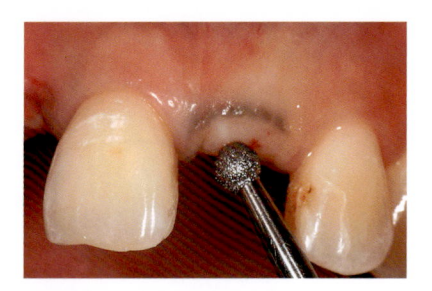

症例2-m　ダイヤモンドバーにて上皮を削除する。

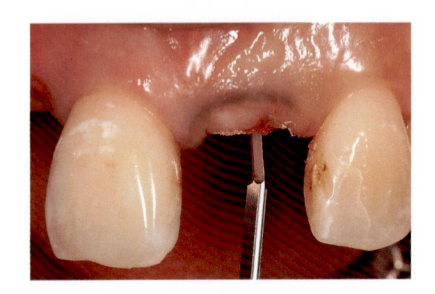

症例2-n　マイクロブレイドを使用する。

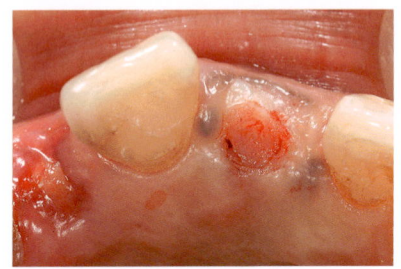

症例2-o　U字切開を入れる。

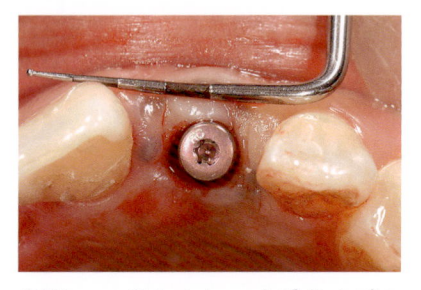

症例2-p　ボトルシェイプタイプのヒーリングキャップを装着。

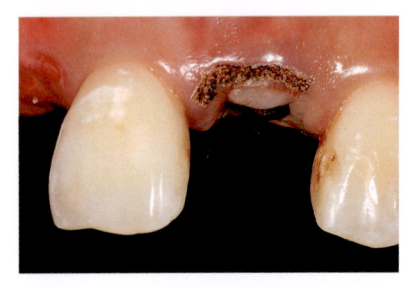

症例2-q　炭酸ガスレーザーにて変色部消す。

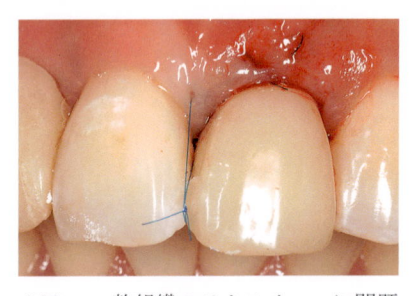

症例2-r　軟組織のテクスチャーに問題がある場合、軟組織移植を追加する。

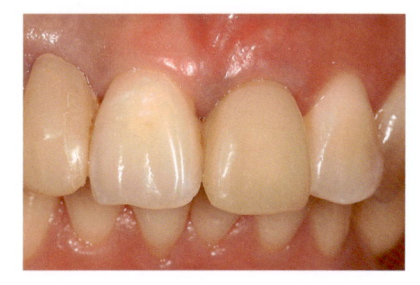

症例2-s　プロビジョナルの装着時。

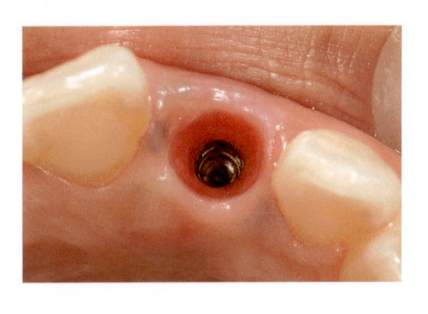

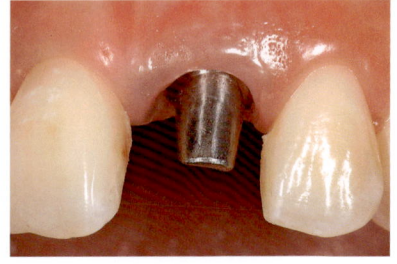

症例2-t｜症例2-u

症例2-t　プロビジョナルにてサブジンジバルカントゥアを調整する。インプラント周囲の軟組織の最適化を行った。

症例2-u　厚みのある軟組織を認める。チタン製メタルアバットメントを使用してもディスカラレーションなどを認めない。

症例2-v　デンタルX線写真。良好な経過を認める。

症例2-w　薄いハイスキャロップタイプの歯肉と歯肉変色の症例において審美的に良好な経過を示す。

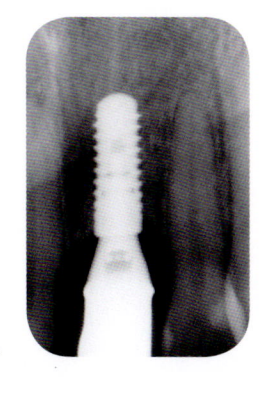

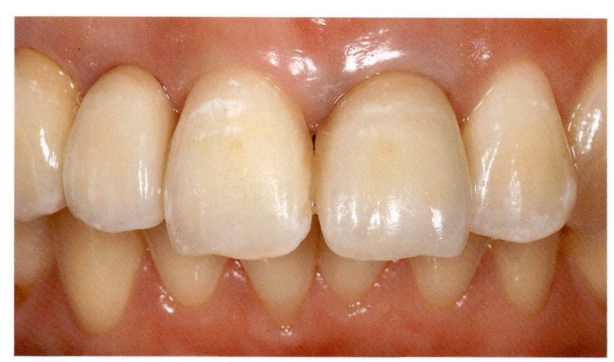

のメンブレンにてダブルレイヤーテクニック[11]を使用した。最小限のインプラント埋入と同時のGBRを行い、減張切開を入れずにフラップを戻したMGJの維持を考慮した。

インプラント埋入後3ヵ月に二次手術を行った。インプラント埋入直上部には、厚みのある歯肉床を移植してあるため、上皮一層をダイヤモンドバーにて削除、U字切開にて頬側部へのローテーションフラップを行い、頬側歯肉の厚みを2mm確保する。そして、患者の希望である歯肉の変色を炭酸ガスレーザーにて消し、軟組織のテクスチャー（表面構造）に問題が出れば、追加でCTGなどを行う。プロビジョナルを使用してサブジンジバルカントゥアを付与し、軟組織の最適化を行ってから最終補綴に移行した。

まとめ

今回紹介した、骨補填材料と歯肉移植を併用した歯槽堤保存術のソフトティッシュ・プリザベーションは、審美部位において軟組織の欠損および歯肉変色に対して有効であり、MGJの維持と厚みのあるインプラント周囲歯肉の確保が確認できた。

また、抜歯後に軟組織のカントゥアをある程度維持できると示すエビデンスから、審美部位において臨床的にも有効な手法である。

参考文献

1. Stephen T, Chen DW, 勝山英明, 船越栄次, 塩田真. 別冊 第4回 ITIコンセンサス会議議事録. 東京：クインテッセンス出版, 2009年.
2. Schropp L, Wenzel A, Kostopoulos L, Karring T. Bone healing and soft tissue contour changes following single tooth extraction: a clinical and radiographic 12-month prospective study. Int J Periodontics Restorative Dent 2003；23(4)：313-323.
3. Botticelli D, Berglundh T, Lindhe J. Hard-tissue alterations following immediate implant placement at extraction sites. J Clin Periodontol 2004；31(10)：820-828.
4. Araújo MG, Lindhe J. Dimensional ridge alterations following tooth extraction. An experimental study in the dog. J Clin Periodontol 2005；32(2)：212-218.
5. Araújo MG, Wennström JL, Lindhe J. Modeling of the buccal and lingual bone walls of fresh extraction sites following implant installation. Clin Oral Implants Res 2006；17(6)：606-614.
6. Schlee M. Esposito M. Aesthetic and patient preference using a bone substitute to preserve extraction sockets under pontics. A cross-sectional survey. Eur J Oral Implantol 2009；2(3)：209-217
7. Fickl S, Zuhr O, Wachtel H, Bolz W, Huerzeler MB. Tissue alterations after tooth extraction with and without surgical trauma: a volumetric study in the beagle dog. J clin periodontal 2008；35(4)：356-363.
8. Fickl S, Zuhr O, Wachtel H, Bolz W, Huerzeler MB. Hard tissue alterations after socket preservation: an experimental study in the beagle dog. Clin Oral Imp Res 2008；19(11)：1111-1118.
9. Jung RE, Siegenthaler DW, Hämmerle CH. Postextraction tissue management: a soft tissue punch technique. Int J Periodontics and Restorative Dent 2004；24(6)：545-553.
10. Belser U, Martin W, Jung R, Hammerle C, Schmid B, Morton D, Bused D. ITI Treatment Guide Volume1. Implant Therapy in the Esthetic Zone Single-Tooth Replacements. Berlin：Quintessence Publishing, 2007.
11. Buser D, Wismeijer D, Belser U. ITI Treatment Guide Volume3. Implant Placement in Post-Extraction Sited Treatment Options. Berlin：Quintessence Publishing, 2008.
12. Araújo M, Linder E, Wennström J, Lindhe J. The influence of Bio-Oss Collagen on healing of an extraction socket: an experimental study in the dog. Int J periodontics Restorative Dent 2008；28(2)：123-135.
13. Nevins M, Camelo M, De Paoli S, Friedland B, Schenk RK, Parma-Benfenati S, Simion M, Tinti C, Wagenberg B. A study of the fate of the buccal wall of extraction sockets of teeth with prominent roots. Int J periodontics Restorative Dent 2006；26(1)：19-29.

会員発表

機能運動からみたインプラント補綴における咬合の与え方

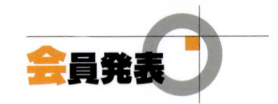

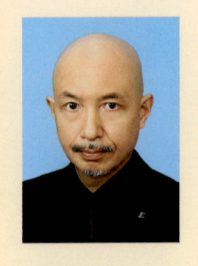

国賀就一郎
(Shuichiro Kokuga)

1987年　松本歯科大学卒業
同年　　兵庫医科大学歯科口腔外科学講座入局
1992年　兵庫県明石市 国賀歯科医院開業
日本口腔インプラント学会・会員

はじめに

近年、インプラント補綴は欠損修復において一般的な選択肢の1つとなっており、手術術式や上部構造のシステム、材質・形状などの発展はめざましいものがある。しかし、その咬合の与え方についてはまだ不明な部分が少なくなく、多くの臨床家が試行錯誤しているのが現状と思われる。永続性をもったインプラント補綴を成立させるためには、機能運動を考慮した咬合の与え方が必要で、かつその客観的評価が重要と考えるが、静的・動的な咬合の回復を定性・定量的に再評価したものは少ない。さらに、安定したインプラント補綴を支える要素として、そのリスクファクターを明確にすることも要求される。

インプラント補綴の生理学的咬合を整理し、インプラント治療により咬合再構成を行った症例に対して、Medical Electronics（以下 ME）機器を用いて咬合を再評価した。それらの結果もふまえ、インプラント補綴における咬合の要点について解説したい。

力の診査・診断とリスクファクター

力の定性・定量的な評価は診断用ME機器により行う。歯列・機能的咬合面形態のstatic（静的）な力の評価は咬合力測定器のオクルーザー（GC社製）、dynamic（動的）な力の評価は下顎運動解析器のナソヘキサグラフ、下顎位の評価は重心動揺計であるグラビコーダー（アニマ社製）、三次元的な硬組織の評価にCBCT（JMM社製）を用いている。

また、インプラント補綴の永続性を阻害する力のリスクファクターには外的な力と内的な力が挙げられる。外的な力は態癖で、内的な力はremodeling、咬合高径の低下、パラファンクション、側方・後方の干渉などである。

外的な力である態癖の影響はBio-typeによっても左右される。thin scallop／low crestで唇・頬側の耐圧構造に乏しいものは態癖の影響を受けやすいが、逆にBio-typeがthick flat／high crestの場合は耐圧構造が強固となり、態癖の影響を受けにくい。

機能運動（咀嚼運動）には個体差があり、チョッピングタイプとグラインディングタイプに大別される（図1）。コーケイジャンに多いチョッピングタイプは咀嚼運動時の干渉をひろいにくく、モンゴロイドに多いグラインディングタイプは干渉をひろいやすい。また、グラインディングタイプは、斜め卵型のチューイングとボーダーを伝わりやすい逆三角形型のチューイングに分けられる。斜め卵型のチューイングの咬耗が進むと窮屈な咬合となる。また逆三角型のチューイングの咬耗が進むとルーズな咬合となる。窮屈な咬合ではクレンチングを、ルーズな咬合ではグラインディングといったパラファンクションを誘発しやすくなる。

さらに、インプラント補綴における機能的咬合面形態について考察を加える。従来のインプラントにおける咬合の概念と問題点を整理すると、大臼歯部の上部構造は力学的観点から小臼歯形態が良いとされていたが、下顎では埋入ポジションが舌側寄りになることが多く、結果としてAコンタクトが欠落することになる（図2-a）。これは咀嚼運動からみればガイドの欠如になり、チューイングサイクルの水平成分が増大して咬みにくくなり、加えてまた上部構造へ過大な力が加わることになる（図2-b）。

機能運動からみたインプラント補綴における咬合の与え方

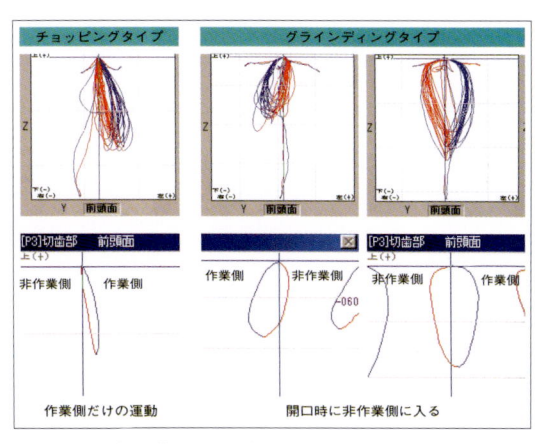

図1 咀嚼運動には個体差があり、チョッピングタイプは開口時に非作業側に出ないため、干渉をひろいにくい。グラインディングタイプでは開口時に非作業側に出るため干渉をひろいやすい。

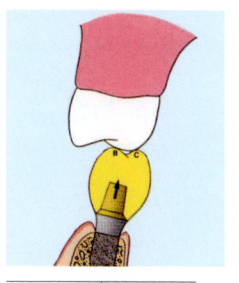

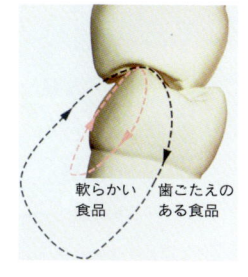

図2-a,b 従来のインプラントにおける咬合の概念と問題点。

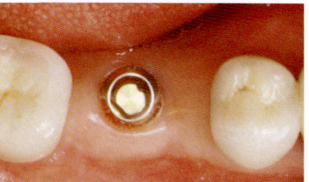

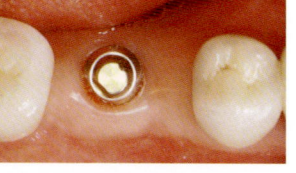

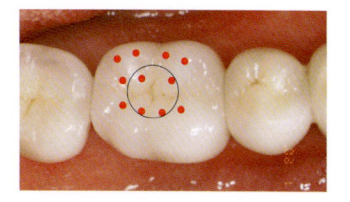

図3-a,b カンチレバー(咬合接触点)。ポーセレンのチッピングやジョイント部への過大な力をコントロールするためにカンチレバー部の圧は弱めに調整。

そこで適切なAコンタクトを与えてチューイングサイクルを垂直化し、咬みやすくすることが重要である。しかし、インプラント補綴では、Aコンタクトがフィクスチャーの外周の外側に位置することでカンチレバーになる。ポーセレンのチッピングやジョイント部への過大な力をコントロールするために、カンチレバー部の咬合圧は弱めに調整する必要が生じる(図3)。その客観的な評価法としてオクルーザーが必要となる。

症例供覧

顔貌所見では中下顔面に三次元的な歪みがあり、remodelingのコントロールが困難なケースとみられる。左側の顎間高径が短くクレンチングが疑われ、brachyofacial patternで咬合高径が低下しやすいタイプである(症例1-a)。Bio-typeはthin scallop／low crestで、耐圧構造に乏しく、態癖の影響を受けやすくなっている。下顎正中はやや右側へ偏位、犬歯から臼歯部の歯軸は舌側傾斜し、全顎にわたる顕著なアブフラクションと下顎前歯部には骨隆起を認め、力の問題がみられる(症例1-b)。病因としては、態癖と窮屈な咬合からのクレンチングによるover loadingが主因となって咬合崩壊が進行し、顎間高径の低下により下顎が後退位となったと考えられる。また咬耗面の形態からグラインディングタイプの斜め卵型のチューイングで、歯周に影響をきたしやすいリスクも併せ持つ。

治療はまずスプリントを用いて下顎位を模索した。その後、臼歯部の咬合支持を得るためにインプラント埋入し、咬合再構成を施行した。術後、顎間高径が改善され、下顎位、咬合平面と歯軸は是正された(症例1-c)。側方面観では咬合高径が回復し、1級関係の安定した咬合支持が得られていることが確認された(症例1-d、e)。術前、咬合面観で態癖による左アーチの狭窄があり、左側臼歯部が舌側に傾斜しクレンチングを疑う垂直的な咬耗を認めたが(症例1-f)、術後、シンメトリックで広めのU字形のアーチとし、はまり込みのない機能的咬合面形態を付与し、安定した咀嚼サイクルが得られるように配慮した(症例1-g)。X線所見において、術前骨吸収は軽度から中等度であったが術後はおおむねstableな状態となっている(症例1-h、i)。シュラー氏法では、圧迫側の関節腔の狭窄が改善されている(症例1-j)。CBCTにより圧迫側の下顎頭に顕著なサーフフェイスエロージョンがみられる(症例1-k)。これは、咬合再構成をする際に、remodelingの程度を推し測るうえで大きなメルクマールとなる。オクルーザルコンタクトは、Aコンタクトを可及的に付与しインプラントの上部構造は大臼歯形態とし、咀嚼サイクルが垂直化して咬みやすくなるようにした(症例1-

23

会員発表

下顎大臼歯部にインプラント補綴を用いて咬合再構成した症例（症例1-a〜t）

患者年齢および性別：64歳、女性
主訴：14歯牙動揺、咬合痛

所見：重度のパラファンクションと態癖の力の問題を内包した難症例である。

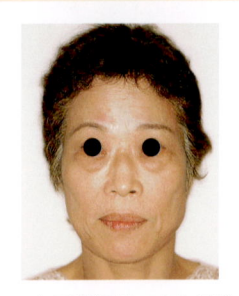

症例1-a　中下顔面に三次元的な歪みがあり、remodelingしやすいケースである。

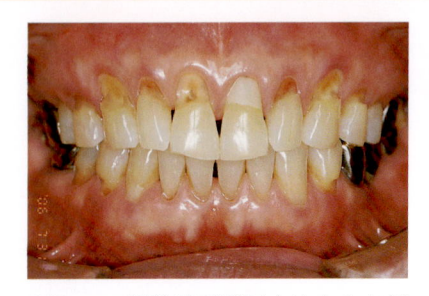

症例1-b　初診時下顎正中はやや右側に偏位。多数歯に顕著なアブフラクションを認める。

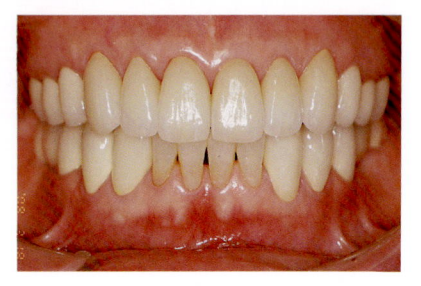

症例1-c　顎間高径が改善され下顎位、咬合平面、歯軸は是正された。

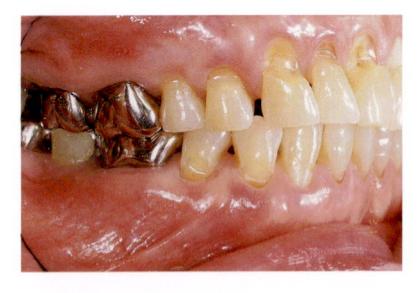

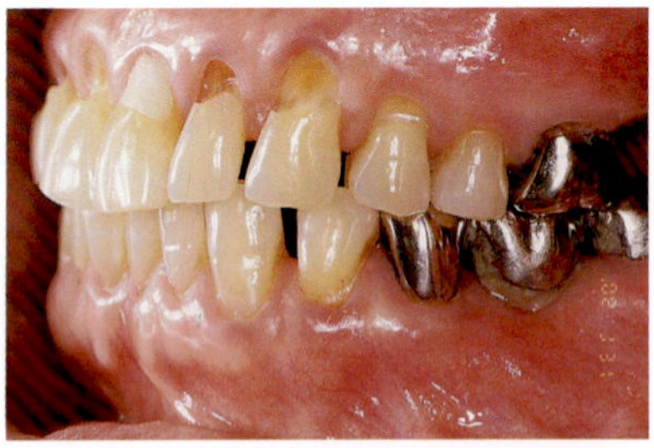

| 症例1-d① | 症例1-d② |

症例1-d①、②　咬合平面は不正で咬耗により顎間高径が低くなっている。

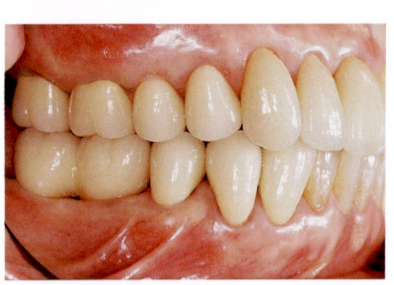

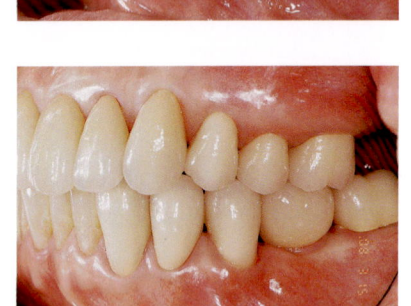

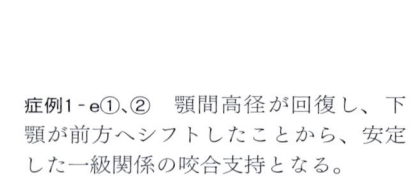

| 症例1-e① | 症例1-e② |

症例1-e①、②　顎間高径が回復し、下顎が前方へシフトしたことから、安定した一級関係の咬合支持となる。

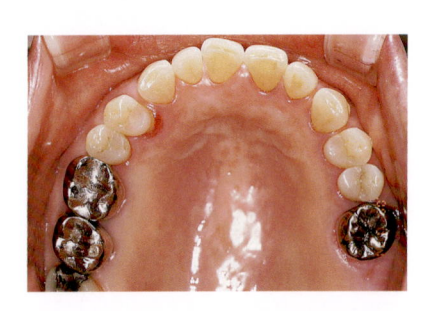

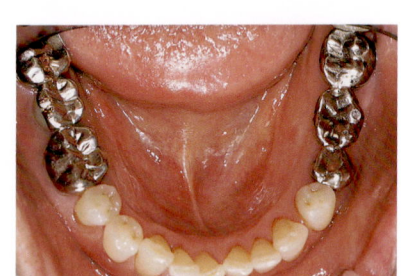

| 症例1-f① | 症例1-f② |

症例1-f①、②　態癖による左アーチの狭窄を認め、クレンチングを疑う垂直的な咬耗を認める。

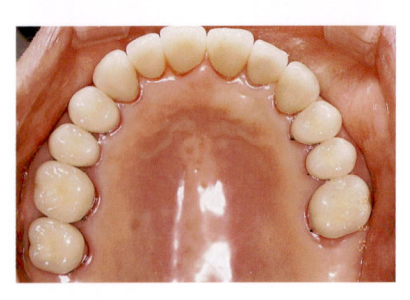

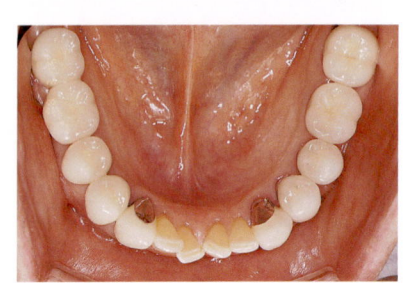

| 症例1-g① | 症例1-g② |

症例1-g①、②　シンメトリックで広めのU字形のアーチとし、はまり込みのない機能的咬合系面体を付与。安定した咀嚼サイクルが得られるように配慮した。

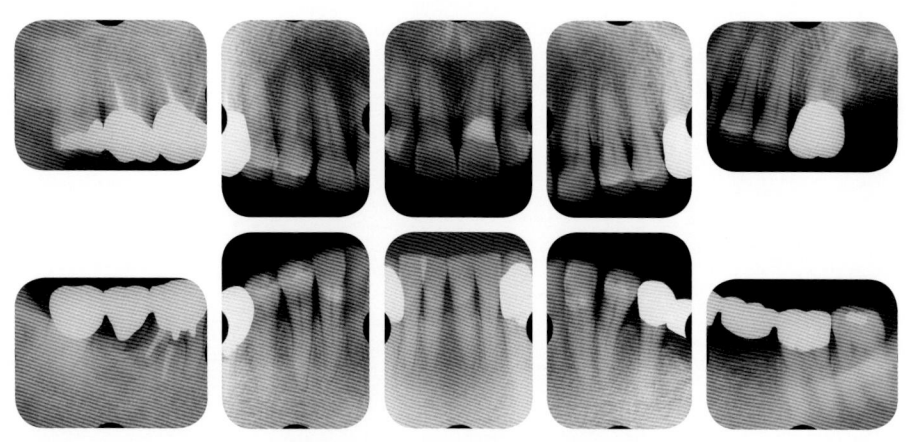

機能運動からみたインプラント補綴における咬合の与え方

症例1-h　術前デンタルX線写真。軽度から中等度の骨吸収を認める。

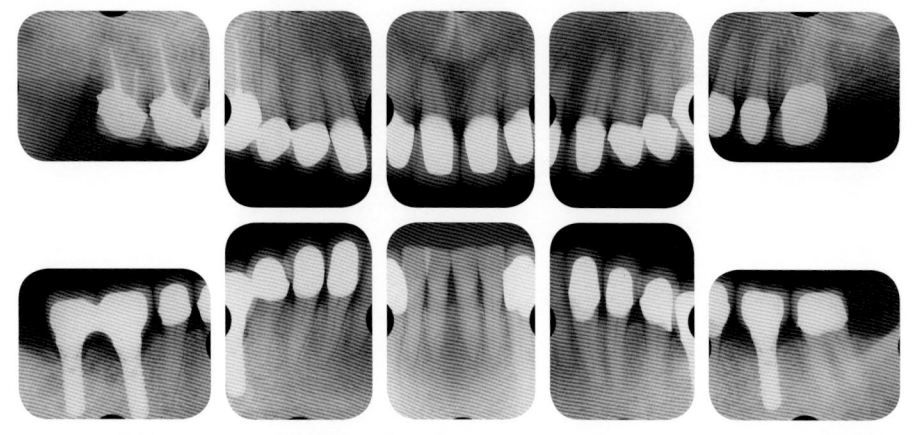

症例1-i　術後デンタルX線写真。骨梁は均一でエンドペリオの問題は認めず、補綴物の適合も良好で、おおむね安定的な状況である。

| 症例1-j① | 症例1-j② |

症例1-j①　術前、圧迫側（左側）の関節腔の狭窄を認める。

症例1-j②　術後、関節腔の狭窄は改善している。

l）。術前のオクルーザーのデータでは、咬合重心が不安定で過大な接触面積と大きな咬合力が確認できる（症例1-m）。術後は、咬合重心・接触面積・左右バランスが安定している。ただし、オクルーザルポイントが少なく、やや平均圧が高い（症例1-n）。このように被圧変位差があるインプラント補綴には、オクルーザーによる再評価はたいへん有用と思われる。

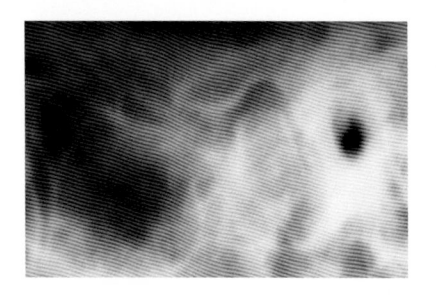

オクルーザーのアイランドではカンチレバー部の平均圧力において、50MPa以上の高圧点がみられる（症例1-o）。そのうちの一部の上部構造のポーセレンが、仮着中にチッピングし再製作を余儀なくされた（症例1-p）。ナソヘキサグラフにより、術前右咀嚼にみられた後方の干渉が術後は改善されていることが確認された（症例1-q）。グラビコーダーではグラビチャートが正常域に入って

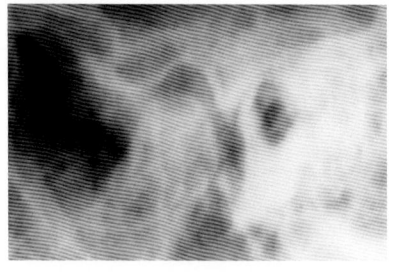

おり、全身に対する下顎位は安定的だと思われる（症例1-r）。術後1年4ヵ月後では、咬合高径は維持され、Remodelingがコントロールされている（症例1-s）。

CBCTにおいてフィクスチャーの頬舌的な骨量は保たれ、斜め卵型のチューイングによる咬耗が進んだときにでる支持骨への影響は認めない（症例1-t）。

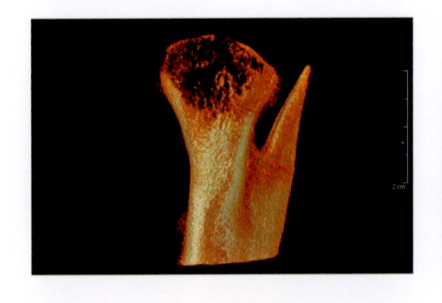

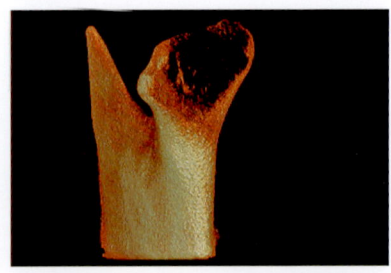

会員発表

症例1-k① CBCTにより右側下顎頭に軽度のサーフフェイスエロージョンを認める。

症例1-k② 圧迫側（左側）ではより顕著なサーフフェイスエロージョンを認める。

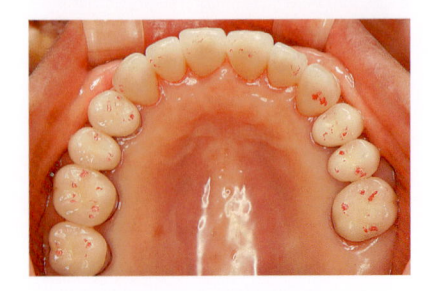

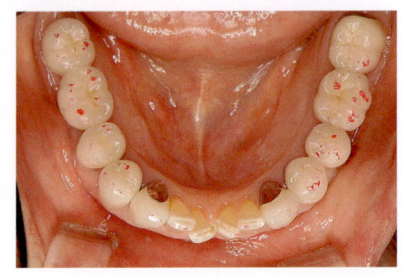

症例1-l① Aコンタクトを可及的に付与。

症例1-l② インプラント上部構造は大臼歯形態とし、咀嚼サイクルを垂直化させ、咬みやすくなるように配慮した。

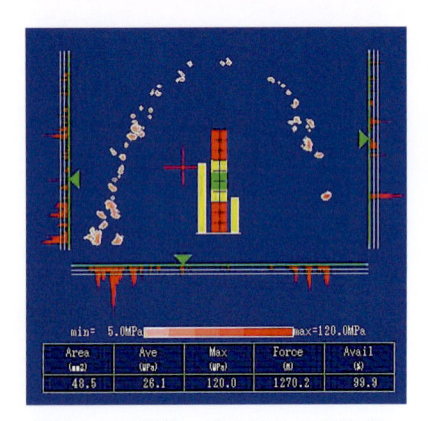

症例1-m 術前、咬合重心が不安定で過大な接触面積と大きな咬合力を認める。

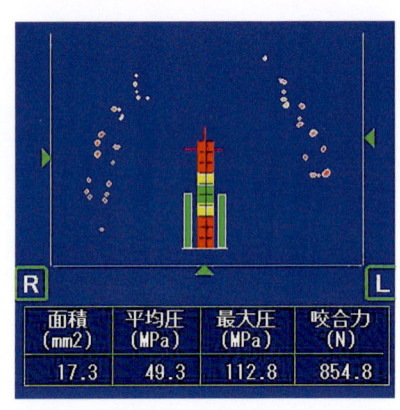

症例1-n 術後、咬合重心、接触面積、左右バランスは改善している。

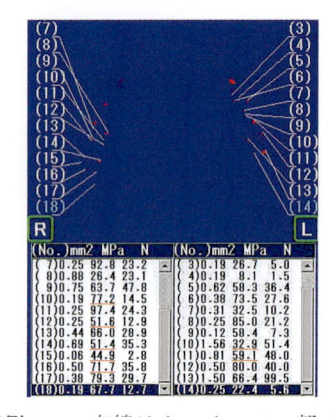

症例1-o 赤線はカンチレバー部の平均圧であるが、一部に50MPa以上の高圧点がみられる（アイランド）。

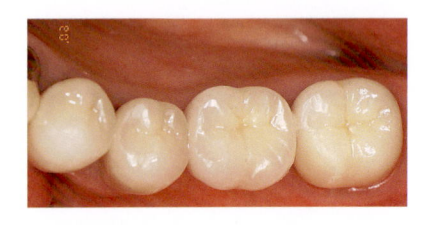

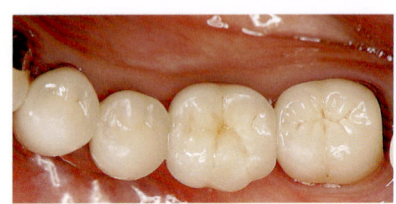

症例1-p①、② 上部構造ポーセレンの高圧点の一部が仮着中にチッピングし、再修復を余儀なくされた。

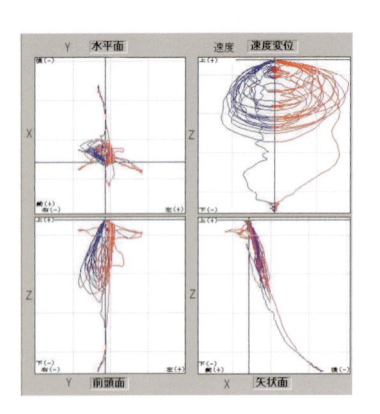

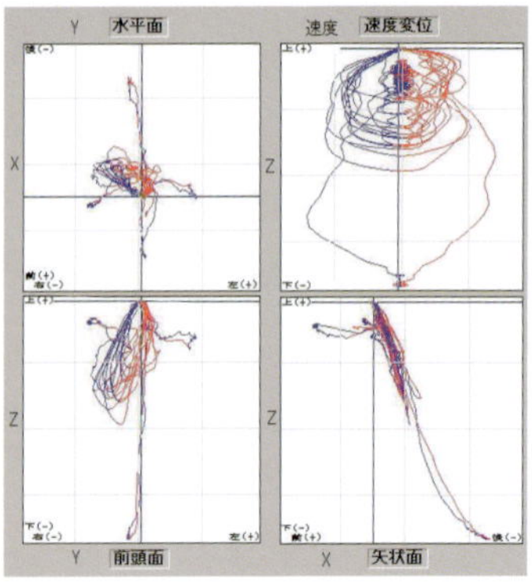

症例1-q①、② ①：術前、②：術後。術前右咀嚼にみられた後方の干渉が、術後は改善されておりサイクルも安定化傾向である。

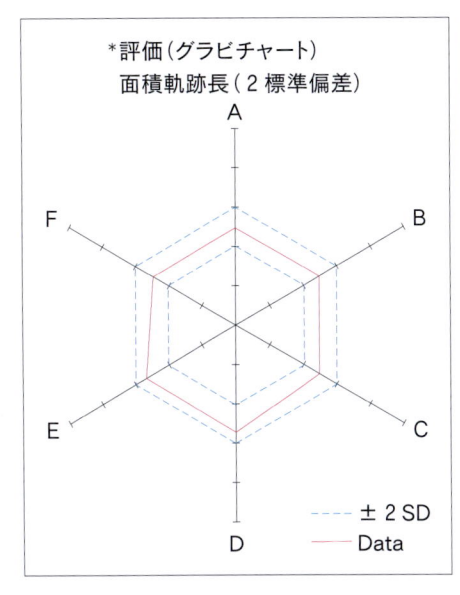

機能運動からみたインプラント補綴における咬合の与え方

	平均	偏差	実測値
A：外周面積	3.10	3.61	3.37
B：単位軌跡長	2.01	1.20	2.20
C：単位面積軌跡長	22.80	17.59	19.63
D：左右方向変位	0.13	1.35	0.87
E：前後方向変位	−0.02	3.34	1.94
F：外周面積	1.51	1.33	1.66

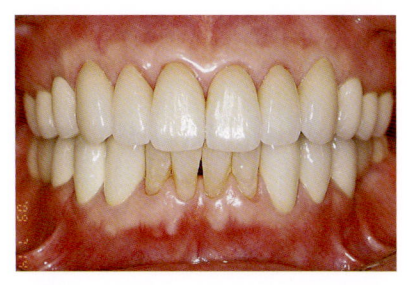

*評価（グラビチャート）
面積軌跡長（2標準偏差）

症例1-s　術後、1年4ヵ月の状態で顎間高径は維持され、remodelingはコントロールされている。

症例1-r①｜症例1-r②

症例1-r①、②　グラビチャートでは、2標準偏差で正常域に入っており、全身に対する下顎位は安定している。

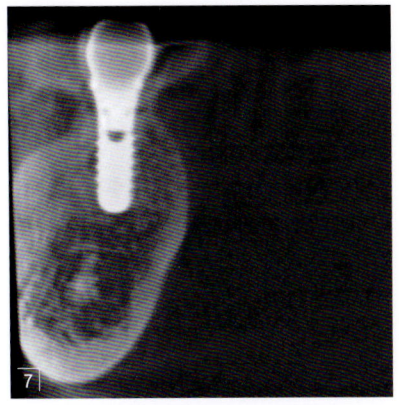

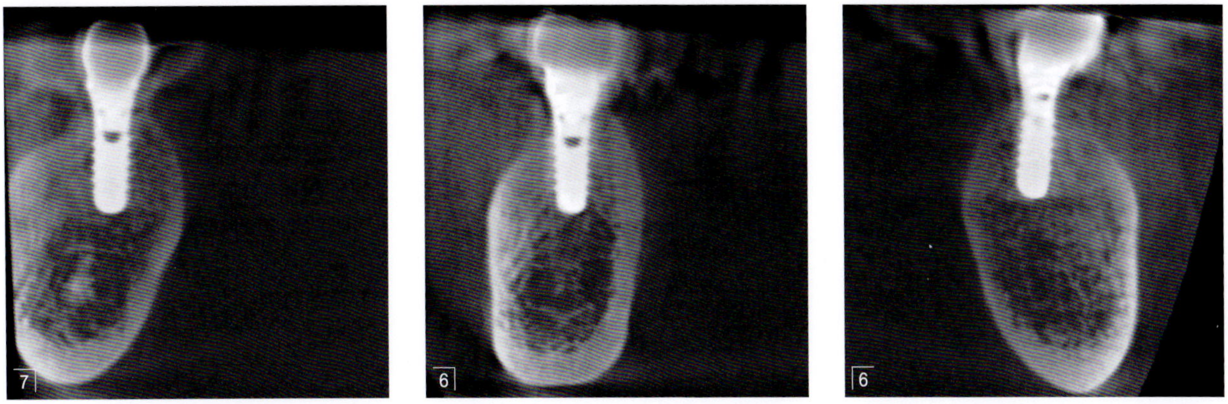

症例1-t①｜症例1-t②｜症例1-t③

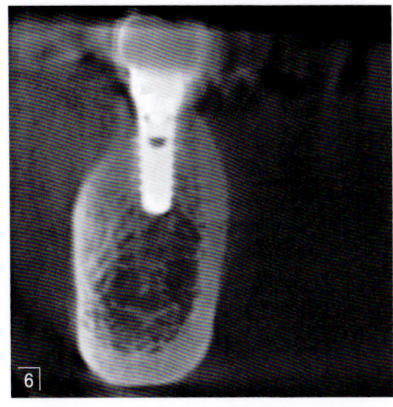

症例1-t①〜③　術後、CBCTにおいて、フィクスチャーの頬舌的な骨量は保たれ、斜め卵形のチューイングによる咬耗が進んだ時にみられる著しい支持骨の変化は認めない。

まとめ

　包括歯科臨床におけるインプラント補綴の力のコントロールにおいては、診査・診断とME機器による再評価が求められる。そのうえで態癖を精査し、下顎位と機能的咬合面形態を整えることが肝要である。静的な力のコントロールとして、適切な数と面積と圧力のオクルーザルコンタクトを付与し、咬合高径を維持すること。動的な力のコントロールとして、Aコンタクトの付与と後方・側方の干渉の排除が必要と考える。また、本症例ではプロビジョナルワークと術後の調整により、大きな問題は認めなかったが、中下顔面に三次元的な歪みのあるものは、下顎位が最適化するのに必要な偏位量が大きく、remodelingのコントロールが困難なことを留意する必要がある。

参考文献

1．筒井昌秀, 筒井照子. 包括歯科臨床. 東京：クインテッセンス出版, 2003.
2．筒井昌秀, 国賀就一郎, 小松智成. 咬合崩壊ケースへの機能・審美的アプローチ―咬合・審美を確立した咬合再構成の方法を探る the Quintessence 2005；24（5）：897-927.
3．国賀就一郎. 包括歯科臨床における咬合再構成の診査・診断とその要点 the Quintessence 2009；28（2）：280-291.
4．Kois JC. Alterning gingival levels:The restorative connection Part 1：Biologic variables. J Esthet Dent 1994；6（1）：3-9.
5．Maynard JG. Wisson RD. Physiologic dimensions of the periodontium significant to the restorative dentistry. J Preiodontol 1979；50：170-174.
6．筒井照子, 西林滋, 小川晴也. 態癖―力のコントロール. 東京：クインテッセンス出版, 2010.

会員発表

インプラント補綴における4種の臼歯部咬合改良形態の選択肢とその特性

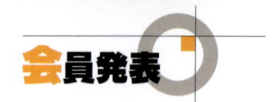

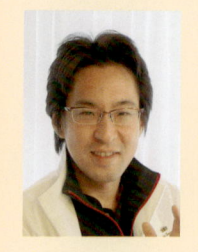

髙井基普
(Motohiro Takai)

1997年　岡山大学歯学部卒業
2007年　UCLA Center for Esthetic Dentistry short term fellow
2007年　東京ミッドタウンデンタルクリニック院長就任
2011年　プレミアムデンタルケア 恵比寿・代官山開業

はじめに

　口腔インプラントの登場により歯科臨床の形は明らかに変わった。臨床的事実からも患者の顎口腔機能に纏わるQOLは確実に向上したと言える。しかしながら、オッセオインテグレーションの分子メカニズムの解明がいまだなされていない、診断から術後管理までのすべてを網羅したガイドラインもいまだない、など課題は山積している。

　臨床家として患者に責任を持って対峙しようとするならば、あいまいな部分を明確にしていこうとする努力は惜しんではならないはずである。その想いをもとに、今回は日常臨床で感じた疑問から生じた自身の仮説を、症例を通じて提言したいと思う。

"補綴主導型インプラント"の定義

　インプラント補綴を併用した咬合再構成の治療行程は、①個々の歯の診断→②下顎位の決定→③歯の位置と形態の決定→④補綴デザインの決定→⑤インプラントフィクスチャー選択と三次元的埋入位置の決定、となることが多い。これを"補綴主導型インプラント"と称すると筆者は考えている。

下顎大臼歯部インプラント補綴の特殊性

　"補綴主導型インプラント"のコンセプトを用いてもなぜかぎこちなく感じる部位が存在する。それは下顎大臼歯部である。下顎の大臼歯部の遊離端欠損、つまり下顎の大臼歯連続欠損は日常臨床で多いように感じる。実態調査において、下顎大臼歯のう蝕罹患率や平均寿命が他の部位よりも劣ることからも想像に難くない(図1)。

　では、なぜ下顎大臼歯部のインプラント補綴にぎこちなさを感じるのか。それは、下顎大臼歯の歯冠形態にあると筆者は考えている。他の歯種に比べ近遠心的幅径が大きいからである(図2-a)。一般的にインプラントフィクスチャー・トップは直径4〜5mmの円形であり、下顎大臼歯の歯冠概形はその形から大きく逸脱している。天燃歯において根面からプロキシマル・コンタクトまでの水平的距離は2mm程度であることと比較すると、下顎大臼歯インプラント補綴の上部構造が天燃歯と同じ

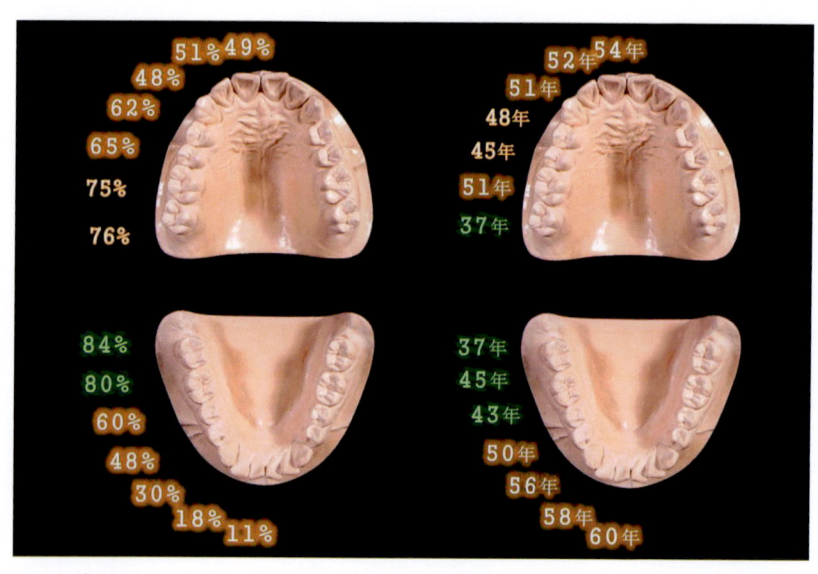

図1　歯種別のう蝕罹患率(左)と平均生存年数(右)。下顎大臼歯が他部位より劣っていることがわかる。

28

図2-a,b　天然歯とその形態を踏襲したインプラント補綴の形態的比較。歯周組織増大や深く埋入する必要などが生じる。生物学的安定と構造力学的安定が同時に達成しているとは言い難い。

図3-a,b　歯冠概形の形態応用。天然歯の形態を踏襲しインプラント補綴に応用することで、生物学的・構造力学的に安定する形態を構築できる。

図4　臼歯部補綴の臨床的指標は、対合歯と咬頭対窩の関係を構築することである。咬頭嵌合位の安定と臼歯部離開咬合を同時に達成するために必須条件と考える。

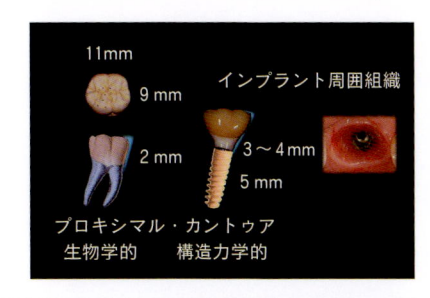

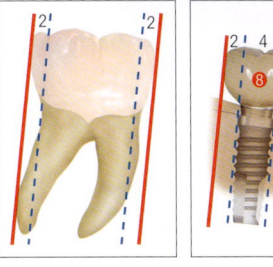

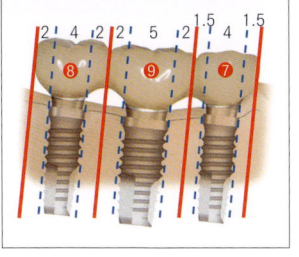

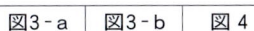

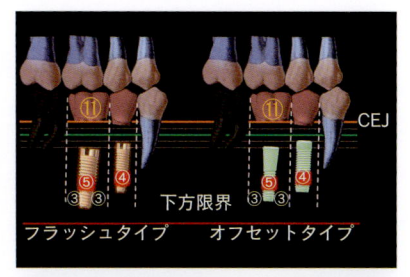

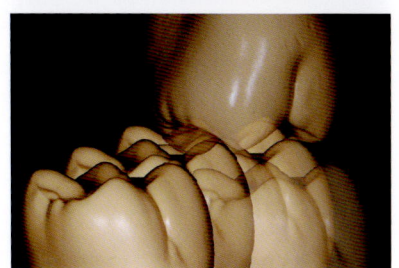

歯冠概形となるならば、おのずと近遠心的に張り出した形となってしまう。したがって、下顎大臼歯部にインプラント補綴を用いる場合には、歯周組織の再構築やフィクスチャー埋入深度への配慮を余儀なくされる（図2-b）。しかしながら、極端に張り出した形態は清掃性が劣るのみならずカンチレバーの力が極端にかかるなど、生理学的・構造力学的に安定した形態であるとは言い難い。

歯冠形態の選択、適応

天然歯ですら崩壊に導き、インプラント補綴に至らしめた環境を慮れば、歯冠概形の形態応用は必須であると考える。清掃性を考慮した軸面形態および機能性を考慮した咬合面形態は同時に達成すべきであるが、その関係に悩まされることも少なくない。そこで、このふたつの要件を同時に達成するための形態応用について考察をしていくこととする。

1）清掃性の高い軸面形態

清掃性を高めることを重視した場合、天然歯でみられる歯根面からプロキシマルコンタクトまでの近遠心的水平的距離2mmをひとつの指標としてみる。インプラントフィクスチャー・トップの直径に近遠心2mmずつ計4mmを加算することで、下顎大臼歯の歯冠概形を決定する（図4）。近遠心的に縮小することとなった形態は、結果的に構造力学的にも安定した形態を呈することにもなった。ここで留意しておくべきことは、ここでいう形態応用とは、あくまで近遠心幅径と近遠心的位置への応用であり、頬舌的幅径と頬舌的位置は天然歯列となんら変わりはないことである。

2）咬合面形態

機能回復と言う意味において、咬合面形態応用は欠かせない。その咬合面が持つべき要件は、対合歯と咬頭対窩の関係を構築することである。これは、咬頭嵌合位の安定と臼歯部離開咬合を同時に達成するために必須条件となる（図4）。そこで、上下顎の第一大臼歯の対向関係（近遠心的位置関係）に応じた下顎第一大臼歯の補綴物咬合面形態の変化のシミュレーションを行った。結果を図5に示す[1]。

この結果からわかったことは、咬合面はあらゆる形態応用が可能ではあるものの、部位によっては構造力学的対応が必要になる場合も多いことであった。特に、上下顎の第一大臼歯の対向関係が咬頭対咬頭に近い場合（近遠心に2〜2.5mmずれる場合）には、形態応用の難しいCコンタクトから舌側部分の破折が懸念される（図6）。

綿密なシミュレーションを基に臨床を整理してみると、最終的には4つのパターンとその組み合わせで対応できるという結論に至った（図7）。

① Downsizing … 近遠心径を90〜80％に小さくする方法

会員発表

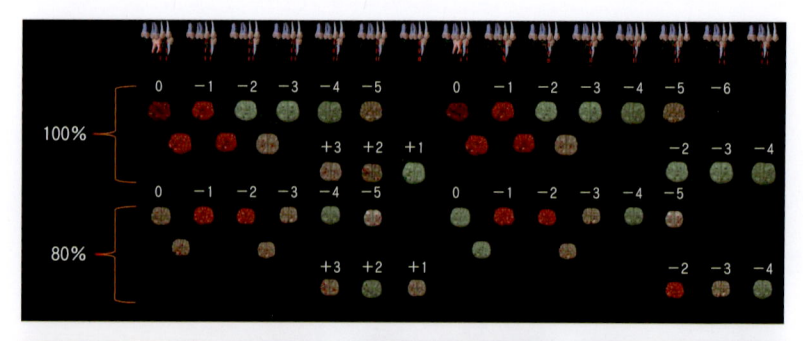

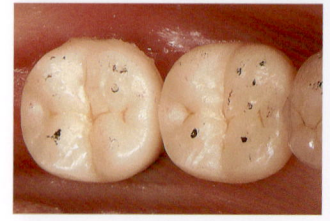

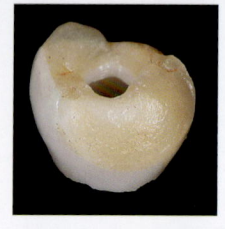

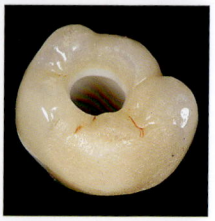

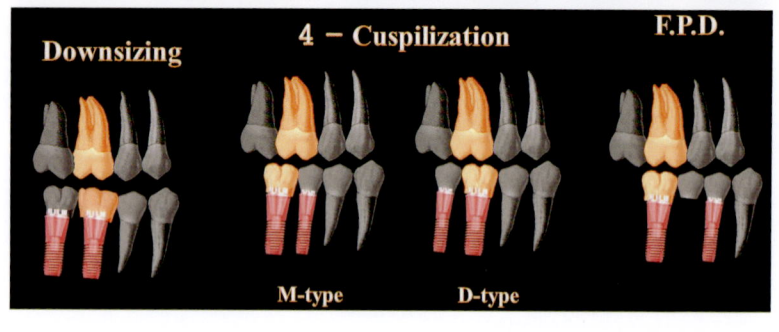

図5　上下顎の第一大臼歯の対向関係（近遠心的位置関係）に応じた下顎第一大臼歯の補綴物咬合面形態の変化のシミュレーション。

| 図6-a | 図6-b | 図6-c |

図6-a〜c　Cコンタクトから舌側部分が破折した症例。プロビジョナルレストレーションを観ると、Cコンタクト舌側への構造力学的配慮が欠けていたことがわかった。

図7　綿密なシミュレーションをもとに導き出された4つのパターン。

② 4 咬頭化…遠心咬頭を失くし、近遠心径を80%にする方法。対合歯の中心窩に近心頬側咬頭が嵌合するものを M-type、遠心頬側咬頭が嵌合するものを D-type とする
③ 小臼歯化…大臼歯でなく小臼歯形態とする方法。第三小臼歯のイメージ
④ FPD（Bridge）…ポンティック部の近遠心径をコントロールすることで適切な位置に調整する

症例供覧

患者は65歳、男性。主訴は審美障害・機能障害であった（症例1-a、b）。総合診査・診断の結果、インプラント補綴を用いた咬合再構成を行う治療計画を立案した（症例1-c）。下顎右側大臼歯部は80%・4咬頭化 D-type、下顎左側大臼歯部は80%・4咬頭化 M-type ＋ Bridge で対応すると診断し、その位置に応じたインプラント埋入を行った（症例1-f、g）。

まとめ

今回の検証は、純粋な臨床的疑問からはじまった。歯科技工士の診断用ワックスアップと最終補綴物の形態に矛盾が生じることが多く、その矛盾が下顎大臼歯に特異的に起こっていることが判明したのである（図8）。

結果として、その原因は下顎大臼歯の歯冠概形が特異的であり、下顎大臼歯部にインプラント補綴を併用する場合には診断の段階から配慮することが他の部位に比べて多いことが解った。今回、その解決策を打ち出して治療プロトコールを明確にしたことで、歯を崩壊させインプラント補綴に導いた病因を払拭し、より安定した術後経過を期待できるようになると考えている。

下顎大臼歯部インプラント補綴の治療プロトコールは、対合歯（上顎大臼歯）との咬頭対窩の関係構築を前提とし、

① 歯の近遠心的幅径を100〜80%で検討する
② 歯に咬合面形態応用を用いた形態決定を行う
③ 咬合関係に応じた構造力学的配慮を施す

という流れになる。

インプラント補綴を用いて咬合再構成を行った症例（症例1-a〜g）

患者年齢および性別：65歳、男性
初診時：2008年6月10日
主訴：審美障害、機能障害。

臨床所見：総合診査・診断の結果、インプラント補綴を用いた咬合再構成を行う治療計画を立案した

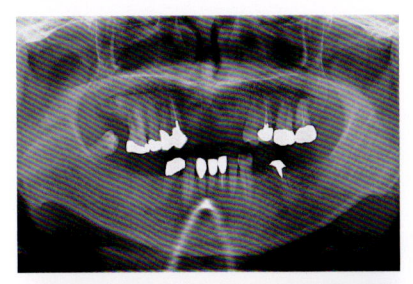

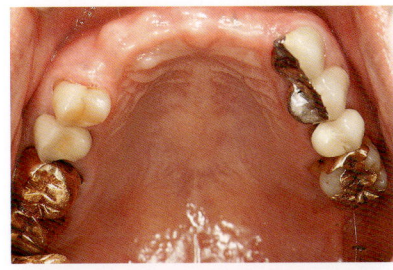

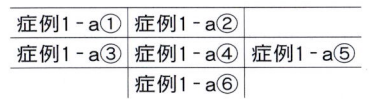

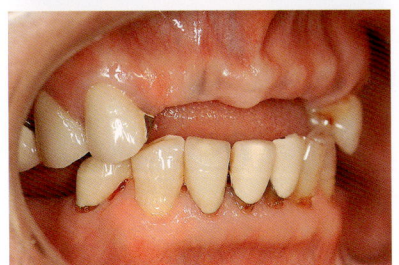

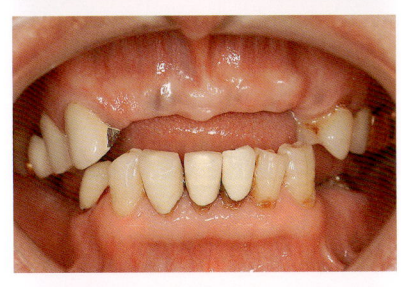

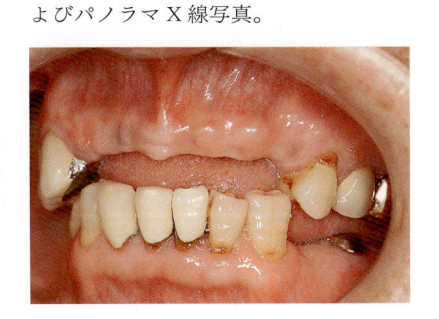

症例1-a①	症例1-a②	
症例1-a③	症例1-a④	症例1-a⑤
	症例1-a⑥	

症例1-a①〜⑥　初診時の口腔内写真およびパノラマX線写真。

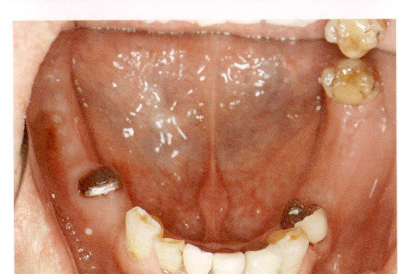

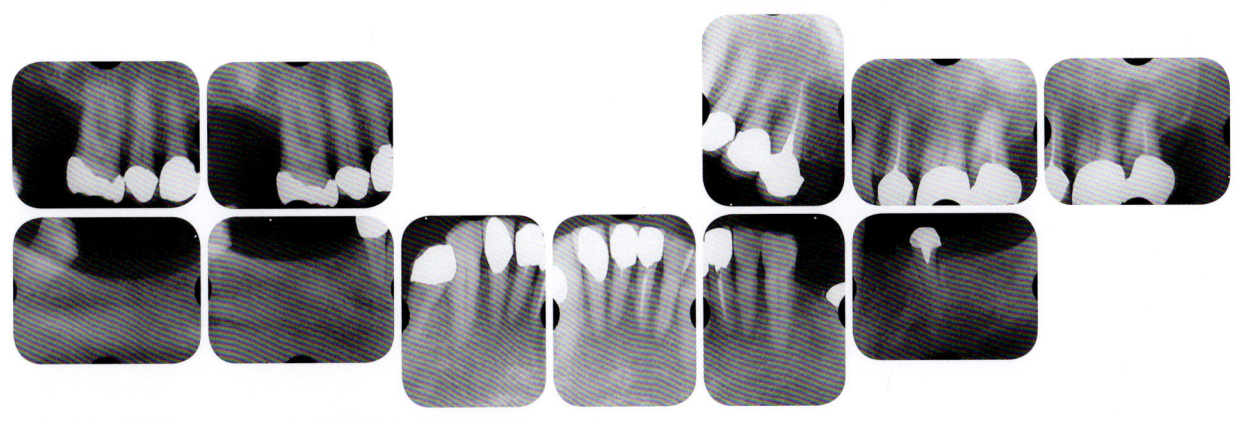

症例1-b　初診時のデンタルX線写真。

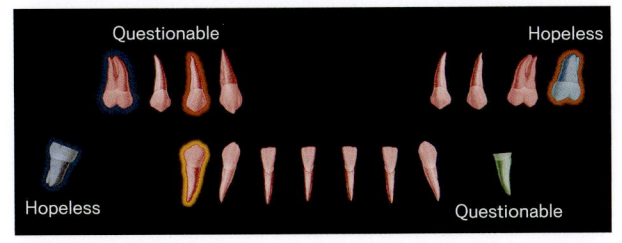

症例1-c　個々の歯の診断（う蝕・歯周病）の結果、臼歯部の多くは保存不可能と診断した。

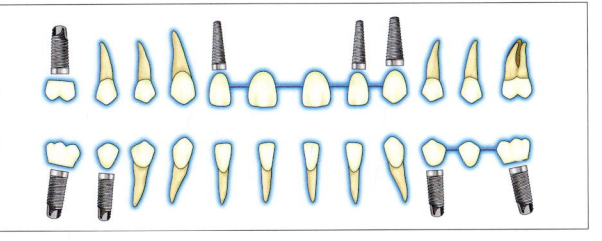

症例1-d　治療計画・補綴設計。欠損部にインプラント補綴を併用した咬合再構成の治療計画を立案した。

会員発表

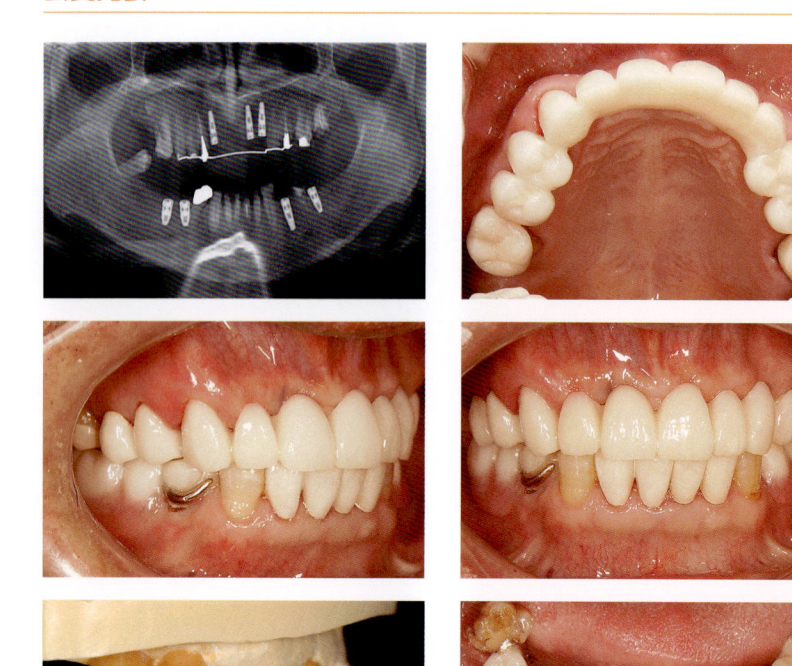

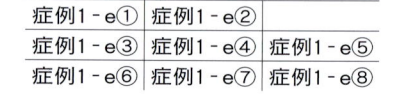

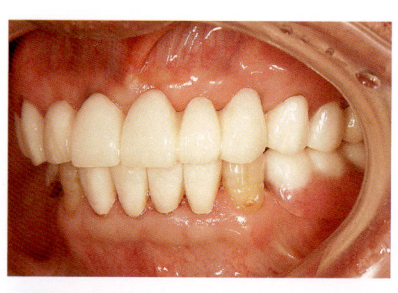

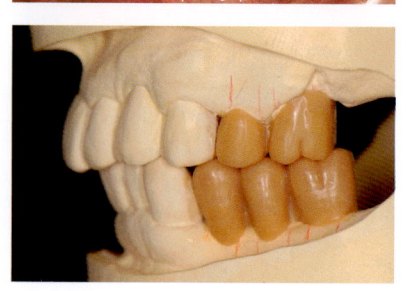

症例1-e①	症例1-e②	
症例1-e③	症例1-e④	症例1-e⑤
症例1-e⑥	症例1-e⑦	症例1-e⑧

症例1-e①〜⑧　プロビジョナルレストレーションを用いて、下顎位を決定する。歯の位置と形態が決定されることになる。下顎右側大臼歯部は80%・4咬頭化 D-type、下顎左側大臼歯部は80%・4咬頭化 M-type ＋ Bridge で対応すると診断し、インプラントフィクスチャー埋入を行った。

　最後に、臨床的課題を明確にし、帰納法的に原理・原則を構築していくことが理想的な臨床スタイルである。それを実践するためには、科学性を磨き、充実した臨床環境を構築することが重要である。容易なことではないが、今一度科学的思考を根底に据えた歯科医療を意識し、結果としてそれが歯科界を盛り上げ、社会貢献となるよう努力し続けたい。

謝辞

　今回の講演・執筆に際し、愛情ある御指導をいただいた本多正明先生、水上哲也先生、南 昌宏先生、船登彰芳先生、福西一浩先生、石川知弘先生、北島一先生、鈴木真名先生、そして膨大なシミュレーションに多大なる時間と労力を割いてくれた藤尾 明氏（本多歯科・歯科技工士）、東京ミッドタウン先端歯科医療研究所・高井基普特別歯科外来スタッフに心から感謝の意を表します。

参考文献

1. 本多正明, 高井基普. シリーズ：いま、あえて咬合を振り返る 咬合を臨床的にとらえる 第1回 治療ゴールのイメージ. the Quintessence 2006；25(10)86-95.
2. 本多正明, 高井基普. シリーズ：いま、あえて咬合を振り返る 咬合を臨床的にとらえる 第2回 臨床的咬合の分類. the Quintessence 2006；25(11)75-88.
3. 本多正明, 高井基普, 木村卓哉. シリーズ：いま、あえて咬合を振り返る 咬合を臨床的にとらえる 第3回 治療咬合の臨床的指標. the Quintessence 2006；25(12)75-86.
4. 本多正明, 高井基普, 米澤大地. シリーズ：いま、あえて咬合を振り返る 咬合を臨床的にとらえる 第4回 アンテリアガイダンス. the Quintessence 2007；26(1)135-142.
5. 本多正明, 高井基普, 木村卓哉. シリーズ：いま、あえて咬合を振り返る 咬合を臨床的にとらえる 第5回 臼歯咬合面形態. the Quintessence 2007；26(2)123-131.
6. 本多正明, 高井基普. シリーズ：いま、あえて咬合を振り返る 咬合を臨床的にとらえる 第6回(最終回) 総括—つぎのステップへ. the Quintessence 2007；26(3)123-134.
7. 高井基普. 咬合的見地から補綴を考える 下顎大臼歯インプラント補綴における歯冠形態とインプラント埋入位置のコンセプト 望ましい下顎大臼歯インプラント補綴の形態は天然歯の80%のサイズか？. the Quintessence 2009；28(1)95-109.
8. 高井基普, 藤尾 明. 歯科医師＋歯科技工士で考える歯の位置と咬合面形態—天然歯／インプラント補綴において両者が共有すべきことは何か？—. Quintessence of Dental Technology 2009；34(1)：15-33.
9. 高井基普, 藤尾 明. ポジションに応じたオクルーザル・トランスフォーメーション 補綴主導型の"補綴"とは何を意味するのか？. the Quintessence 2010；29(9)48-70.

インプラント補綴における 4 種の臼歯部咬合改良形態の選択肢とその特性

	症例1-f①	
症例1-f②	症例1-f③	症例1-f④
	症例1-f⑤	

症例1-f①〜⑤　最終補綴物装着時の口腔内写真。診断と同じ形態の最終補綴が装着される。

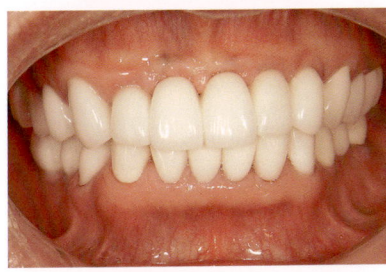

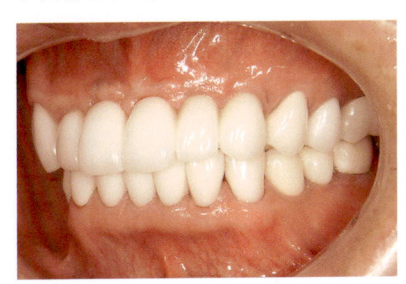

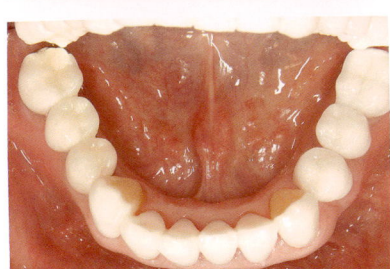

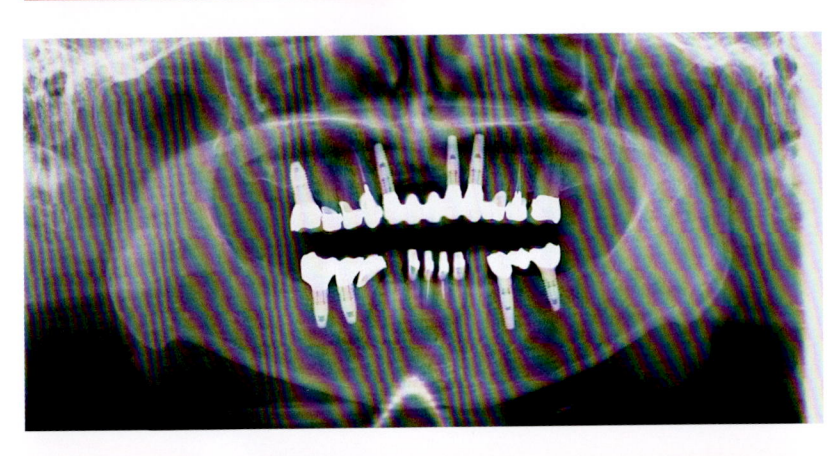

症例1-g　最終補綴物装着時のパノラマX線写真。

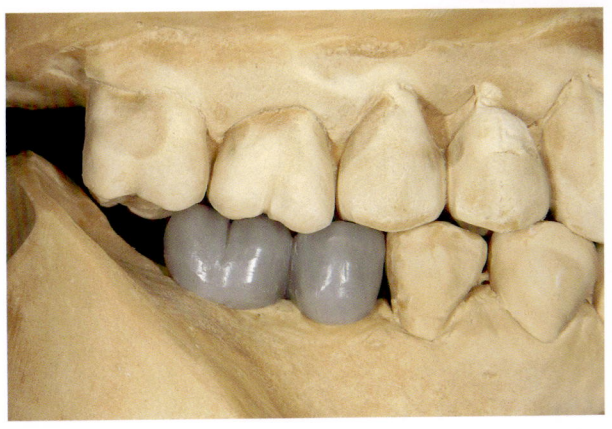

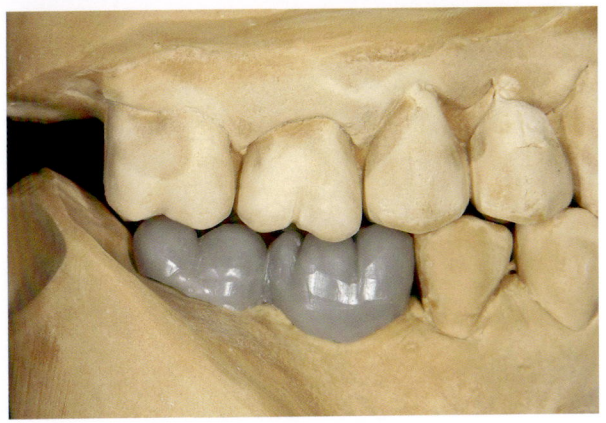

図8-a	図8-b

図8-a、b　反対同名歯の形態を参考にした診断用 WAX-UP とインプラント補綴の要件を指示した後の診断用 WAX-UP。形態が大きく異なり、これによって左右されるインプラント埋入位置も大きく異なることになる。

33

会員発表

歯周病患者に対するインプラント治療

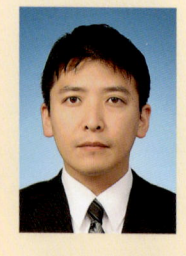

平山富興
(Tomitaka Hirayama)

1999年　大阪歯科大学卒業
1999年　西村歯科金剛診療所勤務
日本歯周病学会歯周病専門医、日本臨床歯周病学会認定医、日本口腔インプラント学会会員、
Academy of Osseointegration 会員、JIADS STUDY CLUB OSAKA 会員

はじめに

　近年、インプラント治療は欠損補綴の第一選択として確固たる地位を築いたといっても過言ではない。しかしながら、インプラント治療はすべての症例において条件が異なり、欠損部顎堤の状態だけでなく残存歯の状態が治療の難易度を左右する。

　2006年の Aida ら[1]の研究によると、日本人の永久歯9,115本の抜歯理由の41.8％は歯周病であり（図1）、日本人の歯の喪失原因の第1位として報告している。この割合は45歳以上の患者でより優勢になることが報告されており、言い換えるとインプラント治療の対象となる患者の多くは、歯周病患者であると考えられる。

　たとえば、外傷や破折、う蝕が原因で歯を喪失した場合、残存歯の歯周環境と咬合状態が良好であれば、適切なサイト・デベロップメントを行うことで比較的容易に良好な治療結果を得ることができる。しかし、歯周病患者にインプラント治療を行う場合には残存歯にも歯周病罹患歯が多く、欠損部の歯槽骨もダメージを受けている可能性があり、より複雑な治療が必要となる。

　そこで本稿では、重度歯周病患者に対するインプラント治療について考察してみたい。

歯周病患者に対するインプラント治療

　歯周病既往歴をもつ患者に対するインプラント治療のリスクは、現在でも議論の的となっているが、インプラント周囲炎局所の細菌叢は、歯周炎の細菌叢と類似するという研究は多数報告されている[2〜4]。

　Karoussis ら[5]は、インプラントの10年間の予後を比較した長期の前向き研究により、歯周病が原因で歯牙を喪失した患者は、歯周病の既往歴がない患者に比較してインプラントの喪失率で約3倍のリスクがあり、インプラント周囲炎の発症率では約5倍のリスクがあったと報告している。

　最近のレビュー[6〜10]では、インプラント治療の成功は慢性歯周炎の既往の有無ではなく、歯周治療の奏功に依存するという見解に近づき、軽度から中等度の歯周炎ではリスクは少なく、侵襲性歯周炎や重度慢性歯周炎になるとリスクは高くなるという見解にまとまりつつもある。

　2009年のコンセンサスレポート[11]でも、歯周炎の既往がある患者へのインプラントは禁忌ではないが、インプラント周囲炎のリスクが高く、インプラントの生存率と成功率も歯周炎の既往がない患者に比べて低いと報告されており、インプラントに先立っての歯周治療と術後のメインテナンスの重要性が示唆されている。

　さらに、残存天然歯をすべて抜歯してインプラントに置きかえても、完全に歯周病原因菌を除去できないという研究[12,13]も報告されていることから、安易に歯周病罹患歯を抜歯してインプラントに置き換えたとしても、良好な予後が得られるとは限らないようである。

　このことから、歯周病患者にインプラント治療をする場合には、抜歯と保存の基準を含め、歯周病患者の特徴を十分に理解して治療に臨むことが重要であると考えられる。

　具体的には、歯周病患者におけるインプラント治療の成功率を低下さ

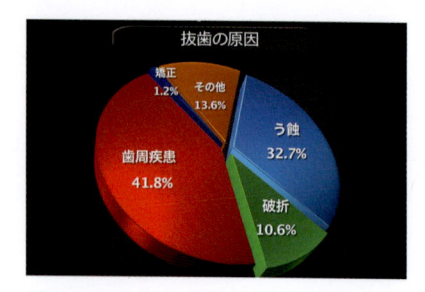

図1　永久歯抜歯理由の円グラフ。

歯周病患者に対するインプラント治療

治療の再介入を要した重度歯周病患者に対するインプラント症例（症例1-a～i）

患者年齢および性別：70歳、男性
初診時：2003年6月3日
主訴：よく咬めない。歯がしみる。欠損部にインプラントをして欲しい。

臨床所見：臼歯部の咬合支持が欠如しており、傾斜・挺出などの歯の位置異常、前歯部のフレアーアウト、咬合平面の乱れが認められた。プラーク・コントロールは不良で、歯肉縁下カリエスも認められた。

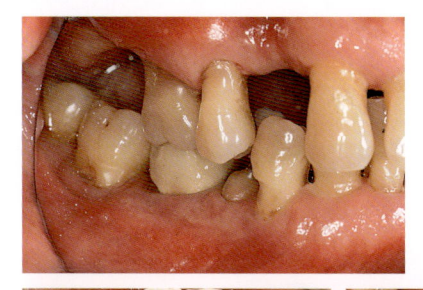

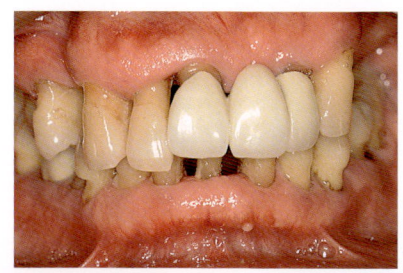

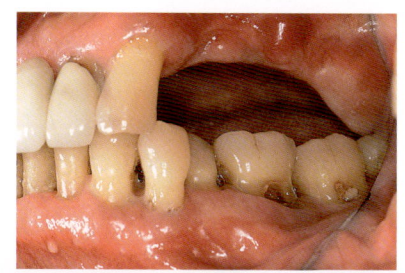

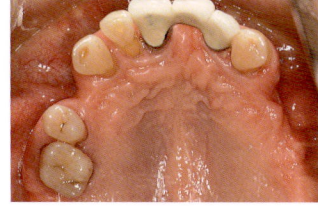

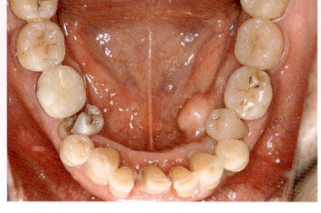

症例1-a①	症例1-a②	症例1-a③
症例1-a④	症例1-a⑤	

症例1-a①～⑤　初診時口腔内写真。

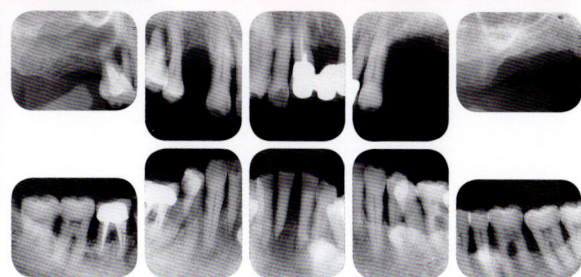

症例1-b　同デンタルX線写真10枚法。

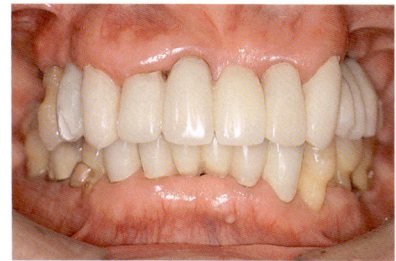

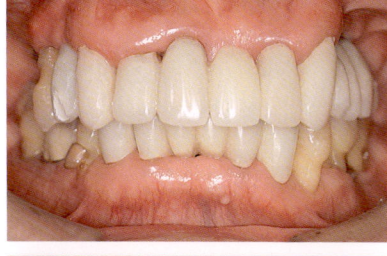

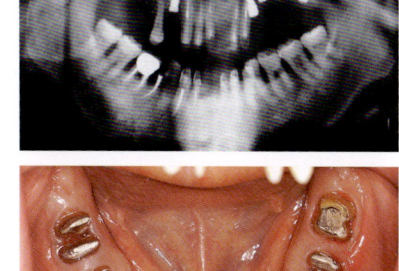

症例1-c	症例1-d

症例1-c　歯周環境の改善を試み、インプラントによる咬合支持を与えた。

症例1-d　インプラント埋入時パノラマX線写真。

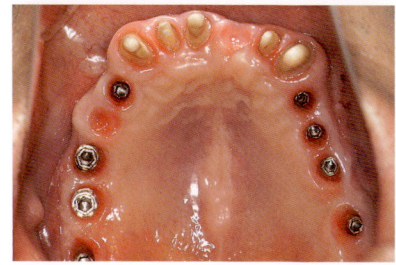

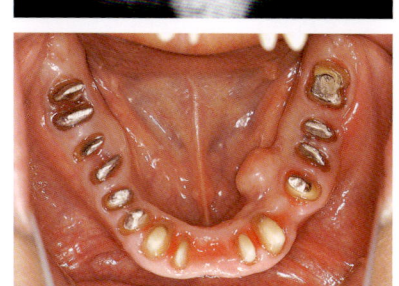

症例1-e①	症例1-e②

症例1-e①、②　確定的外科処置終了時の状態。

せている要因として挙げられる、
①欠損部歯槽堤の吸収が大きい可能性が高い
②インプラント周囲炎のリスクが高い
③残存歯に動揺歯が多いことから咬合が変化しやすい
という問題に対して、
・硬・軟組織の増大

・十分なプラーク・コントロールの指導
・清掃性の高い口腔内環境の確立
・咬合の管理

などの改善策を実践することが重要である。これらの事項に配慮すれば、歯周病患者のインプラント治療においても、予知性の高い治療結果が得られるものと考えている。

そこで、歯周病患者にインプラント治療を行った2症例を供覧し、注意事項などをまとめてみたい。

症例供覧1

口腔内診査と歯周検査から、本症例を重度の歯周疾患と判断した（症例1-a、b）。そして、歯周病患者に

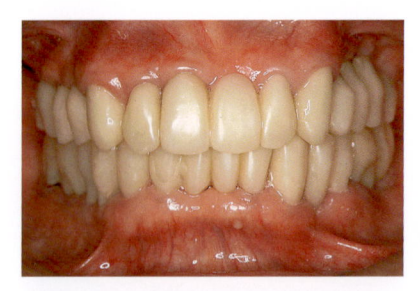

会員発表

症例1-f① ファイナル・プロビジョナル装着の状態。

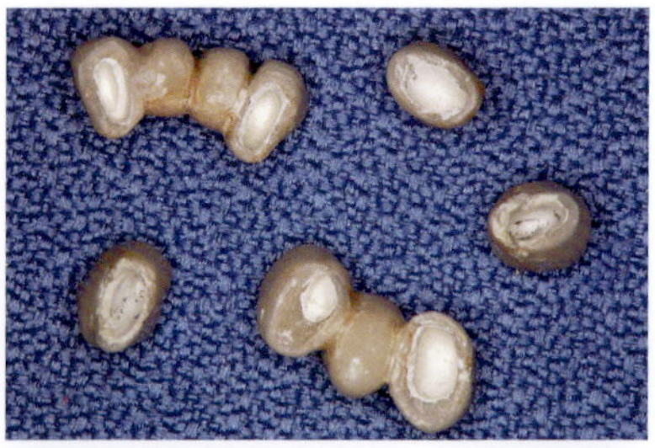

症例1-f② プロビジョナル内面の仮着セメントのウォッシュアウトを確認。

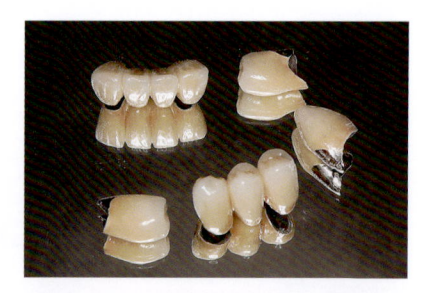

症例1-f③ 下顎前歯部の最終補綴物。

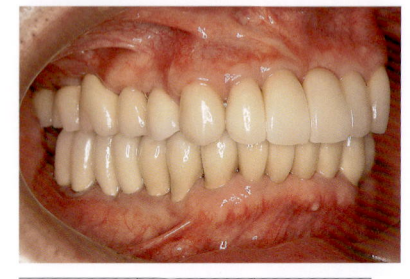

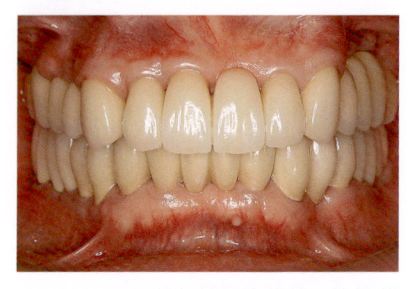

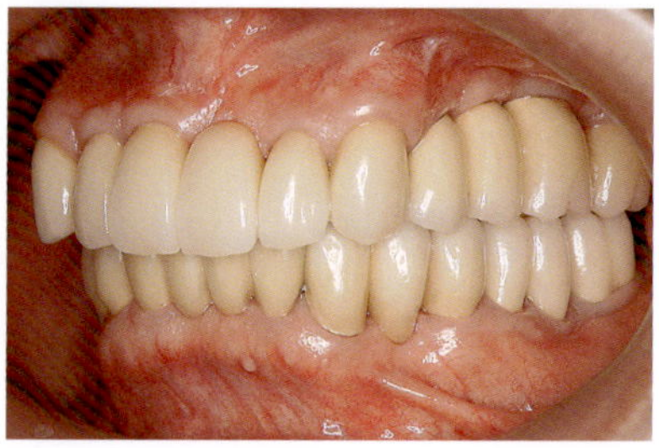

| 症例1-g① | 症例1-g② | 症例1-g③ |

症例1-g①～③ 最終補綴物装着の状態（技工担当：谷本一道）。

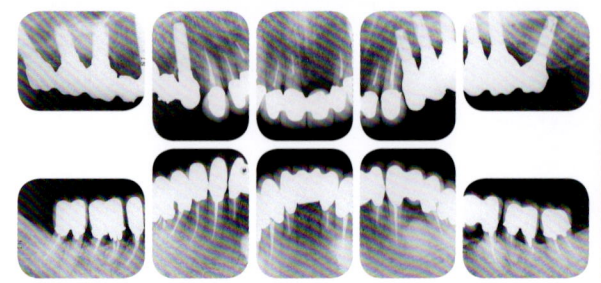

症例1-h 治療終了時デンタルX線写真10枚法。

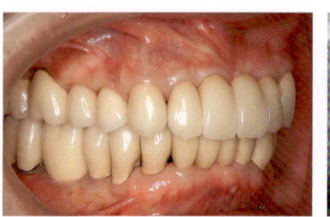

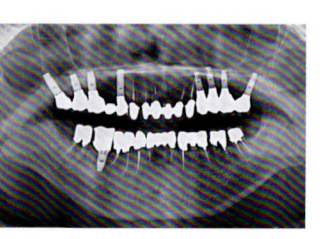

| 症例1-i① | 症例1-i② |

症例1-i①、② 治療終了6年経過後の口腔内写真とパノラマX線写真。

おけるインプラント治療のリスクと欠損部のみの治療は困難であることを伝え、まず歯周初期治療を開始した。

初期治療終了後、口腔内の清掃状態の改善とモチベーションの高さから、インプラントを用いた包括的な全顎治療が可能と判断し、上顎臼歯部においてサイナスリフトを併用したインプラント治療を行った（症例1-c、d）。さらに、清掃性の高い口腔内環境を構築するために、初期治療後に残存したポケットに対して確定的外科処置を行い、上顎前歯部は骨外科処置を併用してポケットを除去し、下顎の根分岐部病変に関してはルートセパレーションとオドントプラスティーにて対応した（症例1-e）。また、プロビジョナルにおける咬合の安定を確認した後に、最終補綴物の連結範囲をセメントのウォッシュアウトから決定し、再治療時に最小限の範囲で対応できるように配慮した（症例1-f）。加えて、炎症の抑制が長期に維持できるように最終補綴物には清掃がしやすい形態を付与し、咬合の管理を徹底した（症例1-g）。

その後、メインテナンスを行っていたが、治療終了から5年後、6̄に歯根破折が生じて抜歯を余儀なくされた。しかし、再介入を考慮した補綴設計により、抜歯部位に対するインプラント治療のみで機能を回復することができた。現在、治療終了後6年経過しているが、モチベーションは高く維持され、口腔内環境も良好に維持されている（症例1-i）。

本症例を通して、歯周病患者に対するインプラント治療においては、

・可能な限り歯の保存を前提とした治療計画
・残存歯に対する歯周病学的配慮
・患者のセルフケアとメインテナンスの継続
・治療の予後やリスクを考慮した補綴設計と長期にわたる咬合の管理

が重要であることが確認できた。

以上に加え、歯周病患者にインプラントを適応する際には、メインテナンスに移行できる基準である①浅

歯周病学的配慮に基づいて、インプラント治療を実践した症例（症例2-a～l）

患者年齢および性別：50歳、女性
初診時：2005年1月7日
主訴：歯が揺れて咬むと痛い、しみる。前歯を綺麗にしたい。
臨床所見：欠損歯と動揺歯が多数存在しており、臼歯部の咬合支持が得られず、咬合高径が低下した結果、上顎前歯のフレアーアウトが生じていた。また、プラーク・コントロールの不良に加え、咬合関係の増悪が歯周組織の破壊を助長していた。

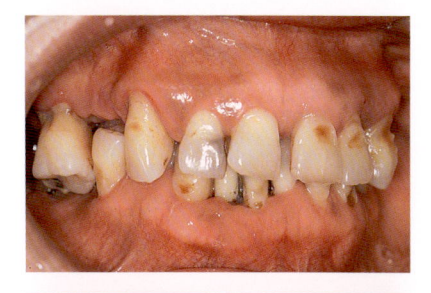

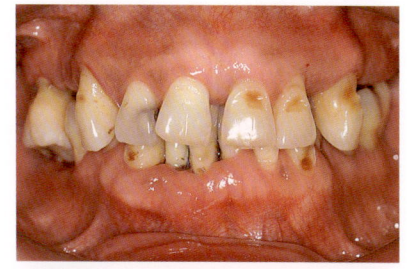

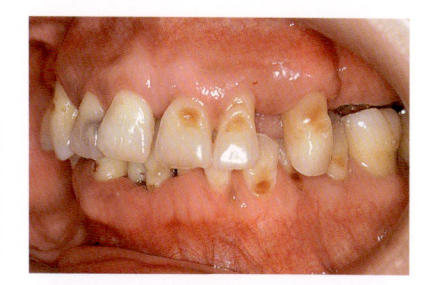

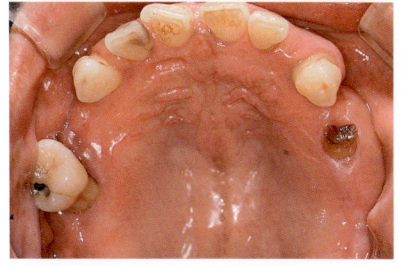

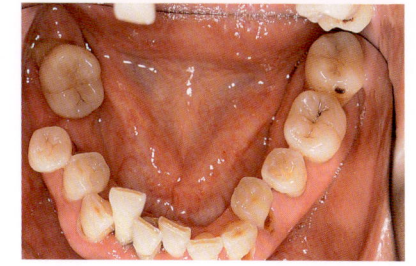

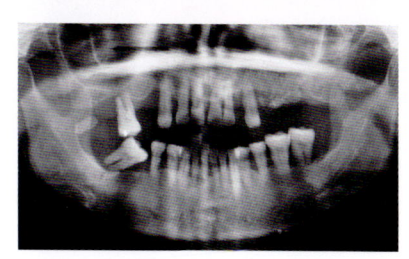

症例2-a①	症例2-a②	症例2-a③
症例2-a④	症例2-a⑤	

症例2-a①～⑤　初診時の口腔内写真。

症例2-b　同パノラマX線写真。

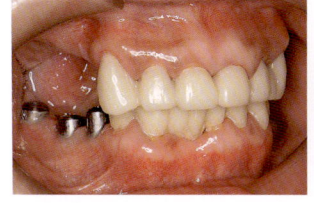

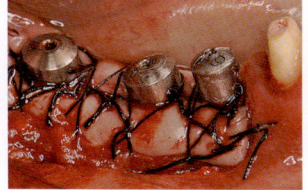

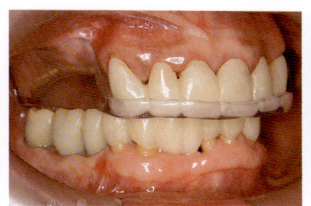

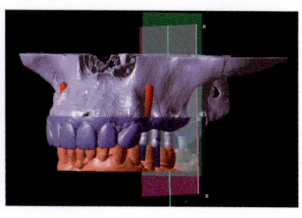

症例2-c①	症例2-c②

症例2-c①、②　下顎臼歯部のインプラントを埋入と遊離歯肉移植術。下顎前歯部には apiccally positioned flap を行った。

症例2-d①	症例2-d②

症例2-d①、②　スプリントによる顎位の診査と、iCATダイアグノーシスソフトによる診断。シミュレーションにより作製されたテンプレートにて、インプラントを埋入した。

症例供覧2

歯周検査と口腔内所見より（症例2-a）、重度慢性歯周炎と診断したことから、まずセルフケアの指導にはじまり、歯周初期治療による炎症のコントロールを行った。

初期治療終了後、治療のゴールをイメージするための診断用 Wax Up からインプラント埋入用のテンプレートを作製し、下顎臼歯部にインプラント埋入した。同部の二次手術時に、下顎インプラント周囲の角化歯肉が不足していることから、free gingival graft にて角化歯肉の獲得と口腔前庭の拡張を行い、下顎前歯部の残存したポケットに対しては確定的外科処置として骨外科処置をともなう apiccally positioned flap を行った（症例2-c）。

下顎歯周組織の環境を整備した後、プロビジョナルレストレーションを装着し、さらにバイトプレートを用いて適正な下顎位と咬合高径を決定し、上顎のインプラントの埋入ポジションを決定した。そして、サイナスリフトを行った部位にコンピュータシ

い歯肉溝の獲得、②プロービングによる出血がない、③極端な骨欠損がない、④根分岐部病変がない、⑤歯肉歯槽粘膜に問題がない、⑥咬合が安定している、⑦動揺がコントロールされている、を動的治療のゴールとして考え、包括的なアプローチを実践することが重要であると考える。

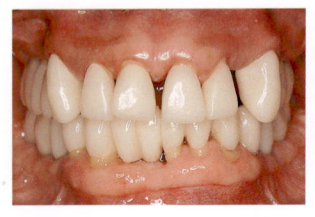

会員発表

症例2-e　インプラントによるバーティカルストップ確立後、上顎前歯部における歯周組織の再評価と矯正学的分析を行った。

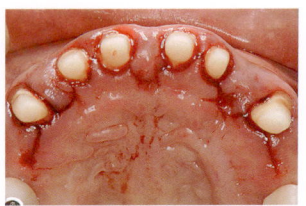

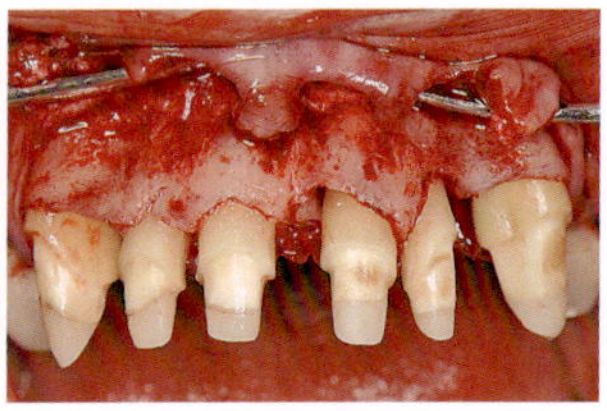

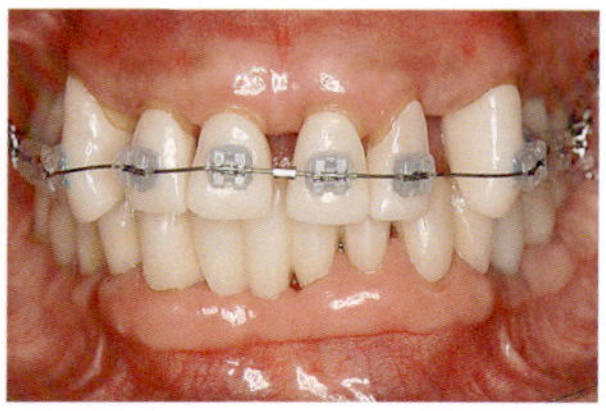

症例2-f①｜症例2-f②｜症例2-f③

症例2-f①〜③　上顎前歯部における再生療法と矯正治療。

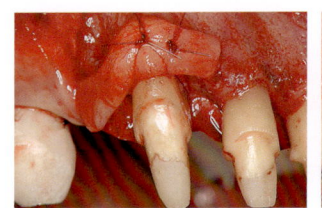

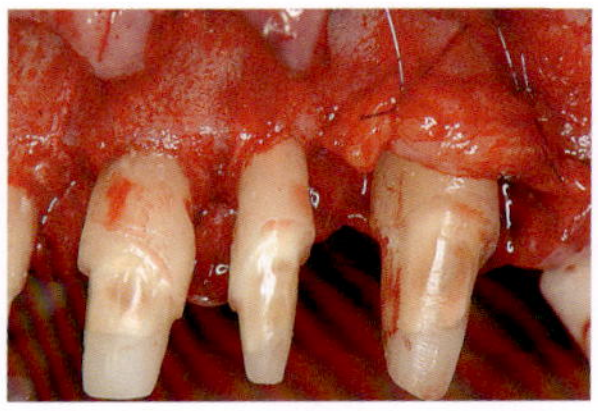

症例2-g①｜症例2-g②

症例2-g①、②　歯頸ラインの改善。再生療法後の骨レベルも平坦化と、|3、3|には根面被覆も行った。

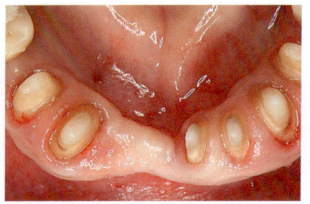

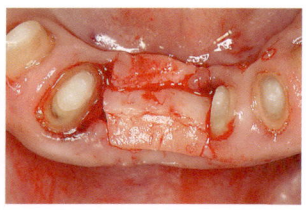

症例2-h①｜症例2-h②

症例2-h①、②　下顎前歯部の歯槽堤増大術。

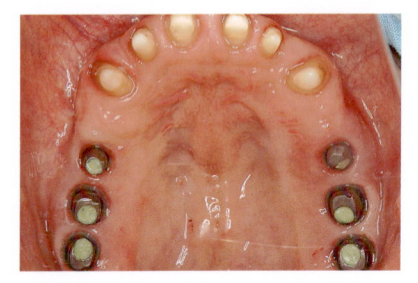

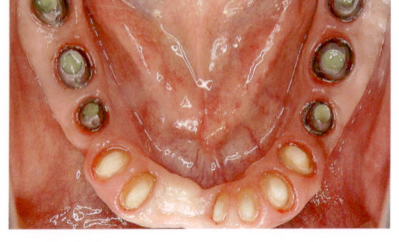

症例2-i①｜症例2-i③

症例2-i①、②　歯周環境が整備できた状態。

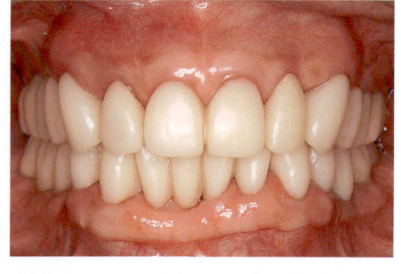

症例2-j　ファイナル・プロビジョナルレストレーション装着の状態。

ミュレーションガイドを用いて正確にインプラントを埋入した（症例2-d）。その後、上顎臼歯部にプロビジョナルを装着することで、インプラントによる咬合支持を獲得し、上顎前歯部の再評価を行った（症例2-e）。

上顎前歯部には、深いポケットの残存が確認できたので、歯間乳頭の保存を考慮したフラップデザインを用いて、エムドゲインと骨補填材料を併用し、再生療法を行った。そして、再生療法の治癒後に、上顎前歯部に限局矯正を行った（症例2-f）。さらに、矯正治療による歯軸改善後、審美的で清掃性の高い歯肉ラインを獲得するため、テンプレートを参考に骨レベルの平坦化と歯肉の不足部位には結合組織移植を行った（症例2-g）。

その後、ファイナルプロビジョナルレストレーションにより審美性、機能性、清掃性を確認したところ、下顎前歯部に、清掃困難な部位が存在したため、歯槽堤増大術を行った（症例2-h）。そして、歯周環境が整備できたことを確認し、最終補綴を作製した（症例2-i）。

最終補綴では、ファイナルプロビジョナル（症例2-j）の情報を生かすため、クロスマウントにて咬合器に装着し、最終補綴物の適合・清掃性・スプリンティングデザインを再確認したうえで口腔内に装着した（症例2-k）。

この症例は良好に経過しているが、術後3年とまだ浅いので、今後十分な経過観察を行っていく予定である。

まとめ

歯周病患者に対するインプラント治療では、歯の保存を前提とし、欠損拡大を防ぐ治療のオプションとしてインプラントを用いるべきである。そのためには、残存歯に対して徹底した歯周治療を行うことで清掃性の高い口腔内環境を構築するとともに、再介入を考慮した補綴設計を立案し、長期的な咬合の管理を行うことが重要である。

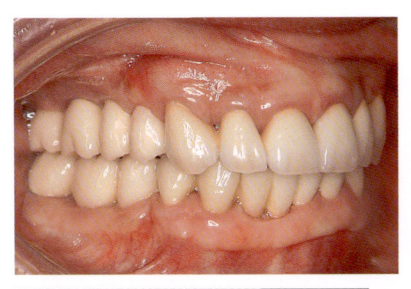

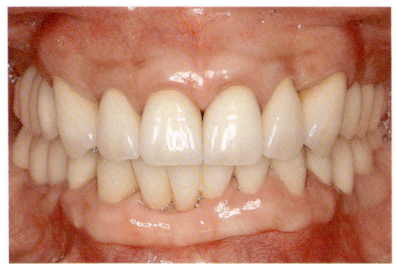

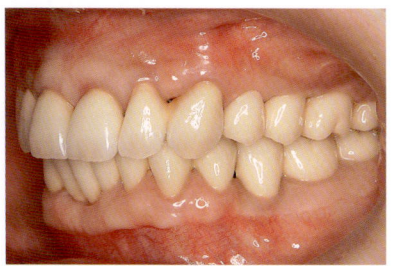

歯周病患者に対するインプラント治療

症例2-k① 症例2-k② 症例2-k③　　症例2-k①〜③　最終補綴物装着の状態(技工担当：谷本一道)。

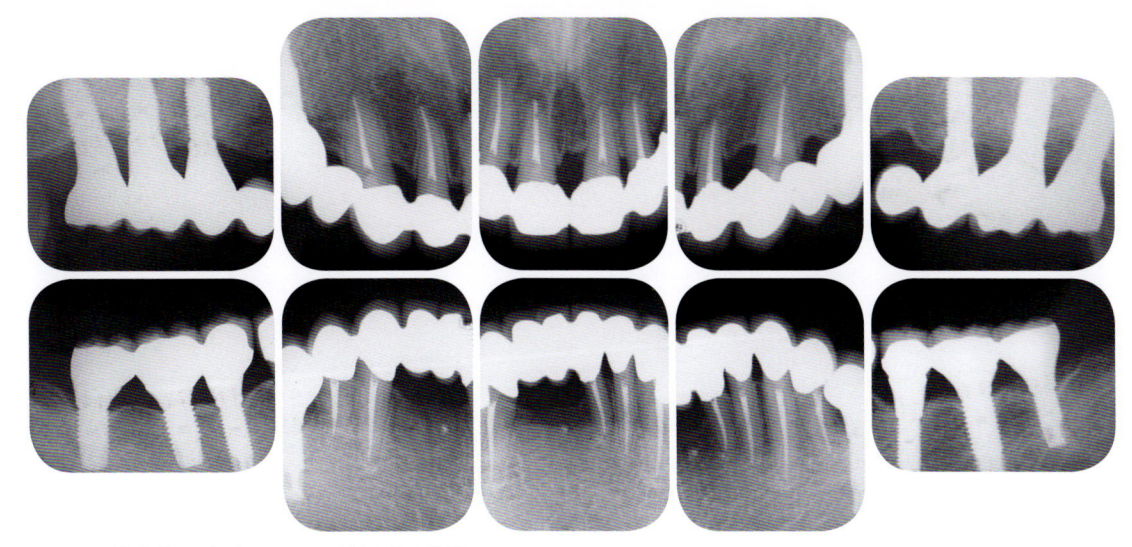

症例2-l①〜⑩　治療終了時デンタルX線写真10枚法。

参考文献

1. Aida J, Ando Y, Akhter R, Aoyama H, Masui M, Morita M. Reasons for permanent tooth extractions in Japan. J Epidemiol 2006；16(5)：214-219.
2. Mombelli A, Nyman S, Brägger U, Wennström J, Lang NP. Clinical and microbiological changes associated with an altered subgingival environment induced by periodontal pocket reduction. J Clin Periodontol 1995；22(10)：780-787.
3. Papaioannou W, Quirynen M, Van Steenberghe D. The influence of periodontitis on the subgingival flora around implants in partially edentulous patients. Clin Oral Implants Res 1996；7(4)：405-409.
4. Quirynen M, Vogels R, Peeters W, van Steenberghe D, Naert I, Haffajee A. Dynamics of initial subgingival colonization of 'pristine' peri-implant pockets. Clin Oral Implants Res 2006；17(1)：25-37.
5. Karoussis IK, Salvi GE, Heitz-Mayfield LJ, Brägger U, Hämmerle CH, Lang NP. Long-term implant prognosis in patients with and without a history of chronic periodontitis: a 10-year prospective cohort study of the ITI Dental Implant System. Clin Oral Implants Res 2003；14(3)：329-339.
6. Quirynen M, Abarca M, Van Assche N, Nevins M, van Steenberghe D. Impact of supportive periodontal therapy and implant surface roughness on implant outcome in patients with a history of periodontitis. J Clin Periodontol 2007；34(9)：805-815.
7. Klokkevold PR, Han TJ. How do smoking, diabetes, and periodontitis affect outcomes of implant treatment? Int J Oral Maxillofac Implants 2007；22 Suppl：173-202.
8. Karoussis IK, Kotsovilis S, Fourmousis I. A comprehensive and critical review of dental implant prognosis in periodontally compromised partially edentulous patients. Clin Oral Implants Res 2007；18(6)：669-679.
9. Ong CT, Ivanovski S, Needleman IG, Retzepi M, Moles DR, Tonetti MS, Donos N. Systematic review of implant outcomes in treated periodontitis subjeCTs. J Clin Periodontol 2008；35(5)：438-462.
10. Schou S. Implant treatment in periodontitis-susceptible patients: a systematic review. J Oral Rehabil 2008；35 Suppl 1：9-22.
11. Heitz-Mayfield LJ, Huynh-Ba G. History of treated periodontitis and smoking as risks for implant therapy. Int J Oral Maxillofac Implants 2009；24 Suppl：39-68.
12. Emrani J, Chee W, Slots J. Bacterial colonization of oral implants from nondental sources. Clin Implant Dent Relat Res 2009；11(2)：106-112.
13. Fernandes CB, Aquino DR, Franco GC, Cortelli SC, Costa FO, Cortelli JR. Do elderly edentulous patients with a history of periodontitis harbor periodontal pathogens? Clin Oral Implants Res 2010；21(6)：618-623.

会員発表

インプラント周囲炎に対する細菌検査、免疫検査を用いた診断と、Er:YAG Laser を用いたフィクスチャーのDebridement およびインプラント周囲組織の再生治療

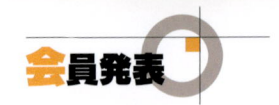

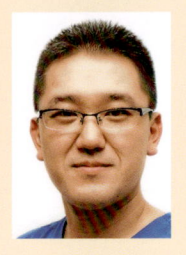

吉野敏明 (Toshiaki Yoshino)

1993年　東京医科歯科大学歯学部歯周治療学講座
2006年　吉野歯科診療所 歯周病インプラントセンター開設
日本歯周病学会専門医・指導医、日本臨床歯周病学会指導医

はじめに

　現在、わが国ではインプラント治療が普及し、ともすれば欠損補綴の第一選択とされるような社会状況になろうかという勢いである。一方、歯周病は糖尿病や高血圧症をはるかに上回り、歯肉炎も含めると歯周病は国民の8割近くが罹患しているが、その反面、受診率が2割程度と国民に蔓延している疾患である。この2つが意味するところは、インプラント周囲炎の増加である。インプラント周囲炎は異物を顎骨内に埋入し、これが感染したものである。インプラント治療を行わなければ、インプラント周囲炎は発症しない。とはいえ、異物感がきわめて少ない固定性の補綴物であり、少数残存歯症例では天然歯を守るという意味でもきわめて重要な役割を果たす歯科治療でもある。そのため、インプラント周囲炎を理解するためには、病因論・診断に重きをおき、なぜ感染症が起きるのか、あるいは起きやすい環境なのかを十分検討し、そのうえで原因除去を徹底し、治療方法論に移行しなければならない（図1）。

インプラント周囲炎とは

　インプラントにおける合併症の診断基準の歴史は、裏返すと成功基準の歴史として鑑みることができる。1978年のNIHハーバード会議では、

- 各方向に1mm以下の動揺は許容する
- X線学的に観察される透過像は基準にならない
- インプラントの垂直的な高さの1/3以下の骨吸収は許容する
- 治療不可能な歯肉炎、炎症および感染がない
- 隣在歯には損傷がない
- 知覚異常や知覚麻痺がない
- 75％以上の症例が5年間機能するなどオッセオインテグレーション時代のインプラントでは許容されないものも認めた。その後、1986年にAlbrektssonらが、
- 検査時に個々の連結されていないインプラントは動揺しない
- X線学的にインプラント周囲に透過像を認めない
- インプラント埋入後1年以降の経年的な垂直的骨吸収は0.2mm以下である
- インプラントによる持続的および非可逆的な徴候や症状（疼痛、感染、神経麻痺、知覚異常、下顎骨損傷など）がない
- 上記の条件下で、5年成功率85％

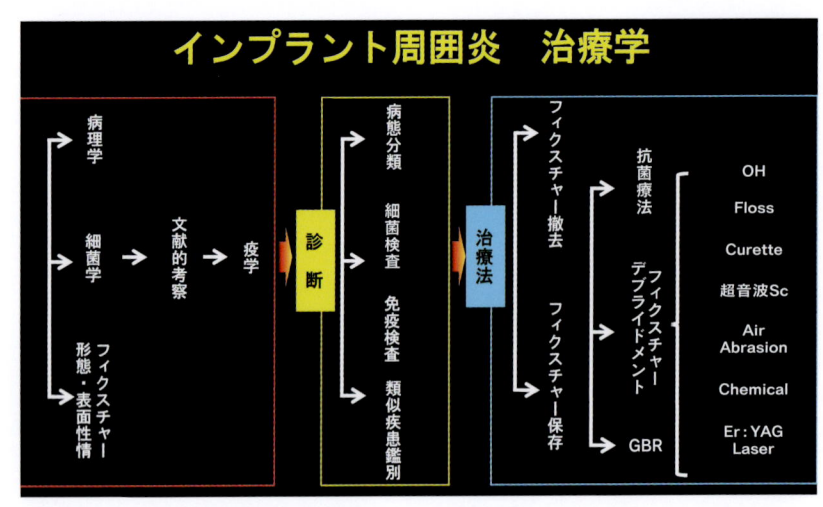

図1　インプラント周囲炎の治療学。いきなり治療するのではなく、原因論から入って行かないと再発を繰り返す。

インプラント周囲炎に対する細菌検査、免疫検査を用いた診断と、Er:YAG Laser を用いたフィクスチャーの Debridement およびインプラント周囲組織の再生治療

表1　歯周病がインプラント治療に影響するかしないかの文献

有意差なし	有意差あり
Nevins M et al. 1995, 2001	Papaioannou W et al. 1996
Quirynen M et al. 2001	Brocard et al. 2000
Mengel R et al. 2001, 2005	Hardt CR et al. 2002
Leonhardt A et al. 2003	Karoussis IK et al. 2003
Rosenberg ES et al. 2005	Evian CI et al. 2004
	Baelum V et al. 2004
	Van der Weijden GA et al. 2005

有意差があるなしに関係なく、歯周治療が奏効していれば慢性歯周疾患の既往はインプラント治療の可否には影響は少ない、との意見が大半である。

図2-a　図2-b

図2-a　全顎的に歯肉の発赤腫脹をみとめ、歯周治療が奏功していないことが分かる。

図2-b　初診時のパノラマX線写真。6|は歯内 - 歯周病変からなる歯性上顎洞炎。|2は鼻腔に穿孔していた。右は撤去したインプラント。歯肉縁下歯石が多量に沈着している。

が最低の成功基準とするなど、現代に通ずる基準を示した。

現在では1998年のトロント会議による、

・インプラントは患者と歯科医師の両者が満足する機能的・審美的な上部構造をよく支持している
・インプラントに起因する痛み、不快感、知覚の変化、感染の徴候などがない
・臨床的に検査するとき、個々の連結されていないインプラントは動揺しない
・機能開始1年以降の経年的な垂直的骨吸収は平均0.2mm以下である

がスタンダードな成功率の基準である。すなわち、機能開始1年以降における1年ごとの経年的な垂直的骨吸収は平均0.2mm以下であるため、類似疾患であるOverloadを除くと、オッセオインテグレーション部位に感染が起きてしまえばこの基準は達成できないのである。

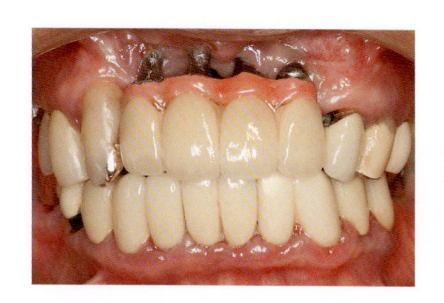

1）インプラント周囲炎を発症させないためには

インプラント周囲から検出される細菌は、天然歯から検出される細菌と細菌叢がほぼ近似されること[1~3]、また失敗したインプラントから検出される細菌は歯周病原細菌が多く検出される[4~6]ことから、感染の経緯は天然歯からの感染であることはほぼ疑いはない（表1）。すなわち、インプラント治療前に、いかに歯周治療を徹底しているか、また歯周病原細菌を基準以上に保菌しているものでは、いかにこれらを除菌しているかが重要であり、インプラント埋入手術前に歯周治療なきインプラント治療はあり得ない（図2-a、b）。

2）細菌検査と免疫検査

インプラント周囲炎においても、通常の歯周治療と同様にプロービング値、出血、排膿などインプラント周囲組織のプロービングは基本かつ重要である。かつて、インプラントはプロービングしてはならないとの考え方が存在したが、感染の有無やアタッチメントロスを診断するためにはプロービングは欠かせない、という立場を筆者はとる。天然歯と異なるのは骨と直接結合する様式であるゆえに、天然歯に存在する動揺の緩衝器官である歯根膜が存在せず、少しでも動揺を認めた場合は保存が不可能となる。

前項で述べた通り、インプラントは天然歯の細菌叢と近似し、失敗したインプラントからは天然歯の歯周炎と同様に歯周病原細菌が検出されるので、特に侵襲性歯周炎患者や全身疾患をともなう重度歯周炎患者に対してインプラント治療を行う場合、細菌検査は有効なリスクアセスメントとなる。その際、検出された歯周病原細菌に対する血清抗体価が患者の免疫力の指標の一つになる。適切な歯周治療を行った後に、基準値を超える歯周病原細菌が検出される場

会員発表

表2　初診時の細菌検査と血清抗体価検査

2009年6月4日	6 菌数	対総菌数比率	2 (Implant) 菌数	対総菌数比率	基準値
総菌数	5,897,760	—	29,265,600	—	—
A. actionomycetemcomitans	0	0.000%	0	0.000%	<0.01%
P. gingivalis	651,960	11.05%	1,624,440	15.80%	<0.5%
T. forsythus	10,040	0.17%	132,720	0.45%	<0.5%
T. denticola	116,120	1.97%	621,680	2.12%	<5.0%
P. intermedia	0	0.00%	0	0.00%	<2.5%

表3　初診時の血清抗体価検査

	IgG	基準値
A.a.	−0.3	≦0
P.g.	41.9	≦0
P.i.	−0.3	≦0
E.c.	−0.4	≦0

P. gingivalis が基準値を著しく超えて検出されている。また、抗体も P.g. の値が著しく高い。抗原抗体反応が起きていることから、P.g. の感染症であることが診断される。また、インプラントと歯内−歯周病変の天然歯の細菌叢がほぼ一致していることに注目。フィクスチャーの感染が天然歯由来である、一つの証左となる。

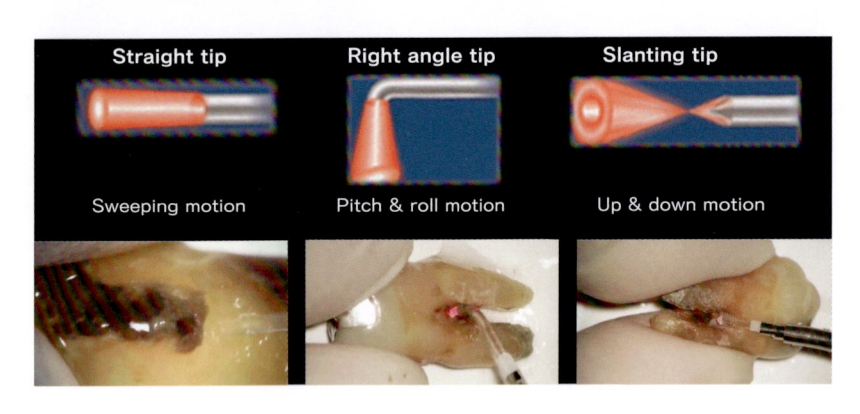

図3　モリタ社製 Erwin AdverI® はチップのラインナップが豊富であり、とくにスレッドに対して照射するには slanting type での側方照射が有効である。

合は、抗菌療法によって歯周病原細菌の基準値を下回るまで投薬している。投与期間と1日投与量の決定は、感染源と抗体価との相互関係より判断している（表2、3）。

3）フィクスチャーのデブライドメントに求められるものとは

現在のインプラントテクスチャーは、骨との結合を早く強くすることが目的で、微細な表面構造をつけることが常識である。つまり、細胞レベルまで小さい生体組織がフィクスチャーに嵌入できる構造を取っている汚染組織やデブリをデブライドメントによって完全に除去することはきわめて困難である。また、かつて存在した単純なシリンダー形状のフィクスチャーは少数派であり、構造そのものがスレッドを有するため、たとえマイクロテクスチャーが附与されていなくとも物理的にデブライドメントを行いにくい形態のものがほとんどである。天然歯ではたとえ無髄歯で付着の喪失が大きかったとしても、歯根膜などの脈管系あるいは歯肉溝滲出液を経由して、抗生物質や化学療法剤などの抗菌薬がセメント質や象牙細管内部まで到達する。しかし、フィクスチャーは金属であり、表面に薬剤が触れることはあっても内部に浸透することはない。このことは、白血球系の細胞やこれらが産生する抗体やサイトカインがインプラント周囲に働きかけにくいとも同時に意味するため、一度汚染に起因するインプラント周囲組織破壊が起こると、生体による自然治癒が起こらない。そのため、これまである程度以上進行したインプラント周囲炎では、フィクスチャーの撤去が必要であった。

これらのことを考慮し、フィクスチャーのデブライドメントに要求されるものは、

- 殺菌あるいは滅菌が可能
- チタン表面を変化させない
- 温度上昇がない、あるいはきわめて少ない
- 炭化を起こさない
- 歯周病原細菌の産生物をデトックスできる

である。現時点において、これらの要求を満たす、あるいはそれに近いものは Er:YAG laser を用いた方法である。

4）Er:YAG laser の特徴

Er:YAG laser は水に対するエネルギー吸収が大きく、熱影響がきわ

インプラント周囲炎に対する細菌検査、免疫検査を用いた診断と、Er:YAG Laser を用いたフィクスチャーの Debridement およびインプラント周囲組織の再生治療

インプラントと天然歯周囲に骨吸収を認め、再生療法を行った症例（症例1-a～d）

患者年齢および性別：61歳、女性
初診時：2001年1月
臨床所見：メインテナンス中にストレスからくる非常に強いブラキシズムで、3̄が外傷性の亜脱臼とこれにともない失活して歯内-歯周病変を併発した。

症例1-a | 症例1-b

症例1-a　3̄（天然歯）と4̄（インプラント）間の歯周炎。Er:YAG laser でデブライドメントののち、再生療法を行った。

症例1-b　術後2年で歯肉退縮は最小限であり、歯間乳頭は回復しつつある。

症例1-c | 症例1-d

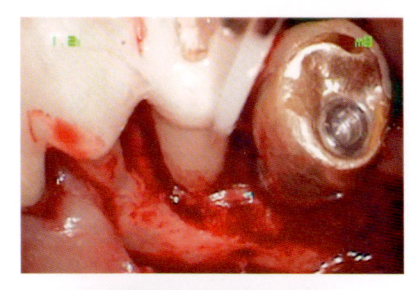

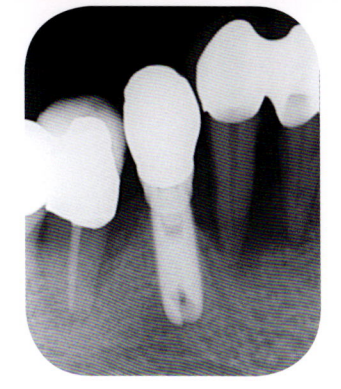

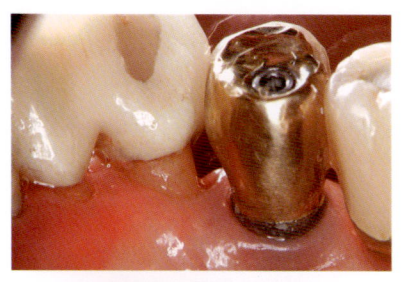

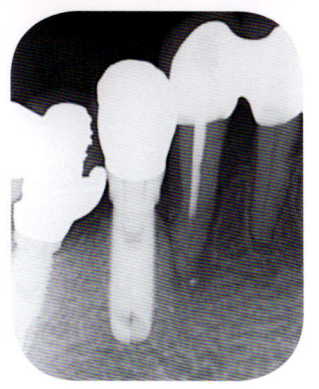

症例1-c、d　術前、術後のデンタルX線写真。3̄は歯根膜腔と歯槽硬線を認めるようになった。

めて少ないため炭化もほとんど起こらず[7]、照射面の滅菌が可能であること、チタン表面にも変化をほとんど起こさない[8]、などのメリットがある。それゆえ、筆者はフィクスチャーのデブライドメントの第一選択としている。従来用いていたエアーアブレーションでは、効果的なデブライドメントは達成可能であろうが、飛散した顆粒が軟組織に迷入あるいは残存することが懸念された。Er:YAG laser はこの点を解決するのみならず、LPS のデトックスなどが期待できるほか[9～11]、組織の創傷治癒機転の早期化を期待できる点[12,13]が従来の機械的な治療と異なる点である。また、現在各種 Er:YAG laser の中でも株式会社モリタ社製の Arwin Adverl は、チップの先端構造が異なるものが豊富にラインアップされており、他社では先端方向にしか照射できないものが多いなか、側方照射や先端＋側方照射などさまざまな照射方向が可能であり、これがインプラントのスレッド構造に対して有効に作用する（図3）。

症例供覧

症例1

患者は61歳、女性。メインテナンス中にストレスからくる非常に強いブラキシズムで、3̄が外傷性の亜脱臼とこれにともない失活して歯内-歯周病変を併発した。

5̄は歯根破折してしまったので、抜歯した。4̄相当部のインプラントは撤去を免れたが、前後の天然歯の歯周疾患により感染し、骨の喪失をともなった。Er:YAG laser を用いて歯根面およびフィクスチャーのデブライドメントを行った。チップはPS600T（先端および側方の同時照射タイプ）を用い、チタンに熱障害を加えることなく肉芽組織の除去を一回で行えた。その後、骨補填材料と growth factor を用いて天然歯とフィクスチャー周囲に再生療法を同時に行い、術後2年であるがレントゲン的に骨様組織を認めて現在も経過良好である（症例1-a～d）。

症例2

患者は65歳、女性。2006年にインプラント埋入し、その後経過良好であった。しかし、メインテナンス時のレントゲン撮影にて、6̄相当部フィクスチャー周囲の骨の吸収を認めた（症例2-a）。

6̄相当部は埋入時に初期固定が得

会員発表

メインテナンス時にインプラント周囲炎を発症し、フィクスチャー周囲に再生療法を行った症例（症例2-a〜g）

患者年齢および性別：65歳、女性
初診時：2006年10月17日

臨床所見：メインテナンス時のレントゲン撮影にて、6̲相当部フィクスチャー周囲の骨の吸収を認めた

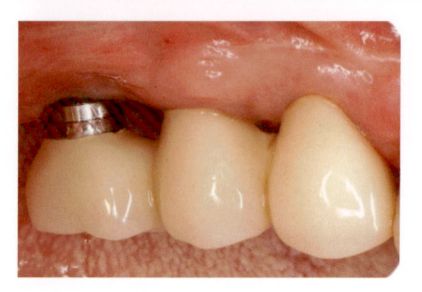

症例2-a　術前口腔内写真。

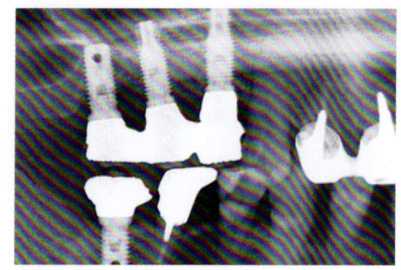

症例2-b　HAコーティングされた6̲相当部のみ、術後2年でインプラント周囲炎を認めた。5̲4̲はそのときに同時埋入されたフィクスチャー。この2本はハイブリットデザインでネック部は機械研磨である。細菌サンプルは6̲近心および5̲遠心より行った。

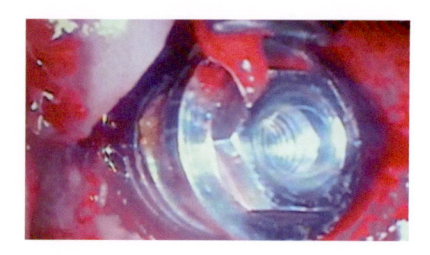

症例2-c　再生療法の術中所見。6̲フィクスチャーの第一スレッドに歯肉縁下歯石をみとめる。これをEr:YAG laserを用いて除去し、同時にデブライドメントを行った。

表4　術前の病原体細菌数

2009年6月4日	6̲(HA) 菌数	対総菌数比率	5̲(Hybrid Design) 菌数	対総菌数比率	基準値
総菌数	17,798,480	—	98,360	—	—
A. actionomycetemcomitans	0	0.000%	0	0%	<0.01%
P. gingivalis	199,680	1.12%	0	0%	<0.5%
T. forsythus	75,640	0.42%	0	0%	<0.5%
T. denticola	80,320	0.45%	0	0%	<5.0%
P. intermedia	663,600	3.73%	0	0%	<2.5%

表5　術後の病原体細菌数

2009年12月10日	6̲(HA) 菌数	対総菌数比率	5̲(Hybrid Design) 菌数	対総菌数比率	基準値
総菌数	2,456,400	—	10,680	—	—
A. actionomycetemcomitans	0	0%	0	0%	<0.01%
P. gingivalis	0	0%	0	0%	<0.5%
T. forsythus	0	0%	0	0%	<0.5%
T. denticola	0	0%	0	0%	<5.0%
P. intermedia	0	0%	0	0%	<2.5%

術前では、6̲にP.gingivalis.とP.intermedia.が基準値を超えて歯周病原細菌が検出され、総菌数も著しく多かった。隣接する5̲からは歯周病原細菌が検出されないだけでなく、総菌数も10^{-3}少なかった。抗菌療法後は、両者ともに歯周病原細菌は検出されなくなったため、再生治療に移行することとした。

られなかったため、同部位のみHAコーティングのインプラントを使用し、5̲4̲相当部はハイブリッドデザインのインプラントである（症例2-b）。診断のため細菌検査を行ったが、コントロールとしてその1歯近心のインプラントからも細菌サンプリングを行った。ハイブリッドデザインのインプラントから歯周病原細菌は検出されなかったが、HAコーティングのインプラントからは基準値を超える歯周病原細菌が検出された。術前に抗菌療法の内服（アジスロマイシンの経口投与）を行い、インプラントに付着した歯肉縁下歯石とHAコーティングの除去およびフィクスチャーのデブライドメントをEr:YAG laserを用いて行った（症例2-c、表4、5）。その後は通法にのっとり、骨補填材料とgrowth factorおよび吸収性メンブレンを用いてインプラント周囲組織の再生療法を行った（症例2-d）。術後の経過は良好であり、術後2年のデンタル

インプラント周囲炎に対する細菌検査、免疫検査を用いた診断と、Er:YAG Laser を用いたフィクスチャーの Debridement およびインプラント周囲組織の再生治療

症例2-d｜症例2-e

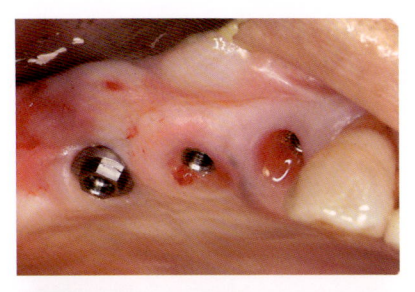

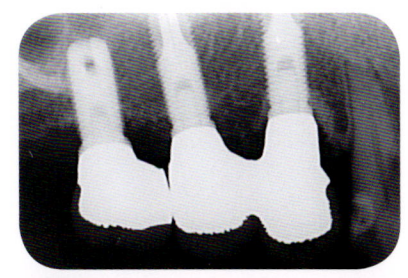

症例2-d　再生療法後。骨様組織は得られたが、口腔前庭が浅く、角化歯肉がない。

症例2-e　術後2年。骨様組織像を認める。

症例2-f｜症例2-g

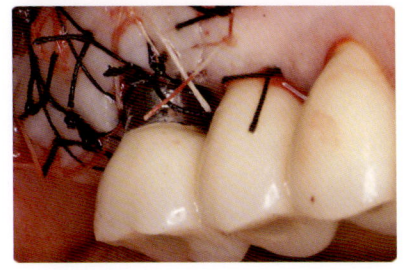

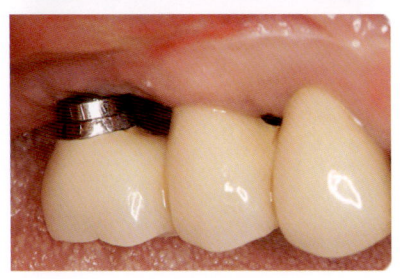

症例2-f　口腔前庭拡張術＋FGG。

症例2-g　口腔前庭が拡張され、角化歯肉を得た。

X線所見では骨様組織で欠損部が満たされたことを確認した（症例2-e）。硬組織様組織の再生後、インプラント周囲炎によって失われた環境を改善するため、口腔前庭拡張術と遊離歯肉移植術を行った（症例2-f）。経過は3年目であるが、術後の経過はきわめて良好である（症例2-g）。

まとめ

通常のクラウンや義歯と異なり、インプラントは生体親和性が高いとはいえ生体内へ人為的に異物を入れる治療であり、インプラント周囲炎はそれが感染するわけであるから、歯科医師の倫理的・医学的責任は重い。まずは発症抑止のための基本的な診断と治療、特に歯周治療が重要である。そのうえで、もしインプラント周囲炎を治療する必要があるのであれば、細菌学的・免疫学的知識と技術に加え、治療機器や機械とともにマンパワーも必要である。現時点ではインプラント周囲炎の治療は一般的ではない。重ねて、歯科医療界の地位向上のためにも、インプラント周囲炎の発症抑止に重きを置くべきと筆者は考える。

参考文献

1. Friberg B, Jemt T, Lekholm U. Early failures in 4,641 consecutively placed Brånemark dental implants: a study from stage 1 surgery to the connection of completed prostheses. Int J Oral Maxillofac Implants 1991; 6(2): 142-146.
2. Quirynen M, Listgarten MA. Distribution of bacterial morphotypes around natural teeth and titanium implants ad modum Brånemark. Clin Oral Implants Res 1990; 1(1): 8-12.
3. Mombelli A, Marxer M, Gaberthüel T, Grunder U, Lang NP. The microbiota of osseointegrated implants in patients with a history of periodontal disease. J Clin Periodonto 1995; 22(2): 124-130.
4. Pontoriero R, Tonelli MP, Carnevale G, Mombelli A, Nyman SR, Lang NP. Experimentally induced peri-implant mucositis. A clinical study in humans. Clin Oral Implants Res. 1994; 5(4): 254-9.
5. Mombelli A, Lang NP. Antimicrobial treatment of peri-implant infections. Clin Oral Implants Res 1992; 3(4): 162-168.
6. Rosenberg ES, Torosian JP, Slots J. Microbial differences in 2 clinically distinct types of failures of osseointegrated implants. Clin Oral Implants Res 1991; 2(3): 135-144.
7. Yoshino T, Aoki A, Oda S, Takasaki AA, Mizutani K, Sasaki KM, Kinoshita A, Watanabe H, Ishikawa I, Izumi Y. Long-term histologic analysis of bone tissue alteration and healing following Er:YAG laser irradiation compared to electrosurgery. J Periodontol 2009; 80(1): 82-92.
8. Matsuyama T, Aoki A, Oda S, Yoneyama T, Ishikawa I. Effects of the Er:YAG laser irradiationon titanium implant materials and contaminated implant abutment surfaces. J Clin Laser Med Surg 2003; 21(1): 7-17.
9. Yamaguchi H, Kobayashi K, Osada R, Sakuraba E, Nomura T, Arai T, Nakamura J. Effects of irradiation of an erbium:YAG laser on root surfaces. J Periodontol 1997; 68(12): 1151-1155.
10. Folwaczny M, Aggstaller H, Mehl A, Hickel R. Removal of bacterial endotoxin from root surface with Er:YAG laser. Am J Dent 2003; 16(1): 3-5.
11. Folwaczny M. Antimicrobial effects of 2.94 microm Er:YAG laser radiation on root surfaces: an in vitro study. J Clin Periodontol 2002; 29(1): 73-78.
12. Aleksic V, Aoki A, Iwasaki K, Takasaki AA, Wang CY, Abiko Y, Ishikawa I, Izumi Y. Low-level Er:YAG laser irradiation enhances osteoblast proliferation through activation of MAPK/ERK. Lasers Med Sci 2010; 25(4): 559-569.
13. Schwarz F, Jepsen S, Herten M, Aoki A, Sculean A, Becker J Immunohistochemical characterization of periodontal wound healing following nonsurgical treatment with fluorescence controlled Er:YAG laser radiation in dogs. Lasers Surg Med 2007; 39(5): 428-440.

BIOHORIZONS®
Laser-Lok Implants

新規導入キャンペーン実施中!

Laser-Lok 技術

Laser-Lokマイクロチャンネルとは、当社の歯科用インプラントのカラー部にレーザーにより精密にエッチングされた細胞の大きさの連続したチャンネルです。業界内で他に例のない特許技術であり、結合組織付着を実現し、さらには、硬・軟両組織を付着させ、維持することが期待されています。

<参考文献>
PERIODONTICS&RESTORATIVE DENTISTRY（日本語版）
Dr.Nevins、Dr.Shapoff 他
Vol.16, No.3, 2008　P11〜18
Vol.18, No.3, 2010　P20〜27
Vol.18, No.4, 2010　P28〜37

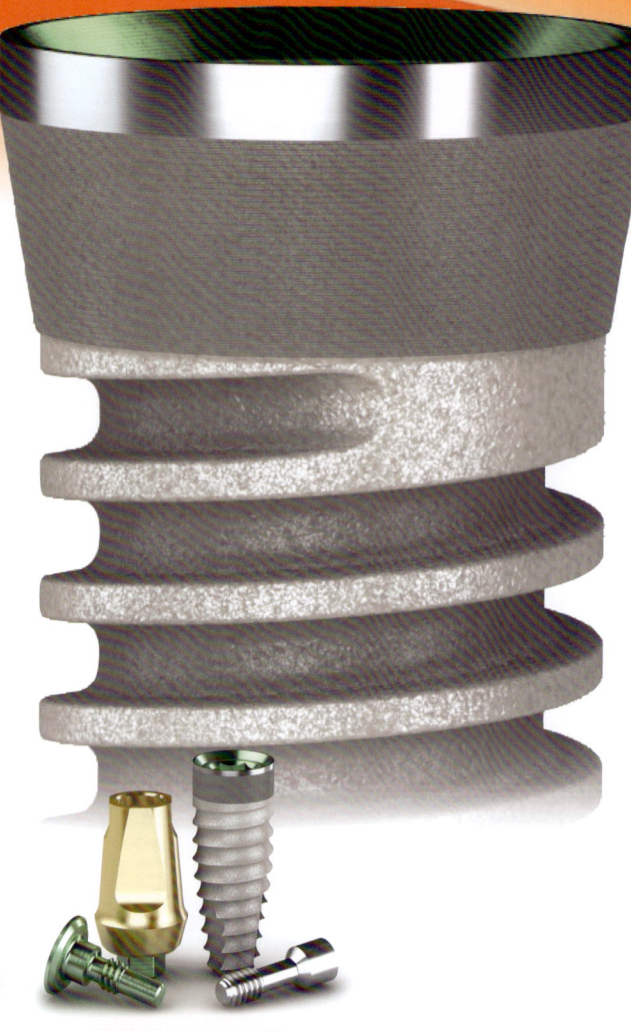

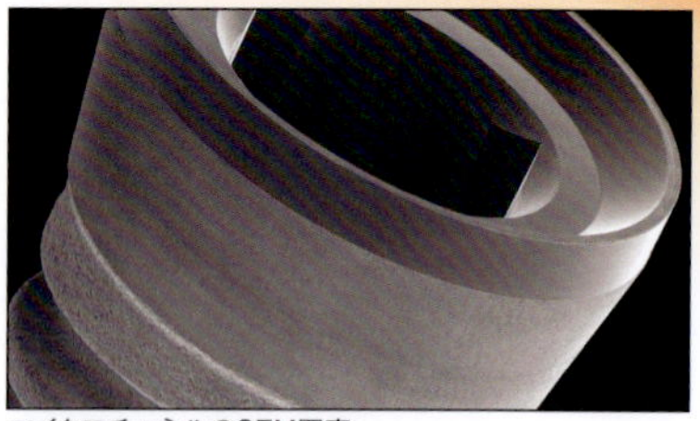

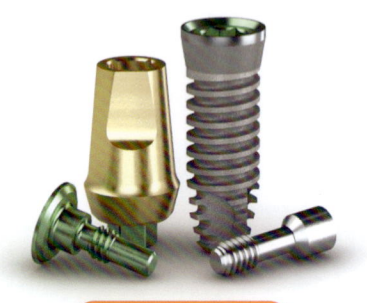

インターナル　　テーパード

マイクロチャネルのSEM写真

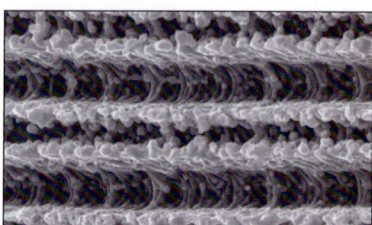

Laser-LokのマイクロチャネルのSEM写真

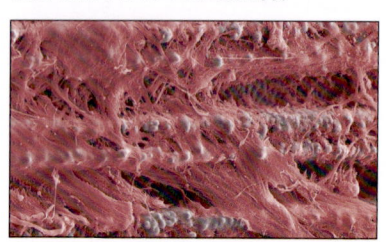

臨床試験での結合組織付着の所見を示すカラーSEM写真

販売名：レーザーロックインプラントシステム　医療機器承認番号：22300BZX0023700

フィクスチャー、アバットメント、アバットメントスクリュー、カバーキャップ込みで ¥33,000（税別）

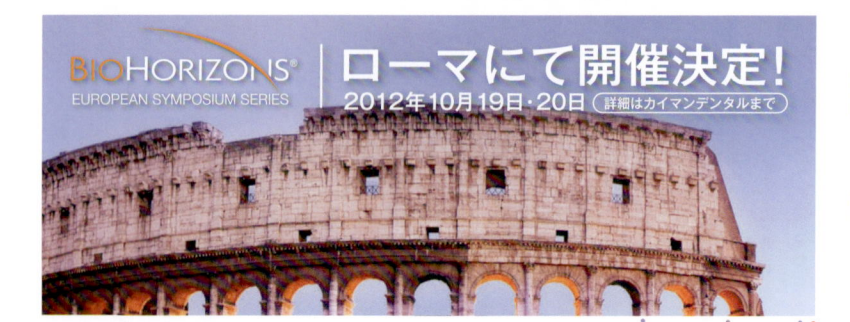

BIOHORIZONS® EUROPEAN SYMPOSIUM SERIES
ローマにて開催決定！
2012年10月19日・20日
詳細はカイマンデンタルまで

BIOHORIZONS®
SCIENCE · INNOVATION · SERVICE

Caiman Dental
株式会社 カイマンデンタル
〒102-0082　東京都千代田区一番町8番地15　一番町MYビル
TEL.03-3238-7560／FAX.03-3238-7561

特別講演

David Garber

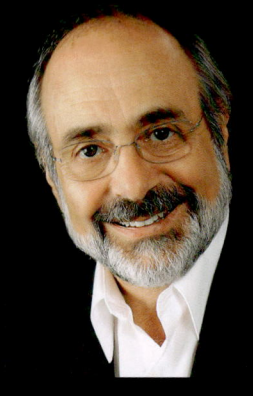

インプラント審美の改革

David Garber
（ジョージア大学歯学部歯周治療学教授）

報告者：鈴木健造（東京都開業）

●略歴
1977年　ペンシルベニア大学卒業
　同年　同大学で Periodontics and Fixed Prosthodontics 修了
1981年　同大学 DMD 取得
1982年　アトランタにて Dr. Goldstein らと臨床に携わる（～現在）

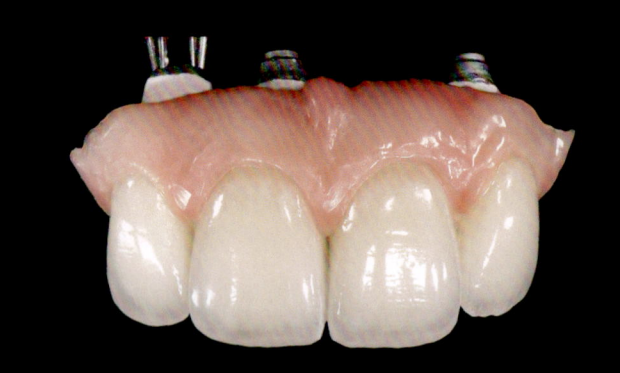

はじめに

　冒頭、今回の災害により被災された方々へのお見舞いと復興への願い、来日が中止になったことへの謝辞が述べられた。

　ご承知のように Dr. David Garber は今日の審美補綴療法ならびに審美インプラント療法の礎を築いた第一人者の一人であり、術前のサイトデベロップメントにはじまり審美的な結果を導くための論文を古くから多数発表し、現在も TEAM ATLANTA の一員として臨床に従事するかたわら、ジョージア医科大学歯学部の歯周療法学教授およびオーラル・リハビリテーション科の臨床教授などを務めている。

　本稿では総会でのビデオ講演を要約し、あわせて本講演の報告者の感想も「まとめ」として述べさせて頂きたい。

White index と Pink index

　近年のインプラント療法は、その周囲の硬・軟組織の維持安定を目的としたインプラント体形状の改善や補綴コンポーネントの発展、より早期にオッセオインテグレーションが獲得できることを目的とした表面性状の進化などとともに、多くの臨床家が選択肢や限界の経験を積み上げた結果、審美領域においても良好な結果を得ることが可能となっている。しかし審美性というものは非常に主観的であり、端的には語れない。つまり、単に歯だけではなく歯周組織や口唇、顔貌との調和を考える必要があり、また、WHITE（歯冠）と PINK（歯肉）の審美を分けて考え、かつ客観的な判断基準が必要である。

　1つの基準としては Belser UC らが2009年に提唱した White Index（White Esthetic Score：WES）[1]と2005年に Fürhauser R らが提唱した Pink Index（Pink Esthetic

表1　PES の診査項目(参考文献2より引用改変)

変数		0	1	2
遠心の歯間乳頭	形態 vs. 比較検討歯	なし	完全ではない	完全な状態
近心の歯間乳頭	形態 vs. 比較検討歯	なし	完全ではない	完全な状態
軟組織辺縁の位置	位置 vs. 比較検討歯	最大2mm超のずれ	最小1～2mmのずれ	1mm未満のずれ
軟組織のカントゥア	自然さ、比較検討歯とのマッチング	不自然	やや自然	自然
歯槽突起	歯槽突起の状態	明らかに存在する	わずかに存在する	なし
軟組織の色	色 vs. 比較検討歯	明らかに異なる	少し異なる	違いなし
軟組織の質感	質感 vs. 比較検討歯	明らかに異なる	少し異なる	違いなし

Score：PES)[2]が挙げられる。

Pink Index とは Mesial papilla(遠心の歯間乳頭)、Distal papilla(近心の歯間乳頭)、Level of soft-tissue margin(軟組織辺縁の位置)、Soft-tissue contour(軟組織のカントゥア)、Alveolar process deficiency(歯槽突起の状態、陥凹の有無など)、Soft-tissue color(軟組織の色)、Soft-tissue texture(軟組織の質感)の審査項目を各0～2点で評価し、最高14点で客観的に評価するものである(表1)。もちろん、術後の評価以前に術前のインプラント・サイトデベロップメントや適切な位置にインプラント埋入されることを前提と考える[3]。そのうえで The gingival/Restrative interface、Pink to pink prosthetic/Gingival mucosal interface を解説しながら、どのように審美的成功に導くかを解説した。

審美インプラントの過去から現在

抜歯後の歯槽堤の治癒過程における吸収置換の詳細が明らかになる中で[4]、前歯部インプラントにおいて、白い補綴物だけで天然歯が存在していた時と同様の理想的な状態を回復させることは容易でないことが近年わかってきた。かつてフラップレス抜歯後即時埋入には、硬・軟組織の温存や手術回数の軽減、審美的な結果の予知性があるとの定説が信じられる傾向にあったが、しかしその術式により埋入された多くの症例に、現在約13％の唇側軟組織のリセッションが生じている。このことに関しては抜歯時の侵襲、インプラント-アバットメントの強固な連結様式、インプラントの表面性状、1ピースか2ピースか、インプラント埋入位置、補綴コンポーネントのサブマージェンス・プロファイルなどの理由が考えられるが、なぜその事象が生じたのかマルチセンタースタディとして調査中とのことである。

単独歯欠損症例の考え方

単独歯欠損症例において、多くの臨床家が審美的結果を導くための諸条件を提示してきた。乳頭に関しては、隣接する天然歯の骨付着位置と骨縁上の付着線維の存在によりその形態は左右され[5,6]、唇側軟組織のレベルは2～3mmの唇側骨の存在により維持される[7,8]。

また現在、抜歯後即時埋入は Funato A らとともに Dr. David Garber が提唱した分類[9]に沿った症例と治療を選択することで、より良い審美的結果を導くことが可能と考える。

多数歯欠損症例の考え方

一方で、多数歯欠損に対して審美的な結果を導こうとするならば、単独歯欠損とは異なる治療コンセプトで対処しなければならない。2歯連続してインプラントを埋入する場合には、通常インプラント間に3mm以上の間隔が必要であり、さもなければ唇側に3mm以上の骨幅が必要となるが、それらを具備したとしてもインプラント間乳頭は約50％の症例で3mmほどしか回復しない。すなわち天然歯側と比較した場合、明らかな段差が乳頭レベルに生じる。あるいは、よりシンメトリーな乳頭の結果を導くならば、インプラント体プラットフォームより歯冠側への垂直的な硬組織の増大が必須となるが、20～60％で生じる偶発症のリスクと向き合わなければならない[10]。

多数歯欠損の欠損側には骨縁上の付着線維は存在しないため、歯根を保存できるならば root submergence

歯肉形態を付与した補綴物による修復処置のための診断と治療計画（症例1-a〜l）

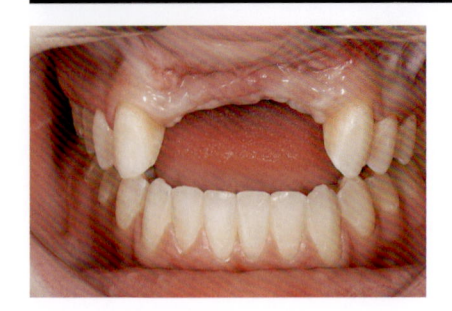

症例1-a　術前写真。

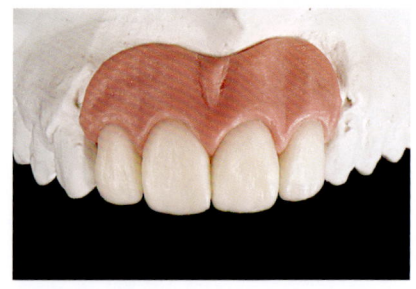

症例1-b　理想的な歯冠形態と歯肉を設定した wax-up。

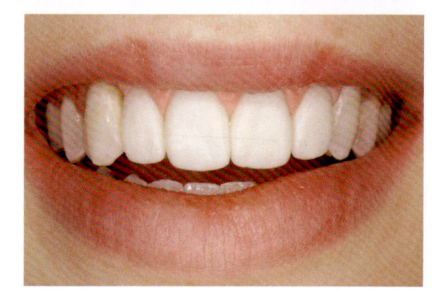

症例1-c　スマイル時に天然歯肉と人工歯肉の境目が口唇の外に出ていない点に注目。

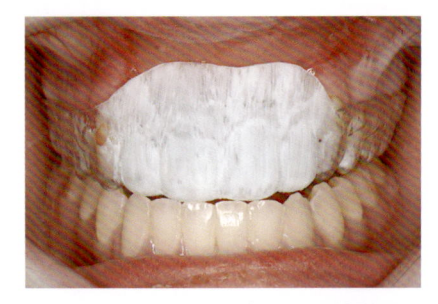

症例1-d　wax-up から起こした診断用ステント。

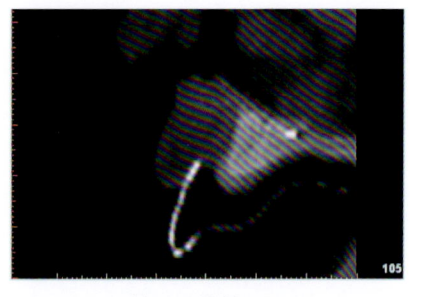

症例1-e　X線不透過性のマテリアルを用いたステントの外形をCTからイメージする。

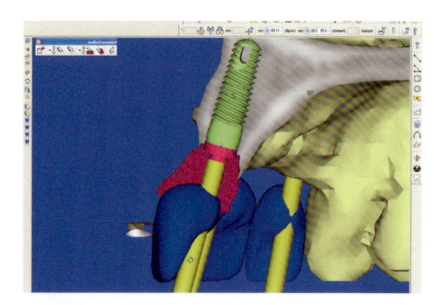

症例1-f　CT画像（症例1-e）を基に埋入計画をシミュレートする。

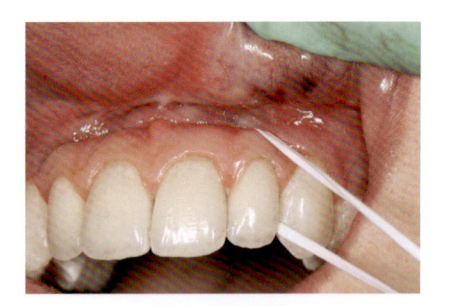

症例1-g　患者が清掃しやすいデザインを補綴物に付与すべきである。

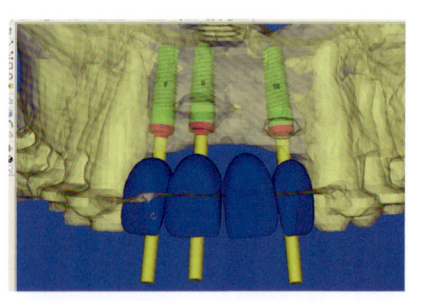

症例1-h｜症例1-i

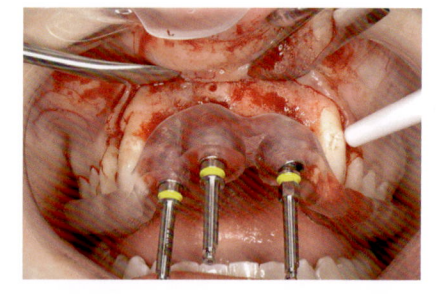

症例1-h、i　シミュレーションソフトよりサージカルステント製作のための情報を得る。

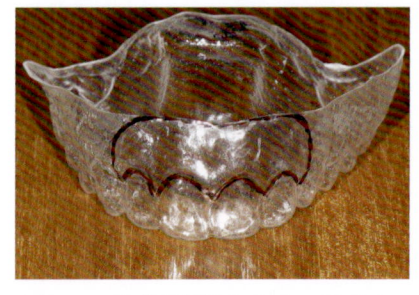

症例1-j　患者が清掃しやすいデザインを補綴物に付与すべきである。

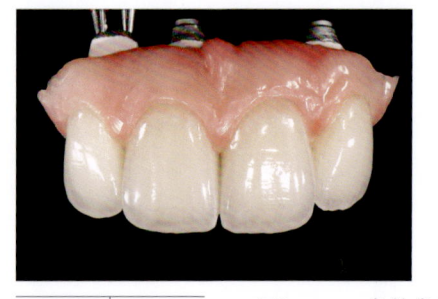

症例1-k｜症例1-l

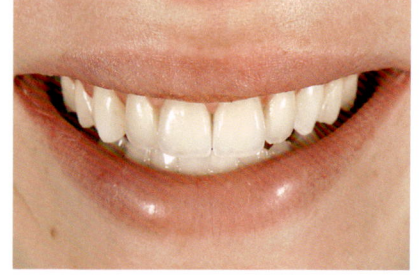

症例1-k、l　多数歯欠損症例に装着された人工歯肉付き補綴物が白とピンクの審美を再現している。

technique を応用し、ポンティックサイトの改善を図ったうえで、ポンティックを介在させた補綴物を考慮すべきであろう[11,12]。これは歯根を骨縁上で切断しポンティック直下に残すことで、天然歯周囲に特有の輪状線維を温存し、より審美的な乳頭を回復することを目的とする手技である。また、補綴処置においてはインプラント体からのプロビジョナルレストレーションの着脱を避けて最終的なアバットメントを早期に装着し、インプラ

インプラント審美の改革

固定式補綴物を用いた部分欠損修復（症例2-a〜i）

症例2-a｜症例2-b

症例2-a　シリコーン・インデックスはプロビジョナルレストレーションの自然な歯冠形態を付与した診断用wax-upより作り直されている。

症例2-b　プロビジョナルはピンクマテリアルを盛る前の妥当な歯冠形態に修正され、歯肉色のコンポジットレジンをのせ、喪失した軟組織の形態や色調、表面性状を模倣する。

症例2-c｜症例2-d

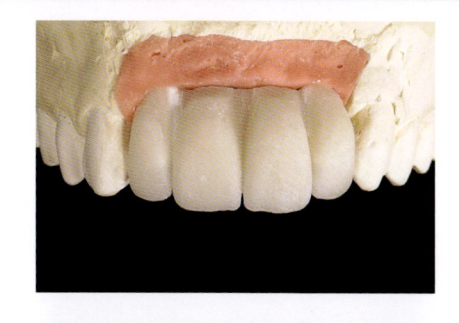

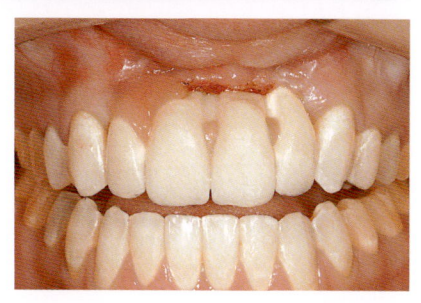

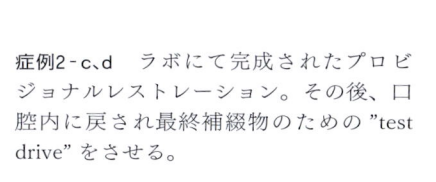

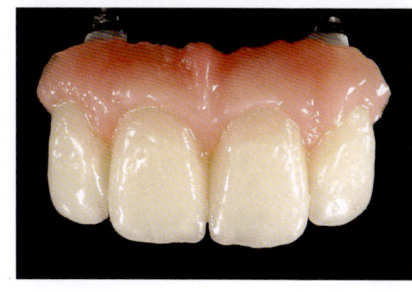

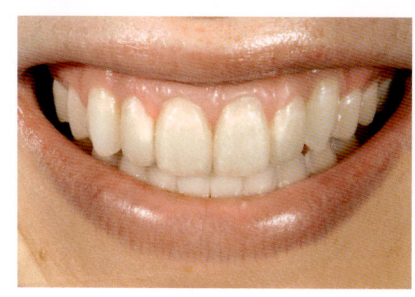

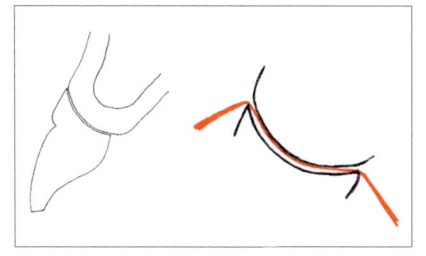

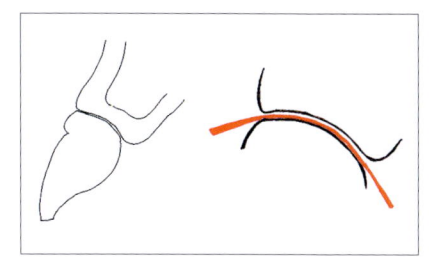

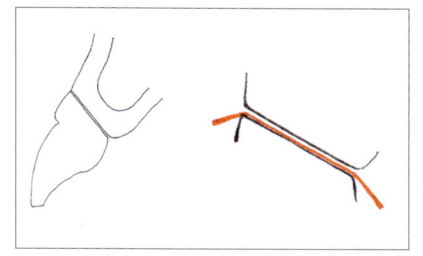

症例2-c、d　ラボにて完成されたプロビジョナルレストレーション。その後、口腔内に戻され最終補綴物のための"test drive"をさせる。

症例2-e　図は審美性と清掃性におけるポンティックの形状と歯肉のコンディショニングの重要性を示す。（左図）：清掃ができないリッジラップ・ポンティック。ポンティック基底面はコンケーブ形状を呈す。（中図）：審美的でないポンティック。オベイト・ポンティックによってなされる自然観はここで述べるartificial gingivaでは求められない。（右図）：清掃性と審美性を兼ね備えるポンティック。平坦なリッジの形態は高い清掃性と天然歯肉と人工歯肉の水平的な境界を審美的にみせる。

ント周囲組織への侵襲を極力回避すべきであろう。

以上のように、多数歯欠損に対してインプラント周囲の組織を天然歯が存在していたときと同等に再生することは容易ではない。特に著しく硬軟組織を喪失している症例や叢生があり、適切な配列の歯冠形態が付与しにくい症例、極度なガミースマイルの症例などでは、術者の技術力と患者の要望をふまえたうえでリスクヘッジも必要であろう。

審美インプラントの変革
Artificial Gingiva

Dr. David Garberらはピンクとピンクのインターフェース、つまり天然歯肉と人工歯肉の境界が一致した新しい補綴コンセプトを提唱した、いわゆるartificial gingivaである。歯肉と補綴物のインターフェースを見える部分である歯冠補綴物と軟組織に境界を設定するのではなく、口唇に覆われた見えない部分、つまり歯槽部のより上方に補綴物と軟組織のインターフェースを設定する。骨を増やすのではなく、減らすことで歯冠と歯肉が一体となった補綴物により審美性の回復を図る一手法である[13〜15]。歯肉付きの上部構造と聞くと、単に足りない軟組織をピンクマテリアルで補う手法と捉えられる可能性もあるが、実はそうではない。緻密な治療計画の元、歯科医師、歯科技工士、歯科衛生士が相互協力して各段階を踏む。インプラント術前診断による硬組織削除量や埋入位置の検討から、ピンクセラミックマテリアルにピンクハイブリッドセラミックを口腔内で直接オーバーレ

特別講演

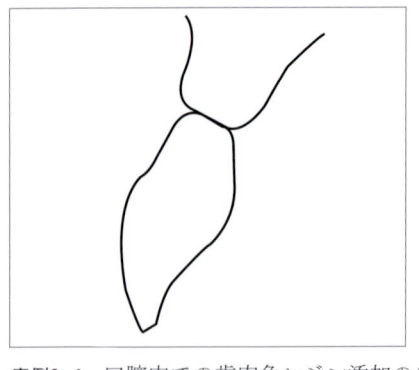

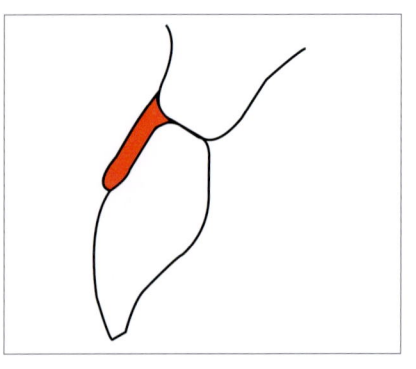

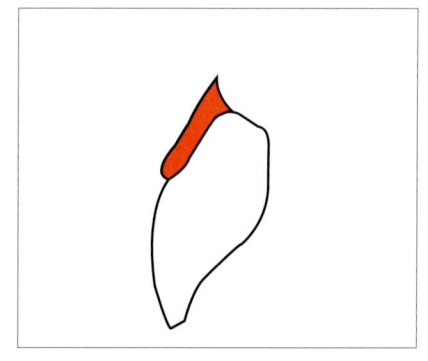

症例2-f 口腔内での歯肉色レジン添加のステップを示す。（左図）：レジン添加前の歯槽堤上のポンティックの状態。（中図）：口腔内で歯肉色レジンを盛る。（右図）：口腔内から撤去されたポンティック基底面には凹面が存在する。

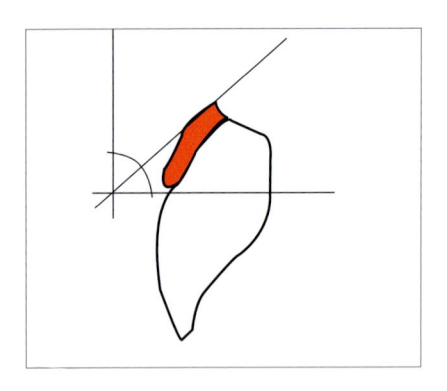

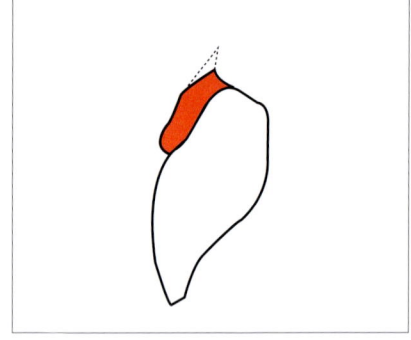

症例2-g 盛られた歯肉色レジンの鋭縁を除去するが、口唇や食物が詰まりやすいなどの不快感を生じさせないために、左図のように45°を超えては削除しない。

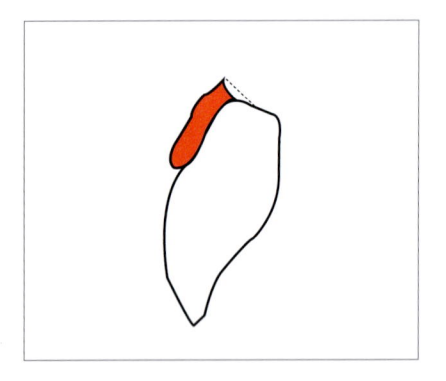

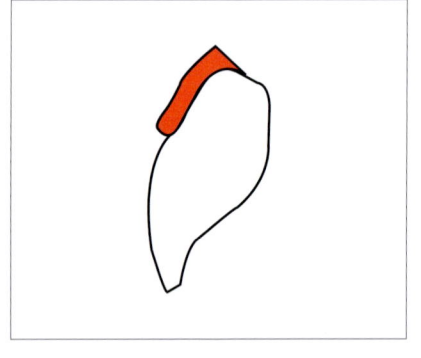

症例2-h レジンを添加してすべての凹面を平坦化し、清掃性を具備した義歯の基底面を作る最終行程。またこの行程でのレジン添加は装着時に歯槽堤に対する圧力となり、それは上部構造と歯槽堤とのより審美的なインターフェースを可能とし、発音にも寄与することになる。

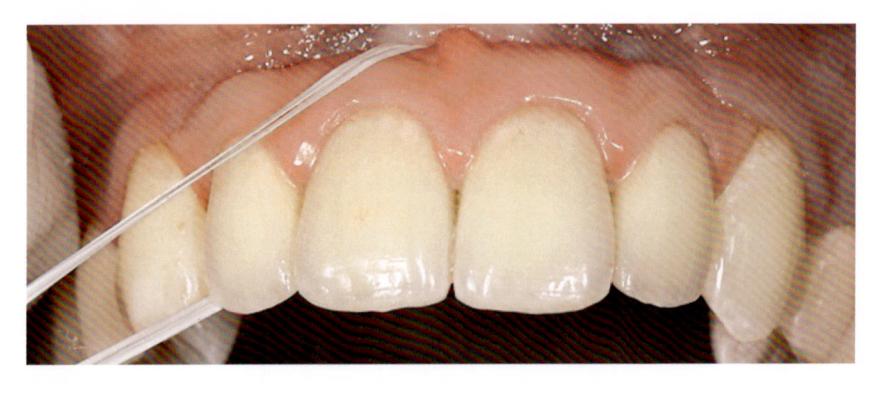

症例2-i 患者がフロススレッダーを挿入したら、アバットメントや隣接歯周囲に添わせながら、補綴修復の一方から、もう一方へフロスを滑らせていく。このような補綴修復物にはスーパーフロスを推奨する。歯肉と人工歯肉間の圧は、フロスが抵抗を持って通るくらいで、天然歯間のコンタクトの強さと同じ程度に調整する。

イし、ハイジーンやメインテナンスに問題が生じないかなどを検討し、天然歯肉との一体化を図って製作していく高度な審美補綴の手技である。

なお、本稿の図（**症例1、2**）は2009年、2010年にIJPRD（International Jounal of Periodontics & Restorative Dentistry）に掲載されたartificial gingivaに関する3編の論文の中から引用したが、本文もご一読されることを推奨する。

まとめ

現在、ごく一部の臨床家が多数歯欠損症例においても著しく失われた硬・軟組織を再生し、審美的成功症例を報告している。しかし、それらの手技の多くはきわめて難易度の高い術式であり、誰もが同じ結果を導きだせるかといえば、必ずしもそうとは限らない。また、彼らのその報告には失敗症例での経験という裏打ちが少なからず存在していることも忘れてはならない。

この分野に関する科学的根拠を考えた場合、prospective cohort studyという形式で研究がされにくい。その意味は、同様の術式で同様な結果を導きだせる術者が多くは存在しない、または追跡調査に値する症例数が少ないなどの要因が考えられる。そのため統計的結果もおのずと報告されにくく、報告される統計的結果はネガティブなものが主体とみられる。これらのことより、術式のコンセンサスも現時点でえられにくい。そのうえで、患者がリスクを承知でその結果を要望された場合に、尽力することもまたわれわれの責務であろう。

またリスクを軽減した術式により審美的結果を考えるならば、artificial gingiva conceptは臨床家と患者にとって1つの福音となりえる。しかし、天然歯牙が存在していた状態から、歯肉付きの補綴物に変わった際の舌感や発音などの違和感を少なからず患者は感じているであろう。したがって、術前から患者へ与えうる精神的なリスクにも十分注意を払う必要があり、また、患者が将来口腔清掃に介護が必要となる場合などを想定して、容易な可撤式様式や清掃性を有する補綴物を検討、施術し、それが実践されているかを考察することも今後の検証課題であろう。

参考文献

1. Belser UC, Grütter L, Vailati F, Bornstein MM, Weber HP, Buser D. Outcome evaluation of early placed maxillary anterior single-tooth implants using objective esthetic criteria : a cross-sectional, retrospective study in 45 patients with a 2- to 4-year follow-up using pink and white esthetic scores. J Periodontol 2009 ; 80(1) : 140-151.
2. Fürhauser R, Florescu D, Benesch T, Haas R, Mailath G, Watzek G. Evaluation of soft tissue around single-tooth implant crowns : the pink esthetic score. Clin Oral Implants Res 2005 ; 16(6) : 639-644.
3. Garber DA, Belser UC. Restoration-driven implant placement with restoration-generated site development. Compend Contin Educ Dent 1995 ; 16(8) : 796-804.
4. Araújo MG, Lindhe J. Dimensional ridge alterations following tooth extraction. An experimental study in the dog. J Clin Periodontol 2005 ; 32(2) : 212-218.
5. Grunder U. Achieving optimal esthetics in the atrophic, partially edentulous maxilla-single tooth and segmental restorations. Int J Oral Maxillofac Implants 2003 ; 18(5) : 763.
6. Kan JY, Rungcharassaeng K, Umezu K, Kois JC. Dimensions of peri-implant mucosa : an evaluation of maxillary anterior single implants in humans. J Periodontol 2003 ; 74 (4) : 557-562.
7. Grunder U, Gracis S, Capelli M. Influence of the 3-D bone-to-implant relationship on esthetics. Int J Periodontics Restorative Dent 2005 ; 25(2) : 113-119.
8. Qahash M, Susin C, Polimeni G, Hall J, Wikesjö UM. Bone healing dynamics at buccal peri-implant sites. Clin Oral Implants Res 2008 ; 19(2) : 166-172.
9. Funato A, Salama MA, Ishikawa T, Garber DA, Salama H. Timing, positioning, and sequential staging in esthetic implant therapy : a four-dimensional perspective. Int J Periodontics Restorative Dent 2007 ; 27(4) : 313-323.
10. Esposito M, Grusovin MG, Felice P, Karatzopoulos G, Worthington HV, Coulthard P. The efficacy of horizontal and vertical bone augmentation procedures for dental implants - a Cochrane systematic review. Eur J Oral Implantol 2009 ; 2(3) : 167-184.
11. Salama H, Salama MA, Garber D, Adar P. The interproximal height of bone : a guidepost to predictable aesthetic strategies and soft tissue contours in anterior tooth replacement. Pract Periodontics Aesthet Dent 1998 ; 10(9) : 1131-1141.
12. Salama M, Ishikawa T, Salama H, Funato A, Garber D. Advantages of the root submergence technique for pontic site development in esthetic implant therapy. Int J Periodontics Restorative Dent 2007 ; 27(6) : 521-527.
13. Coachman C, Salama M, Garber D, Calamita M, Salama H, Cabral G. Prosthetic gingival reconstruction in a fixed partial restoration. Part 1 : introduction to artificial gingiva as an alternative therapy. Int J Periodontics Restorative Dent 2009 ; 29(5) : 471-477.
14. Salama M, Coachman C, Garber D, Calamita M, Salama H, Cabral G. Prosthetic gingival reconstruction in the fixed partial restoration. Part 2 : diagnosis and treatment planning. Int J Periodontics Restorative Dent 2009 ; 29(6) : 573-581.
15. Coachman C, Salama M, Garber D, Calamita M, Salama H, Cabral G. Prosthetic gingival reconstruction in fixed partial restorations. Part 3 : laboratory procedures and maintenance. Int J Periodontics Restorative Dent 2010 ; 30(1) : 19-29.

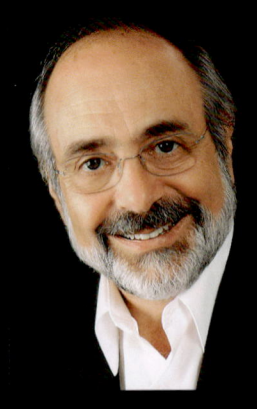

Topics Laser-Lok® について

David Garber
（ジョージア大学歯学部歯周治療学教授）

報告者：松島正和（東京都開業）

●略歴
- 1977年　ペンシルベニア大学卒業
- 同年　　同大学で Periodontics and Fixed Prosthodontics 修了
- 1981年　同大学 DMD 取得
- 1982年　アトランタにて Dr. Goldstein らと臨床に携わる（～現在）

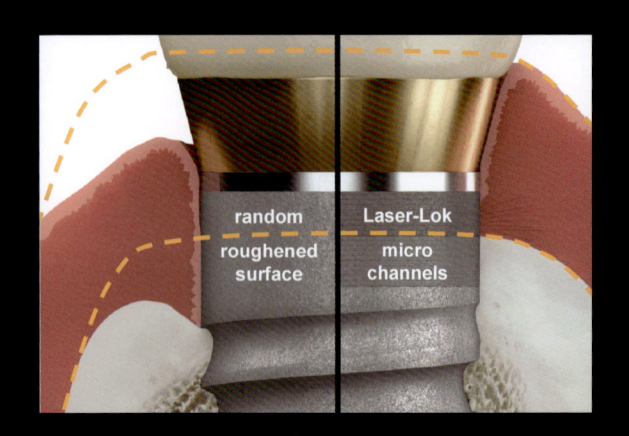

はじめに

　審美領域のインプラント治療を成功させるためには、フィクスチャーおよび上部構造がインプラント周囲の骨と歯肉の双方と調和していることが必要となる。
　今回、トピックスとしてインプラント周囲に結合組織付着を獲得する可能性を秘めた "Biohorizons Laser-Lok® microchannels implant system" について解説したい。

Biohorizons Implant System

　Biohorizons 社は、1997年 USA アラバマ州に設立され、現在世界約85ヵ国に流通している Biohorizons implant system を有している。このインプラントシステムの共同開発者は、ミシガン大学アソシエイトプロフェッサーの Dr. Carl E Misch である。USA のインプラント市場において近年急速にシェアを伸ばしている。シェアが拡大した要因の1つに今回の Laser-Lok® microchannels が挙げられる。

Laser-Lok® microchannels の構造

　Laser-Lok® microchannels とは、コンピュータ制御のレーザーアブレーション法によりインプラント体カラー部に形成された緻密な微少加工処置のことである。その主目的は、硬・軟組織に細胞レベルで機械的な結合付着を獲得し、インプラント周囲の歯肉および骨のレベルを維持することにある。Laser-Lok® microchannels は2つの層から構成されており、groove のサイズは上層部では深さ 6 μm、幅 8 μm、下層部では深さ・幅ともに12

Topics Laser-Lok® について

Laser-Lok® とは

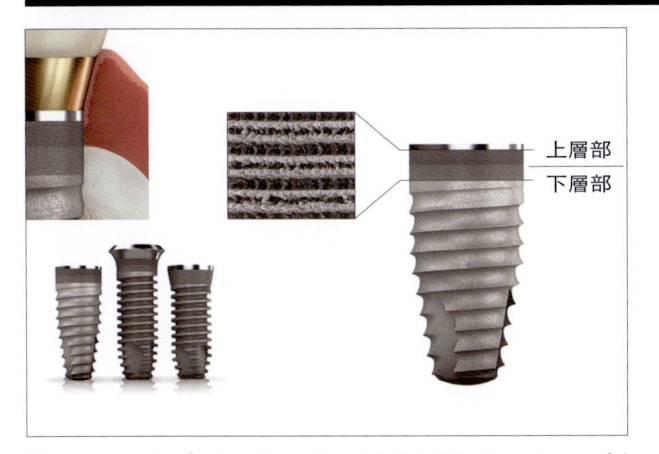

図1 Laser-Lok®microchannels。上層部の層は深さ6μm・幅8μm、下層部の層は深さ12μm・幅12μmのmicrochannnels。

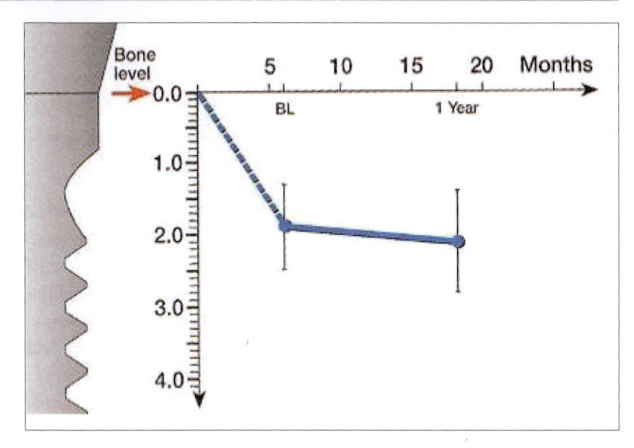

図2 Typical bone loss の経時的変化。

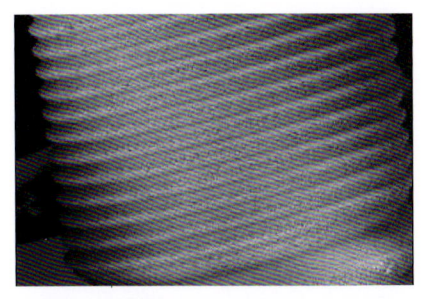

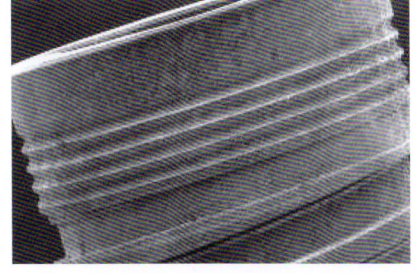

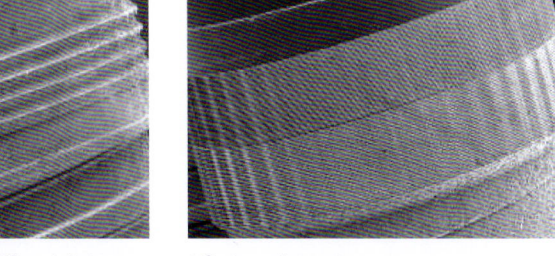

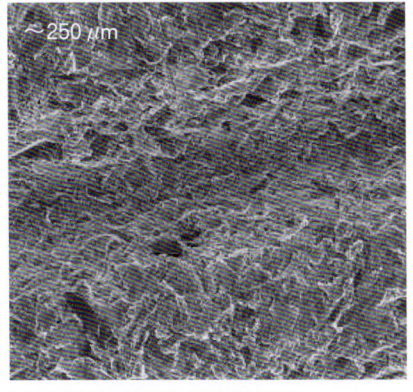

図3-a～c 30倍の microthreads の構造。(c)が Laser-Lok® インプラント。

図4-a～c 300倍の microthreads の構造。

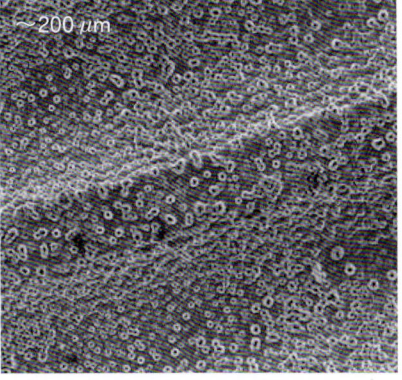

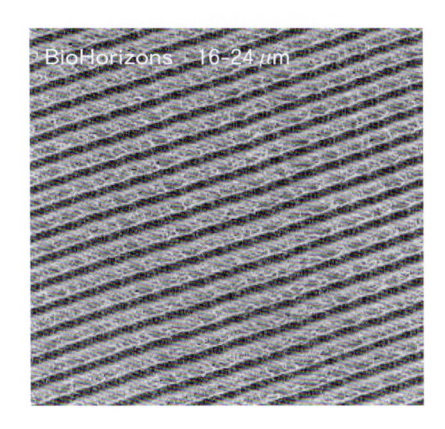

μmとなっている（図1）。

Biohorizons Laser-Lok® Implant

従来のツーピースインプラントシステムでは、アバットメントの連結、補綴処置後12ヵ月で約2mm、第1スレッド付近まで骨吸収が生じることが知られている（図2）。インプラント周囲の骨レベルはインプラント治療の成功を評価する基準の1つとして用いられ[1,2]、その対策の1つに microthreads が挙げられる。

30倍では各システムに大差はないように思える Microthreads の構造は、300倍の世界では一変する（図3、4）。Biohorizons 社の Laser-Lok® microchanels のみが、マイクロレベルの世界でも規則正しい表面加工を呈しているのが観察される。Biohorizons Laser-Lok® implant

55

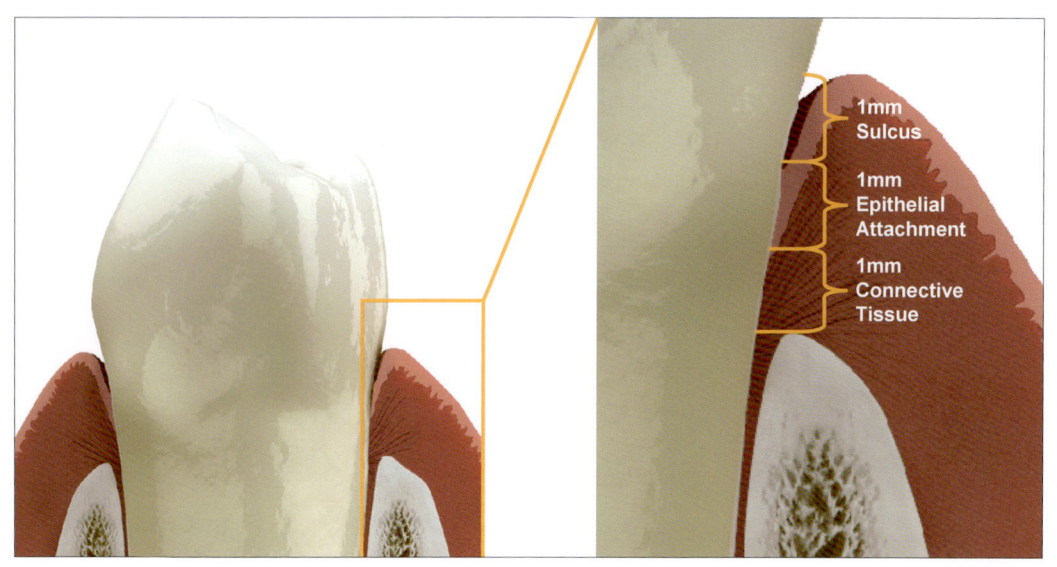

図5　天然歯周囲の生物学的幅径。

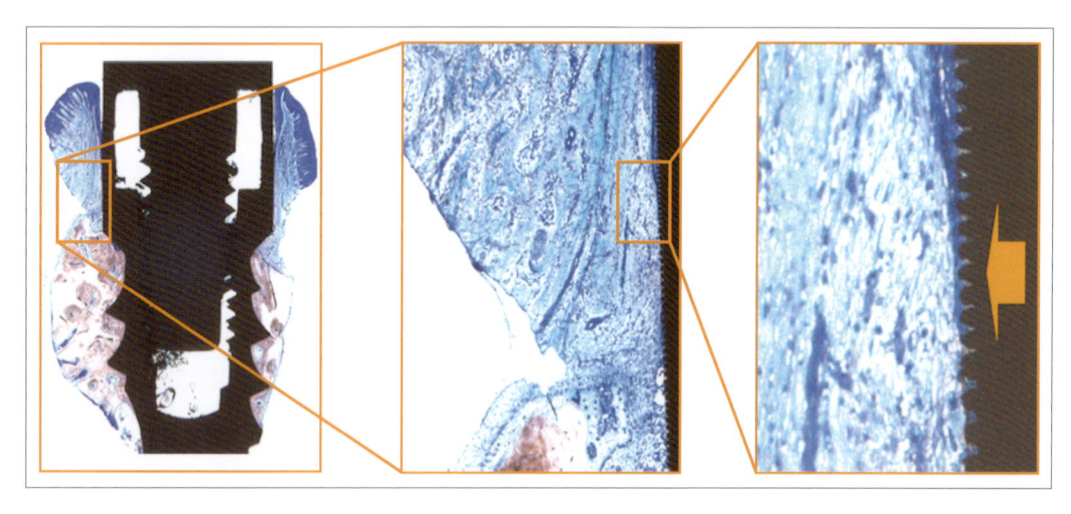

図6　Laser-Lok® microchannels 表面に認められる機械的な結合組織付着部の様子（文献1より引用改変）。

systemは、フィクスチャーカラー部のスレッドにいわば革命をおこしたインプラントシステムなのである。

　生体はこのLaser-Lok® microchannels にどのような反応を示すのであろうか？　マイクロレベルの In Vitro の一連の研究では、12 μmのgrooveは骨細胞の成長に比べて線維組織の成長を抑制する能力が最大であり、8 μmのgrooveは上皮細胞の移動を抑制する能力が有効であることが明らかにされている[3〜5]。これらの研究から、幅と深さが5〜12 μmの範囲のgrooveがインプラント周囲組織にとって最適であることが示された。

　天然歯の周囲には約3 mmの生物学的幅径が存在する。1 mmのSulkus、1 mmのepthelial attachment、そして1 mmのconective tissueである（図5）。

　インプラント周囲のコラーゲン線維の配列は、天然歯の歯周組織のそれとは異なっている。天然歯ではセメント質に入り込んだシャーピー線維による付着を示し、そのすぐ上方に接合上皮が付着している。一方オッセオインテグレーテッドインプラントでは、これらのコラーゲン線維の束がインプラント体長軸に平行に走行している[6,7]。天然歯とインプラントの生物学的幅径要素の違

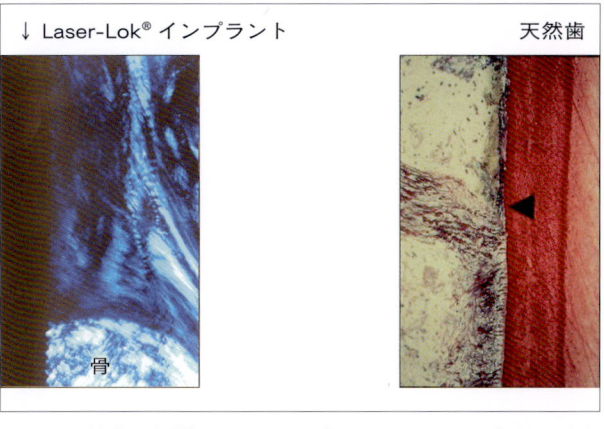

図7　天然歯と同様にLaser-Lok® microchannels表面に垂直に走行するコラーゲン線維配列(文献1より引用改変)。

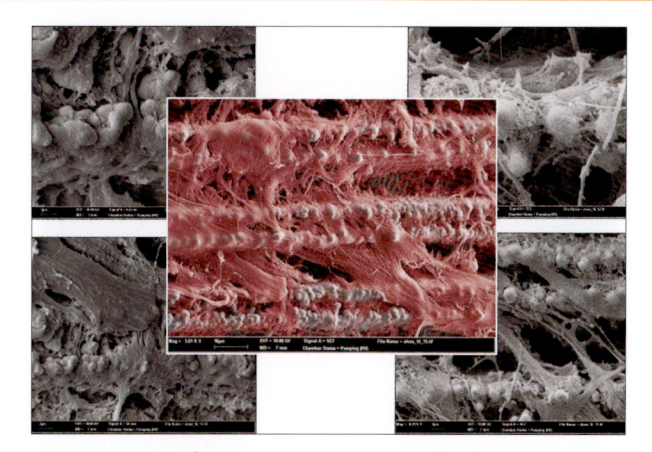

図8　Laser-Lok® microchannels表面のtissue attachment(文献1より引用改変)。

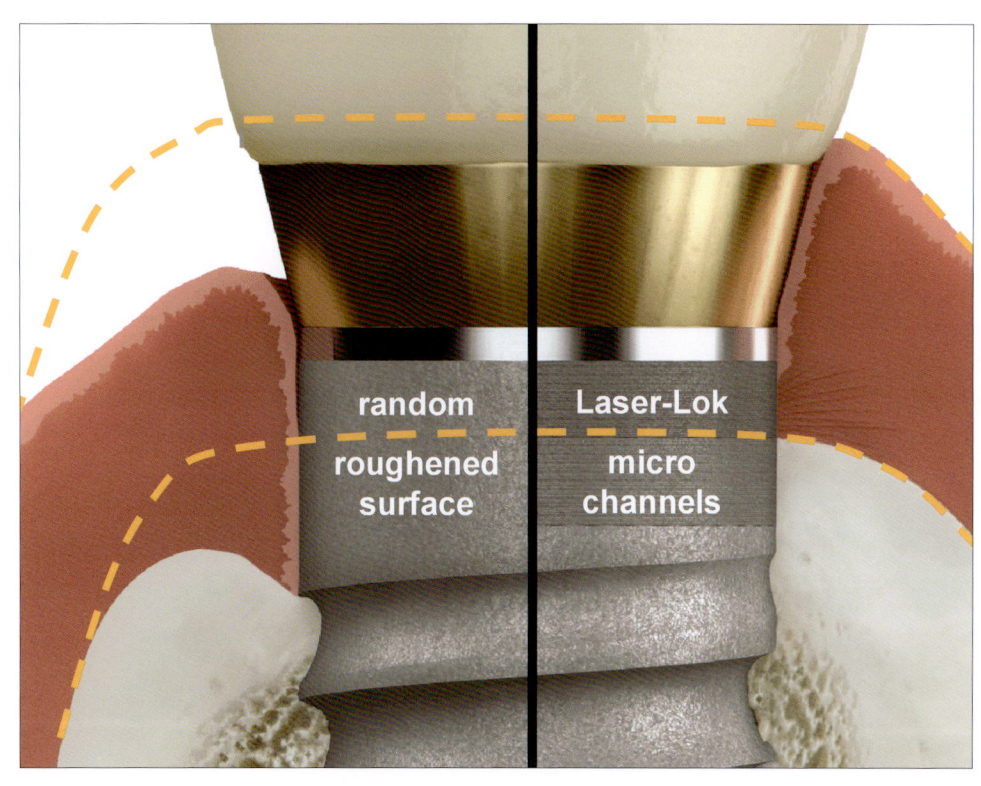

図9　Supracrestal biologic width with Laser-Lok®。

いは支持歯槽骨の骨頂の位置と関連している[8〜10]。2ピースタイプのインプラントに認められるアバットメントコネクション部に生じる炎症性細胞浸潤は骨の喪失をもたらし、結合組織成分が根尖に移動するという所見が見られている[11]。

　ハーバード大学のDr. Myron Nevinsの報告によると、Laser-Lok® microchannelsには天然歯と同様のインプラント体表面に垂直に走行する機能的なコラーゲン線維配列がみられる(図6、7)[1]。同SEM画像では、ファイバーが何層にもLaser-Lok®のgrooveにからみついている様子が観察されている(図8)。このLaser-Lok® microchannelsに向かうコラーゲン線維配列の層が天然歯様のconective bandを形成し、上皮の根尖側移動を防止して支持歯槽骨の骨頂のレベルを維持している可能性が示されている(図9)[12,13]。これらの標本の光学顕微鏡の評価は、インプラント体表面への接合上皮細胞の緻密な接触を示している。また歯冠方向への新生骨のリモデリングも観察されている。

まとめ

オッセオインテグレーションインプラントに接する骨縁上軟組織は、シャーピー線維付着をともなうセメント質欠如のため天然歯周囲と類似するものの[11,14]、走行性と付着様式が異なる。

インプラント周囲の硬組織および軟組織が維持されるか否かは、いかに上皮の下方成長を抑制し、機械的な結合組織付着部位を確立して支持骨の骨頂を維持安定できるかによる。Biohorizons社のLaser-Lok® microchannels implant systemは、インプラント体表面のmicrochannelsが上皮細胞の下方成長と増殖を制限し[1,3]同時に骨芽細胞や線維芽細胞の機能を特異的に制御していることが明らかとなり[5,15]、天然歯でみられるような生物学的幅径と似た構造を持つ可能性があることを示している。

謝辞

Osseointegration study club of Japan10周年記念大会におけるDr. David Garberのビデオ講演は、株式会社ハーマンズ、そして日本におけるBiohorizons社代理店株式会社カイマンデンタルの多大な熱意と御尽力により実現できましたこと、厚く御礼申し上げます。

参考文献

1. Nevins M, Nevins ML, Camelo M, Boyesen JL, Kim DM. Human histologic evidence of a connective tissue attachment to a dental implant. Int J Periodontics Restorative Dent 2008；28(2)：111-121.
2. Hermann JS, Schoolfield JD, Nummikoski PV, Buser D, Schenk RK, Cochran DL. Crestal bone changes around titanium implants: a methodologic study comparing linear radiographic with histometric measurements. Int J Oral Maxillofac Implants 2001；16(4)：475-485
3. Weiner S, Simon J, Ehrenberg DS, Zwei B, Ricci JL. The effects of laser microtextured collars upon crestal bone levels of dental implants. Implant Dent 2008；17(2)：217-228.
4. Frenkel SR, Simon J, Alexander H, Dennis M, Ricci JL. Osseointegration on metallic implant surface: effects of microgeometry and growth factor treatment. J Biomed Mater Res 2002；63(6)：706-713.
5. Soboyejo WO, Nemetski B, Allameh S, Marcantonio N, Mercer C, Ricci J. Interactions between MC3T3-E1 cells and textured Ti6A14V surfaces. J Biomed Mater Res 2002；62(1)：56-72.
6. Gargiulo AW, Wentz FM, Orban B. Dimensions of the dentogingival junction in humans. J Periodontol 1969；32：261-267.
7. Listgarten MA, Lang NP, Schroeder HE, Schroeder A. Penodontal tissues and their counterparts around endosseous implants. [cortecded and republished with onginal paging 1991, 2(3): 1-19]. Clin Oral implants Res 1991；2(3)：1-19
8. Oakley E, Rhyu IC, Karatzas S, Gandini Santiago L, Nevins M, Caton J. Formation of the biologic width following crown lengthening in nonhuman primats. Int J periodontics Restorative Dent 1999；19(6)：529-541.
9. Vercellotti T, Nevins ML, Kim DM, Nevins M, Wada K, Schenk RK, Fiorellini JP. Osseous response following resective therapy with piezosurgery. Int J piriodontics Restorative Dent 2005；25(6)：543-549.
10. Hartman GA, Cochran DL. Initial implanr position determines the magnitude of crestal bone remodeling. J periodontal 2004；75(4)：572-577.
11. Berglundh T, Lindhe J. Dimension of the periimplant mucosa. Biological width revisited. J Clin periodontal 1996；23(10)：971-973.
12. Ericcson I, Persson LG, Berglundh T, Marinello CP, Lindhe J, Klinge B. Different types of inflammatory reactions in peri-implant soft tissues. J Clin Periodontol 1995；22(3)：255-261.
13. Goldman HM. The behavior of transseptal fibers in periodontal disease. J Dent Res 1957；36(2)：249-254.
14. Buser D, Weber HP, Donath K, Fiorellini JP, Paquette DW, Williams RC. Soft tissue reactions to non-submerged unloaded titanium implants in beagle dogs. J periodontal 1992；63(3)：225-235.
15. Ricci JL, Grew JC, Alexander H. Connective-tissue respnses to defined biomaterial surfaces. I. Growth of rat fibroblast and bone marrow cell colonies on microgrooved substrates. J Biomed Mater Res A 2008；85(2)：313-325.

基調講演

Roy T. Yanase

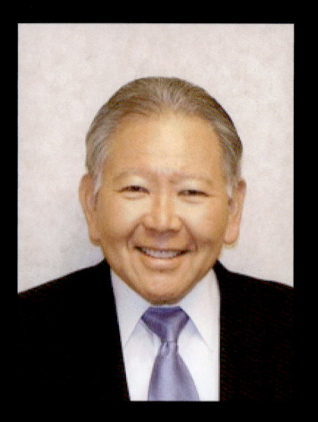

26年のインプラント経験、成功、生存、そしてトラブル：長期メインテナンスから学んだこと

Roy T. Yanase
（OSCSC ファウンダー）

報告者：松下容子
（Women Dentists Club 会員）

●略歴
南カリフォルニア大学歯学部、臨床教授として卒後研修に携わる。カリフォルニア州、ニューポート開業、アメリカ補綴学会ディプロマット、Osseointegration Study Club of Southern California 創立者、現・ファウンダー

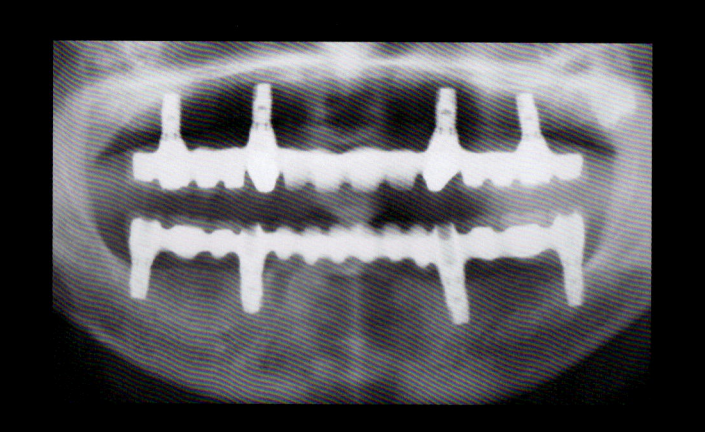

> OSCSC を代表して被災された日本の皆様へ
> OJ の10周年記念年大会に講演者として招聘いただき、大変光栄に存じます。3月の震災には大変な衝撃を受けましたが、日本の皆様の自己の利益だけを求めない態度に感動し、私たちは互いに手を取り合って生きていかねばならないと強く感じました。今回は、年次大会をチャリティーとして開催するという趣旨にも多いに賛同しましたので、私が所属しファウンダーでもある OSCSC からも寄付させていただきます。どうか皆様、私たちもサポートしているということを忘れず、さらに前に進んでください。

はじめに

ブローネマルクにより歯科にインプラントという新概念が導入されてから30年が経過し、今日また新たな時代が訪れている。つまり、インプラント埋入後のトラブルの発生と術後の患者の高齢化である。そこで私の26年間のインプラント歴を振り返り、その中で確認できた治療原則や新しい試みについてお伝えしたい。

1972～1990年までに同一歯科医がインプラントを行った176名の患者の後ろ向き追跡調査を行い、20年以上経過後の発生トラブルの種類とその対応について検証した結果から、以下の5点について論じる。

1. ブローネマルクによる研究とデータから得られた原則はいまだにゴールドスタンダードである

ブローネマルクは10年の経過観察に基づき、インプラント周囲の骨幅が 2 mm 以上存在すれば、骨は安定すると報告している。その後に続くわれわれの臨床経験と実証研究は、ブローネマルクの言ったことを検証しているに過ぎない。

1990年頃において、ショートインプラントを用いることは、リスクが高いと考えられていた。当時、チャレンジ症例とみなされていたものも、今日まで25年以上口腔

26年のインプラント経験、成功、生存、そしてトラブル：長期メインテナンスから学んだこと

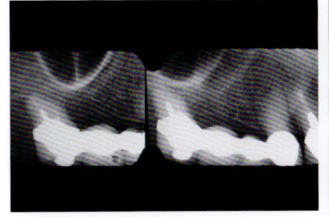

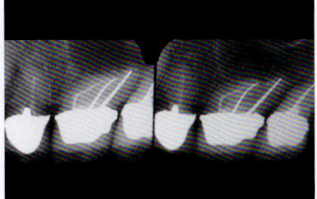

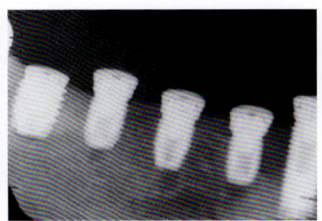

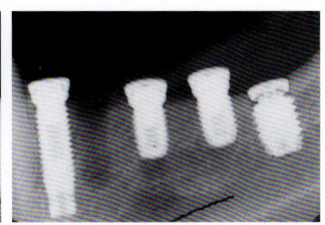

| 図1-a | 図1-b | 図1-c | 図1-d |

| 図2-a | 図2-b | 図2-c | 図2-d |

| 図3-a | 図3-b |

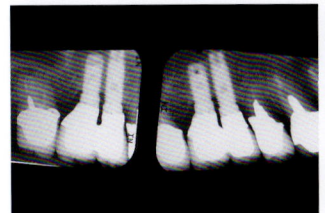

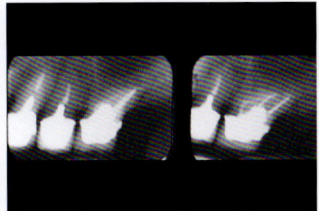

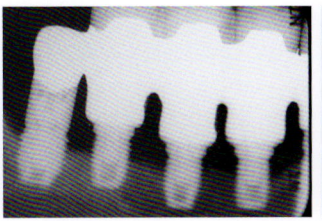

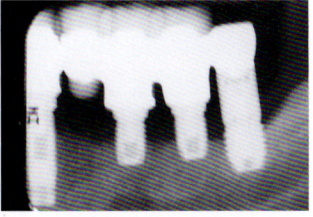

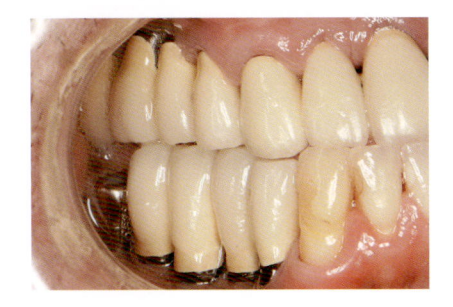

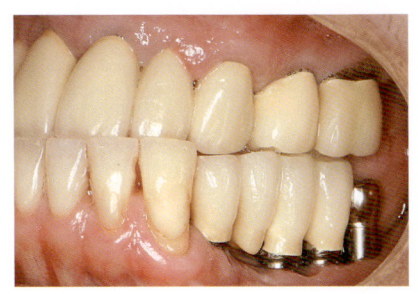

図1～3　1985～2011年までの骨やインプラント周囲の組織変化。

内で機能している。1985～2011年までの間の骨やインプラント周囲の組織変化を呈示する（図1～3）。この変化は失敗だろうか、あるいは安定していると評価して良いのだろうか。

2．インプラント支持の補綴物が長期安定を患者に提供できる

　2004年のMcGill大学でのオーバーデンチャーに関する会議（McGillコンセンサス）で、下顎無歯顎の補綴には1、2本のインプラント支持の可撤式オーバーデンチャーが第一選択であると結論づけた。しかし、筆者はインプラント支台固定式オーバーデンチャーが第一選択で、1、2本のインプラント支持のオーバーデンチャーが第二選択枝と考える。
　天然歯をアンカーとするオーバーデンチャーでは支台となる歯が移動し、内冠と外冠が外れるなど維持力低下や破折の問題が多く発生するため、使用は避けたほうが

よい。それでは、無歯顎の下顎歯列を補綴修復するのに何本のインプラントが必要であろうか。すでに30年前の著書の中で、ブローネマルクは4本のインプラント支台の固定式オーバーデンチャーを発表している。今日のAll-on-fourそのものである。ここにもブローネマルクの慧眼が現れている（図4、5）。

3．再介入できる修復がもっとも容易でメインテナンスにおける費用対効果が高い

　今日の下顎におけるインプラントの成功率は98％だと言われているが、その中には上部構造の破折と修理、または早期の再埋入などの数値が含まれていないことをインプラント歯科医師は認識しているだろうか。そういうことを繰り返して、果たして患者さんは本当に幸せなのだろうか。
　患者の高齢化とともに自分も老化し、患者の人生は自

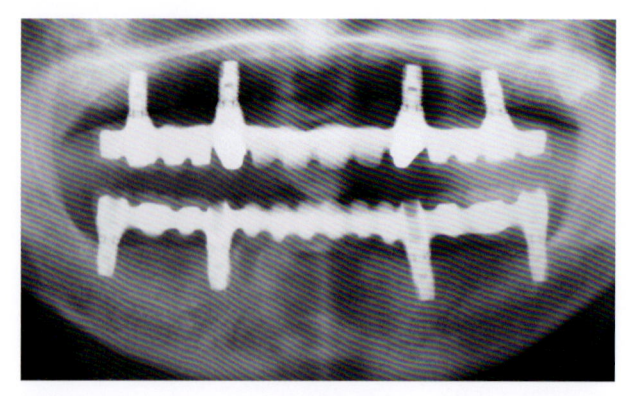

特別講演

図4 ブローネマルクは30年前の著書で、すでに4本のインプラント支台の固定式オーバーデンチャーに言及している。

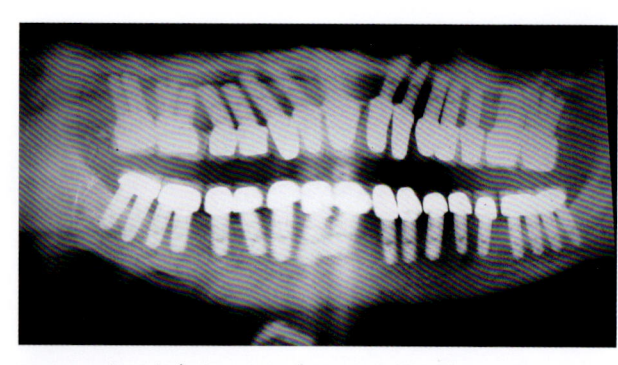

図5 これほど多くのインプラントを埋入する必要はない。天然歯根数に対応させた古い時代のインプラント症例。

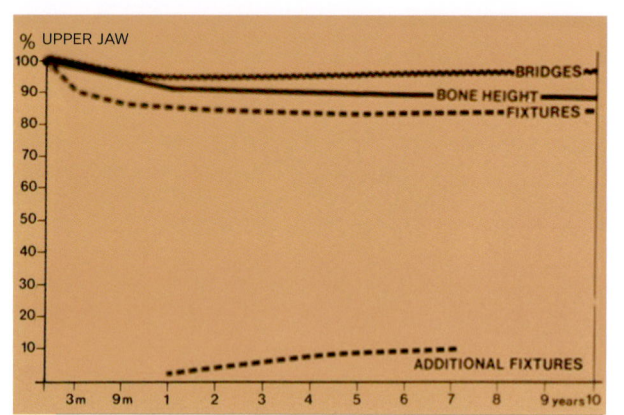

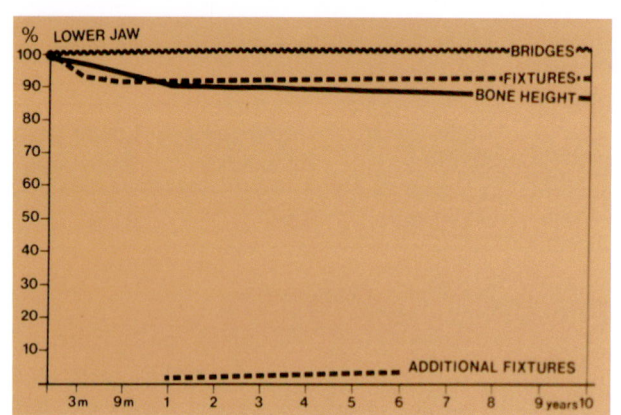

図6-a ｜ 図6-b　　図6-a、b　ブローネマルクは12年間で700名以上の患者を治療し、そのうち上顎でのインプラント生存率は84％、下顎は93％であった。

分の歯科医師人生と重なり、ともに同じ人生を歩む、と言い得ると思うようになった。患者の口腔内のインプラントのメインテナンスを継続し、患者の人生の終焉までQOLを保ちながら、何とかソフトランディングできるように責任を持たねばならない。それには、インプラント周囲炎予防だけでなく、プラーク付着の防止、残存天然歯のカリエス予防、さらに高齢化にともなう全身疾患にも対応が必要である。そのためには、取り外して再度介入修理が可能なインプラント支持の可撤性補綴物が適している。本来、無歯顎の総義歯適応の患者にとって、この補綴物が長期に安定してもっとも成功率が高く、最適である。同時に、縁下深い位置に埋入されたインプラントにおいては、残存セメントの除去が困難なため、インプラント周囲炎を発症させる可能性があるセメント合着よりもスクリュー固定のほうが好ましい。

　患者自身の口腔衛生維持に頼らないメインテナンスを考慮すると、術者可撤性のインプラント補綴が最良の選択である（図6）。

4．合併症などのトラブルは避けられないものだが、問題はそれがいつ起こるかである

　装着時、修復物はいつでも美しいが、これを成功と呼んでいいのだろうか。その後、二次的状態としてトラブルが発生しても、術者の技術が未熟であるとか、医療過誤があったことを必ずしも示すわけではなく、原因がわからないものもある。同じ口腔内状態で同じ治療を実施したとしても、その予後は患者の生活歴、生活の状況など内容によって異なり、当然対応する合併症対策も異なってくる。患者の加齢による身体的変化にともなう合併症、つまり糖尿病、骨粗鬆症、ビスホスホネート製剤による影響、顎骨壊死も考慮して対策を行わなければならないし、想定外の疾病が発症する可能性もある。

　カリエス対策には自院で作成した**表1**のCaries Management By Risk Assessment（CAMBRA）チャートを用いて対応している。家庭にある重曹（ベーキングパウ

表1　Caries Management By Risk Assessment（CAMBRA）チャート

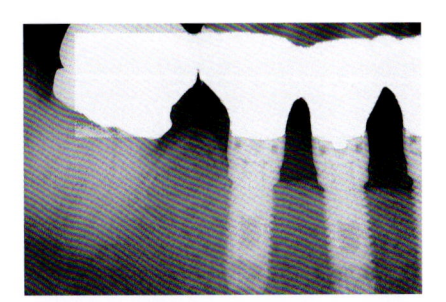

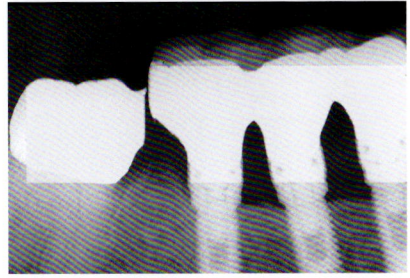

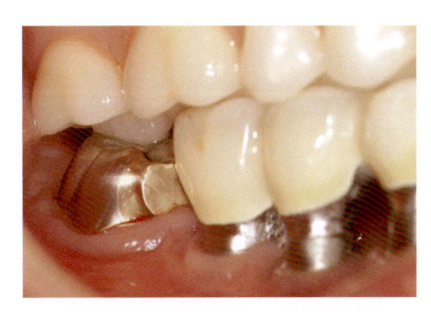

図7-a｜図7-b｜図7-c　図7-a〜c　天然歯は障害物に接触するまでリモデリングを繰り返し、任意の方向へ移動してしまう。

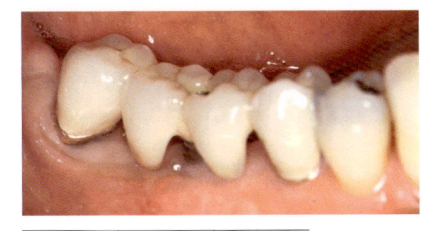

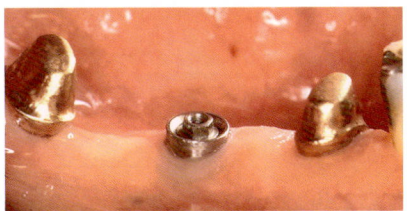

図8-a｜図8-b｜図8-c　図8-a〜c　歯と補綴物ののマイクロジャミングが咬合移動を防ぐのだろうか。

ダー）や漂白剤を利用した口腔内の酸性中和や、新発見された甘草エキスのう蝕予防効果の利用を含む患者に受けいられやすい対策を提案している。それぞれの歯科医院の患者層や地域の実情に合わせてこのCAMBRAチャートを改変しても有用である。

　インプラントと天然歯が混在している口腔内において、治療直後は咬合していた補綴歯が後に咬合しなくなる現象や、インプラントと連結しても天然歯のみ圧下が起こるのはなぜなのか、一体どちらが移動したのだろうか（図7、8）。生体の骨や歯周組織の正常なメタボリズムにより、骨形態のリモデリングにともなう位置の移動が起こっていると考えられるが、そのメカニズムの違いはまだ不明である。では、補綴物の連結など、理想的設計はいかなるものだろう。

5．近年のテクニカルな問題

　歯肉溝からの立ち上がりであるエマージェンスプロファイルは、インプラント審美を考えるうえで重要である。アバットメントのエマージェンスプロファイルは、トランジショナルカントゥアとトランジショナルアングルから作られ、クラウンのサブジンジバルカントゥアとともに歯頸部の歯肉を支え、審美的な歯頸部歯肉形態の獲得を可能にする。

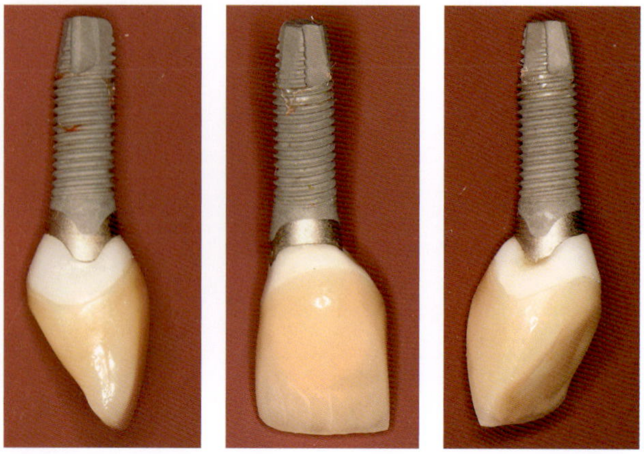

特別講演

| 図9-a | 図9-b | 図9-c | 図9-a〜c 近心のトランジショナルカントゥアが遠心のカントゥアほど滑らかではない。ブラックトライアングルの原因となる。 |

| 図10-a | 図10-b | 図10-c | 図10a〜c アバットメントに関しても今では多数の選択肢が存在する。 |

| 図11-a | 図11-b | 図11-a、b 角化歯肉と一体化するカスタムメタルアバットメント。 | 図12 破折したアバットメント。 |

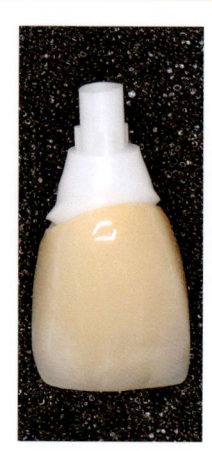

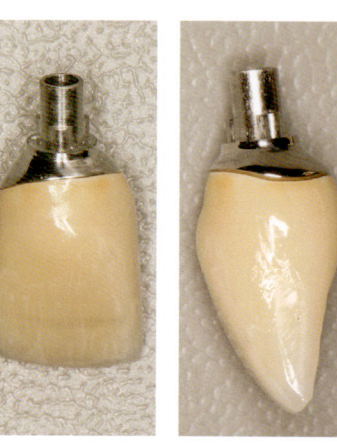

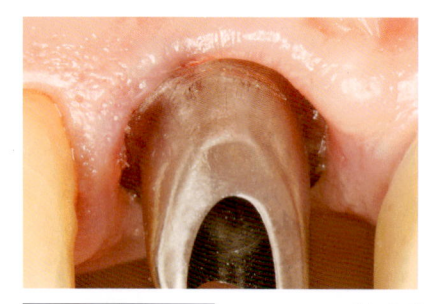

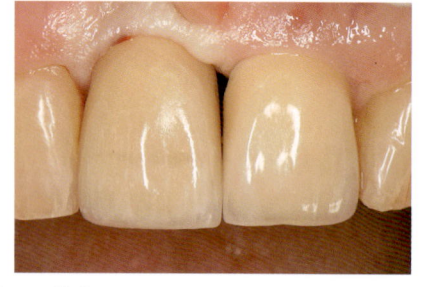

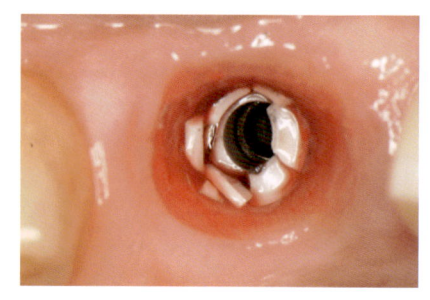

　片岡、西村による研究から、審美的歯周環境を作るためには、特に近遠心においてスムースな陥凹を与えることが重要であるとわかった（図9、10）。そのためにはインプラントの頬舌的埋入位置だけでなく、近遠心的位置付けも重要である。

　近年、ジルコニアは色調も改善され、使用領域が拡大し期待の持てる材料である。しかし、アバットメントとしての使用は注意が必要である。特に歯肉縁下深い部位に対しては、辺縁の皮薄化による破折の可能性があるため不安がある（図11、12）。

　その他、インプラントに関して論点となる問題は多く残されている。歯周病患者など、感染歴を有する部位へのインプラントの埋入の予後はどうか、インプラントを天然歯と連結するか、またその連結範囲はどうか。若年者、特に成長期におけるインプラントの埋入、それにともなうアンキローシスの問題もある。依然、多くの問題が存在するが、1つ1つ対処していかなければならない。

まとめ

　歯科学においては、多くの臨床の発展と進化が起きて、それを経験してきたが、結局のところ、インプラント処置を必要とするような病態・状況に陥らないための予防的処置を自分の患者のすべてに行うことが現在の筆者の目標であり、使命であると考えるようになった。そして、患者さんとともに歩む歯科医人生を送りたいと希望している。

OJファウンダー講演

長期症例成功失敗の分岐点
若手歯科医師に伝えたいこと

小宮山彌太郎

中村社綱

小野善弘

波多野尚樹

山﨑長郎

本多正明

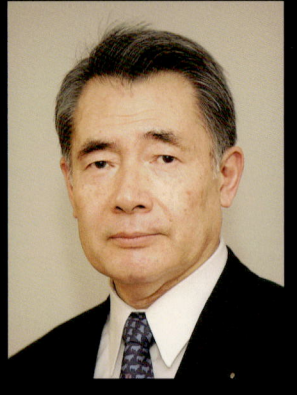

インプラント療法総論

小宮山彌太郎(Yataro Komiyama)
(ブローネマルク・オッセオインテグレイション・センター)

●略歴
- 1971年3月　東京歯科大学卒業
- 1976年3月　東京歯科大学大学院歯学研究科（歯科補綴学専攻）修了
- 1980年9月〜1983年5月　スウェーデン、イェーテボリ大学歯学部、医学部客員研究員
- 1990年6月　東京歯科大学退職
- 1990年8月　ブローネマルク・オッセオインテグレイション・センター開設
- 1993年4月　東京歯科大学 客員教授
- 2006年7月　東京歯科大学臨床教授
- 2006年8月　神奈川歯科大学 客員教授

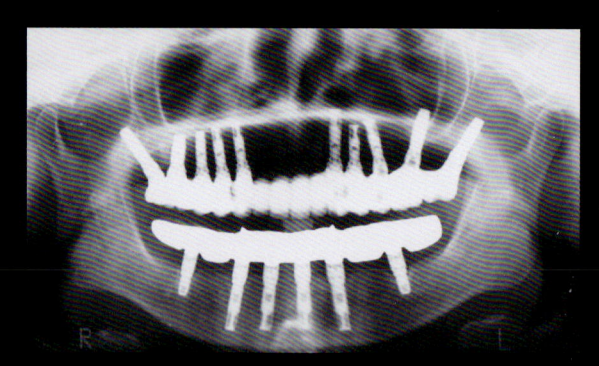

1948年生まれ、女性
上顎：2003年9月16日　フィクスチャー埋入、すべてTiUnite。
下顎：1996年8月9日　フィクスチャー埋入、すべて機械仕上げ。

はじめに

20世紀の歯科界におけるもっとも大きな変革のひとつに、Per-Ingvar Brånemark（ペル・イングヴァール ブローネマルク）（図1）によるオッセオインテグレーションの発見とその臨床応用を挙げる人が多い。それを基礎としたインプラント療法の確立により、患者は長期間にわたる安定した状態でのQOLの改善が可能になり、歯科医師は予知性の高い治療法を手中に収めることができるようになった。しかしながらその恩恵はそれだけにはとどまらず、研究者には莫大な量の研究テーマを与え、さらには関連する業者には夢のような利潤をもたらしてきたことを忘れることはできない。巷間では「Brånemarkはさぞうまい汁を吸ってきたのだろう」との噂も聞かれるが、2010年6月、イェーテボリの自宅に招かれた日本人歯科医師の口々から「これが本当に教授のお宅ですか？広い敷地に建っているわけでもなく、あまりにも普通の住宅で驚きました。もっとすごい生活をされていると思っていました」と語られるように、特別に贅沢をしているわけではない（図2）。

遡ること28年前の1983年6月、Brånemarkは2週間にわたり東京に滞在し、東京歯科大学水道橋病院ならびに同大学千葉病院において8名の患者に対してフィクスチャー埋入手術を行い、これがわが国におけるオッセオインテグレーション・インプラントの夜明けとなった。

第1号症例は、6月7日に実施された当時63歳の女性の下顎無歯顎症例で、手術後にBrånemarkにより記入された手術記録（図3）からもわかるように、彼のプロトコールに則り、左右オトガイ孔間に6本のスタンダード・フィクスチャーが埋入された。この症例では、術後20年余りは追跡ができたものの、その後の消息は途絶えた。同時期に適用された残りの7例についても、1例は

インプラント療法総論

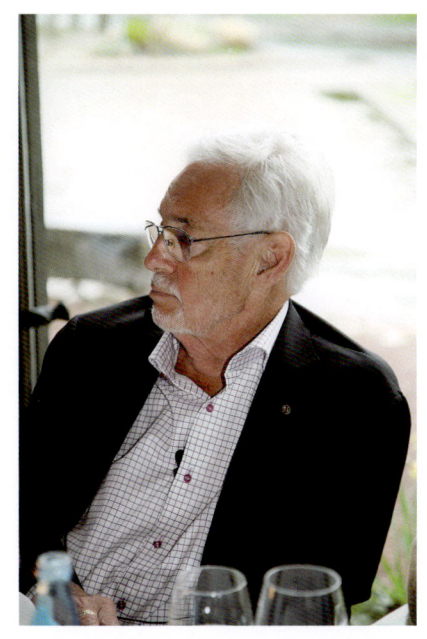

図1　Per-Ingvar Brånemark、80歳の誕生日（スウェーデン、イェーテボリにて。2009年5月3日）。

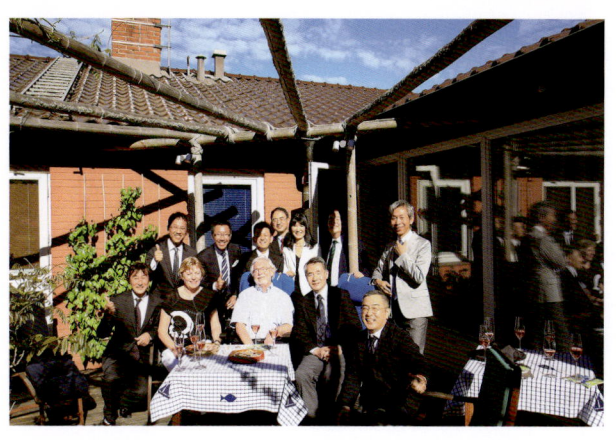

図2　Club 22メンバーによるブローネマルク教授宅訪問（2010年6月3日）。

2010年初頭までは連絡が取れ、大きな問題もなく経過していたが、ついに把握できなくなった。他の6例に関しても、同様に経過を追うことはできていない。この時ほど、疫学的な調査ならびに追跡調査を容易にするスウェーデンの国民総背番号制度をうらやましく感じたことはない。

インプラント療法の功罪

　善きにつけ悪しきにつけ、オッセオインテグレーションを示すインプラントが歯科界に及ぼした影響は大きい。高度の教育を受け、いわゆるステイタスも高く、長年月にわたりインプラント療法の恩恵に浴してきた患者のひと言に返す言葉を失った。
　「最近のインプラントにかかわる歯科医院のホームページはえげつなく、とても医療従事者としてのモラルの片鱗もみられず、歯科も地に落ちたもんですなあ！！」
　歯科大学への入学志望者数が減り、マスコミの格好の餌食になり、歯科医師が軽蔑の対象となるような背景がこのように身近なところにもあるのかもしれない。この

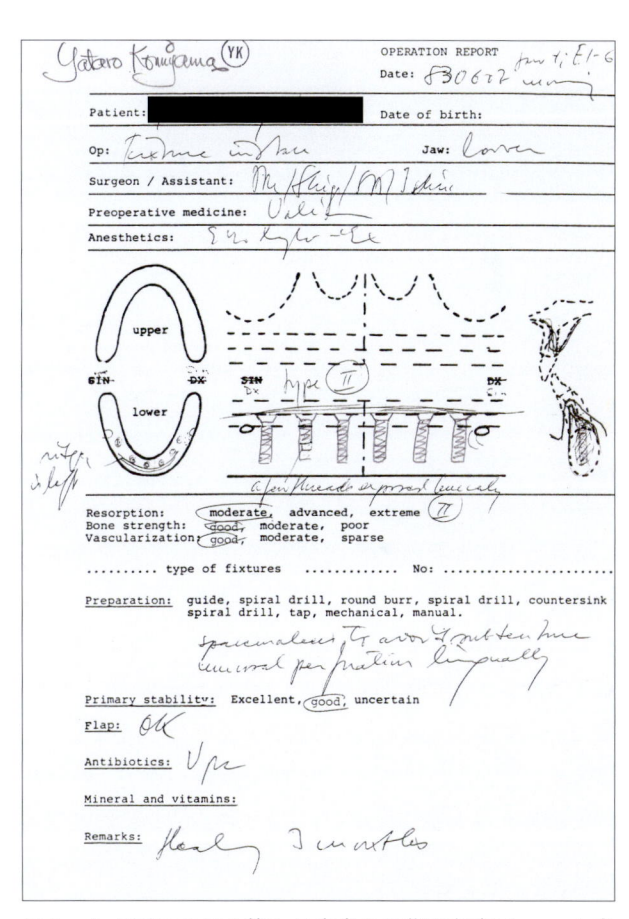

図3　わが国における第1号患者の手術記録（Brånemark自筆）。東京歯科大学水道橋病院（1983年6月7日）。

ような風潮は、まさにインプラント療法の普及に同調している。悪貨が良貨を駆逐するごとく、インプラントが良質な歯科医療を貶めるのではないかと危惧している。

約20年間にわたりフィクスチャーが機能した症例（症例1）

患者概要：1940年生まれ、女性
診療履歴：1988年6月
　　　　　7―4 欠如部位に3本のスタンダード・フィクスチャーを埋入。
　　　　　――約8年間、リコールに応じず――
　　　　　2008年8月
　　　　　R1フィクスチャーの破折および撤去。

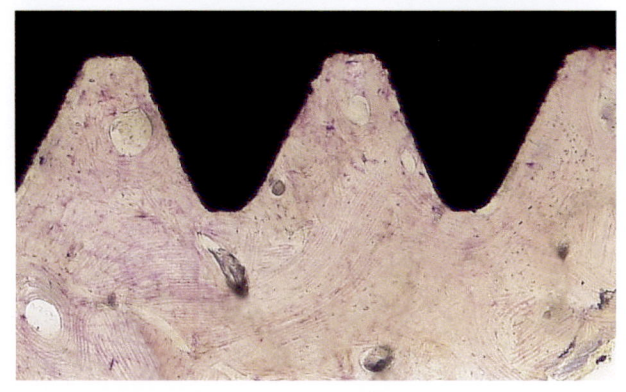

症例1　約20年にわたり支台として機能したフィクスチャー周囲骨組織像（標本作製：東京歯科大学・松坂賢一准教授）。

インプラント療法は何を目指すべきか

　適切に応用されるならば、46年が経過したインプラント療法のすべてのものが、そのような長期間にわたって臨床で好成績を示すという保証はない。それは同じ名称を持つ方法であっても、デザイン、材質あるいは表面性状が変わっただけでも同様の結果が得られる保証はないことに気づいてもいい時期かもしれない。

　インプラント療法の目標は、オッセオインテグレーションの獲得とその永続（症例1）の2つに大別できる。前者に問題がある場合には、その治療法の根源が失われることになるため重要なことには間違いないが、適切に応用されるならば長期間にわたり持続が期待できる治療法であっては、それも大きな目標としなければならない。

　しかしながら、長期間の成績には興味がなく、安易な取り組みをしても当面のインテグレーションが獲得でき、とりあえず数年の成績が良好であれば名医と評価され、増患ができると考える歯科医師も存在する。目ざとい業者はそれを見落とさずに、視点を遠い将来に見据えることなく、近い将来を含む足元に重きを置いた製品を開発、販売することはビジネスの観点からはしごく当然であろう。しかしながら、何年後かに問題をきたした場合、業者は責任を取ってくれることはありえず、患者に接しているわれわれ歯科医療従事者自身が、その後始末をすることになる。それを回避する手段の一つが、歯科医院の意図的な閉鎖であり、頻繁な勤務先の転職であるのかもしれない。そのようなことが、歯科医師としてのモラルを問われる一因になっている。

　治療期間の短縮、確実なインテグレーションの獲得、そのいずれもが患者にも歯科医師にとってもありがたいことには異論はないが、長年月経過後の問題点の発生や回避をないがしろにしたものであってはならない。今日では、ほとんどのフィクスチャー表面に中等度の粗面構造が与えられているが、その恩恵は計り知れず、骨質が好ましくなくともインテグレーションを獲得しやすい、骨組織との結合が強いために、多少の力学的な問題点に許容してくれるなど、臨床家にとってはありがたい存在といえる。

　その一方で、理解に苦しむような骨吸収や急速な骨破壊を示すことがある（症例2）。無論、従来の機械仕上げ表面のフィクスチャーでもソーサライゼーションと称されるような、周縁骨に皿状の骨吸収を示すことがあるものの、その進行の速さには大きな差があり、加えて周囲組織に炎症が認められた場合の治療に関しても両者には大きな隔たりがある。機械仕上げにおいては、骨吸収の原因と思しき因子を排除するだけで、あるいはフラップを形成してフィクスチャー表面の清掃と肉芽組織の廓清を図ることにより骨レベルが回復する症例をいくつか体験している（症例3）。

　それに対して中等度粗面を呈するものでは、幾多の方法が試みられてはいるもののフィクスチャー表面の徹底

皿状吸収を示すのではなく、遠心および頬側面にのみに吸収が認められた症例（症例2-a〜d）

患者概要：1967年生まれ、女性
診療履歴：2002年　アメリカにおいて6̄部に１本の中等度粗面 WP 13mm フィクスチャー埋入手術。
　　　　　2009年９月　初診。
　　　　　2009年10月　Ｌ１フィクスチャー周囲の掻把、洗浄。
　　　　　2010年１月　Ｘ線写真から骨組織の回復が見られないことから、撤去と新たなフィクスチャーの再埋入を計画。
　　　　　2010年２月　Ｌ１フィクスチャーの撤去、および中等度粗面 WP 11.5mm フィクスチャー埋入手術。

症例2-a　2009年10月撮影：デンタルＸ線写真。

症例2-b　2009年10月撮影：周囲組織廓清時の口腔内写真。

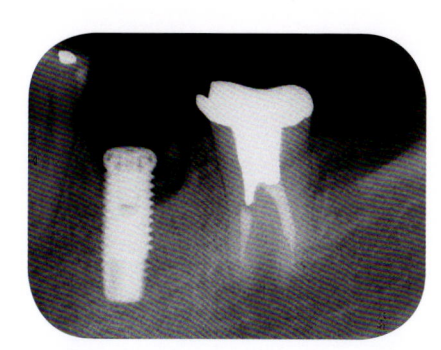

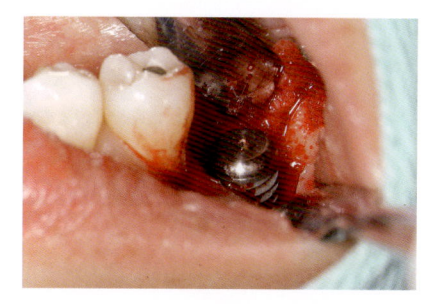

症例2-c　2010年１月撮影：デンタルＸ線写真。

症例2-d　2010年７月撮影：デンタルＸ線写真。

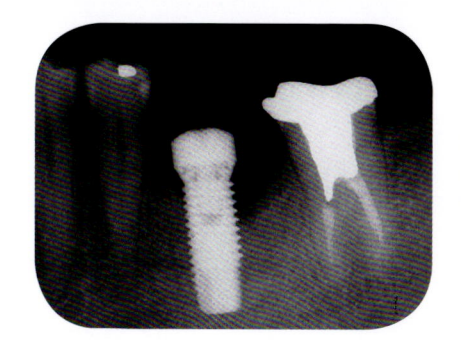

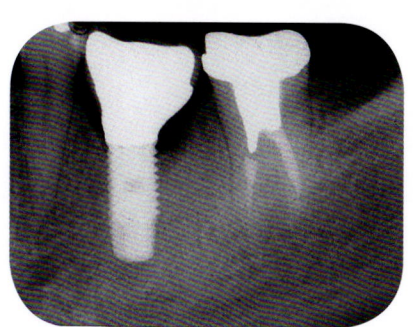

　的な清掃が難しく、ことにアンダーカットを呈する微細断面形状が与えられたものでは、細胞為害性物質の完璧な排除が可能なのか疑問が残る。場合によっては、手用器具などにより粗面を均して機械仕上げに近似した表面構造を与える必要があるかもしれない。

　従来の機械仕上げにあっては、唇側粘膜がフィクスチャーのネジ山に触れていたとしても、丁寧な清掃を心掛けている症例では顕著な炎症を示すことは少なかったが、粗面のフィクスチャーではより炎症を起こしやすく、またその進行が速い。それほど多くの吸収症例を経験しているわけではないが、骨量が限定された部位に適用した場合にみられる傾向にある。

　粗面を持つフィクスチャーは骨質が脆弱な部位に対してはきわめて有効と思われるが、その結合力の強さが限定された骨量の維持に有効か否かは証明されていない。周縁骨に吸収が見られたとしても影響を軽微にできるようネックから３条ほどを機械仕上げとし、それよりも先端部分にはより早い時期の骨組織の形成を期待して中等度の粗面を与えた、いわゆるハイブリッド・デザインのものがいくつか市販されてきたが、それらが再評価されるような気がする（図４）。

　適切に応用するならば強い味方とできる、中等度の粗面構造を完全に否定しているわけではない。しかしながら、「往きはよいよい、帰りは恐い」であってはならない。

清掃が難しい部分のフィクスチャー周囲に皿状吸収認めた症例（症例3-a〜c）

患者概要：1951年生まれ、女性
診療履歴：1992年12月　$\overline{5-7}$欠如部位に3本のスタンダード・フィクスチャーが埋入された。
2001年12月から2009年8月までリコールに応じず。
2009年8月　L1およびL2周囲粘膜より排膿。洗浄と診査を繰り返す。
2010年7月　切開を加えて、周囲組織の廓清。

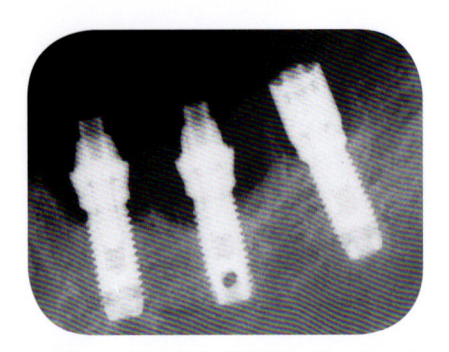

症例3-a　2010年7月撮影：デンタルX線写真。エスティコーン・アバットメントが連結されていたL1およびL2周囲骨に顕著な皿状骨吸収を認める。

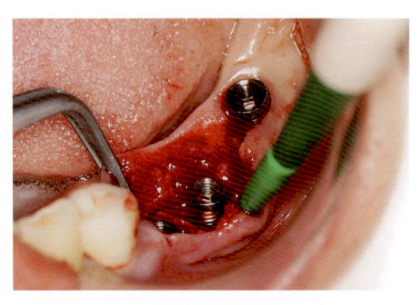

症例3-b　2010年7月撮影：廓清術中の口腔内写真。顕著なネジ山露出を認める。

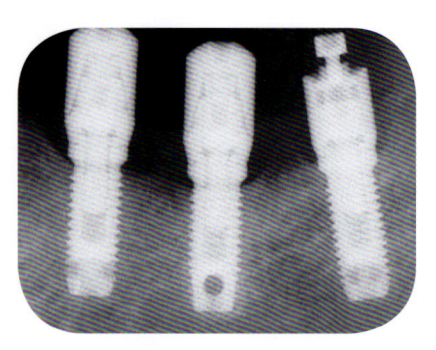

症例3-c　2011年7月撮影：デンタルX線写真。廓清術実施から1年後。皿状骨吸収の回復が見られる。

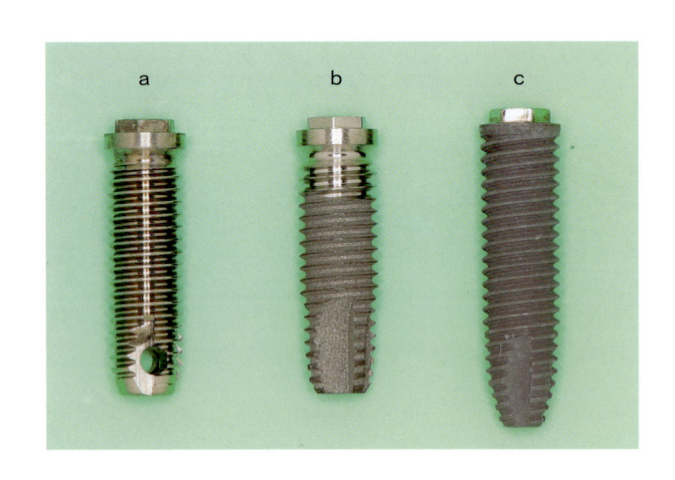

図4　フィクスチャー表面に対する処理の違い。a：機械仕上げフィクスチャー。b：ハイブリッド・タイプ・フィクスチャー。ネックから3条ほどのネジ山を機械仕上げとし、先端方向には中等度粗面を与えたもの。c：フレンジの軸面に至るまで、中等度の粗面を与えたいわゆる"フル粗面"のもの。

生体は変化する

　オッセオインテグレーションを示すインプラント療法は予知性にすぐれ、長期間にわたり機能の維持が可能な治療法との通説が独り歩きしているが本当であろうか。1965年から臨床応用されてきたからといえ、それは現在では化石と揶揄される機械仕上げのフィクスチャーならびにシリンダー状アバットメントに装着された高床式上部構造を備えたものであり、今日のものとは材質、表面性状ならびにデザインなどが大きく異なることを忘れてはならない。市販からたかだか10年程度しか経過していないものであっても「40年インプラント」と謳えるものかは、はなはだ疑わしい。

　長年月にわたる経過にともない、必ずや口腔内だけではなく全身状態も変化する。口腔内に限っても、以下のような変化の可能性がある。

・残存歯数の減少にともなう咬合状態の変化
・残存歯の変位による接触点の強さの変化
・人工歯の破折、変色
・フレームワークの破折

- 軟組織の吸収に起因する上部構造基底部の間隙の増大
- 骨組織の増大による上部構造基底部直下粘膜の炎症
- 残存歯の変色
- 周囲組織の炎症

　加えて、患者自身の要求が変化することもあり得る。たとえば、プロヴィジョナル・レストレーションをたたき台として上部構造の形態や色調などを煮詰めた最終上部構造を装着後、友人の意見などに左右されて考えが変わり、修正を希望した症例も経験している。

　さらに今後は、医師あるいは介護従事者側から、清掃性を重視した形態への修正あるいは改造の要求が出てくるであろうことは疑いない。過日の東日本大震災は、甚大な被害と悲しみを残したが、被災者の方々の口腔内清掃の大切さを当事者だけではなく、医療従事者にも周知させた契機となったことは救いといえる。審美性を重視するあまり、あるいは患者の要求に迎合するあまり、健常人にとっても各種清掃器具を駆使しても清掃が困難な形態の上部構造が装着されている症例に遭遇する機会が増えている（図5）。そのような症例が齢を重ねたならば、どのような結末を迎えるか想像に難くない。これからは、医師、あるいは介護の現場から、歯科医師に対して患者の口腔清掃に関する要望が寄せられる時代を迎えるであろう。その時には審美性重視から、種々の観点からの患者の負担を最小限に抑えながら清掃が容易で機能の維持に重点を移した上部構造への改造あるいは再製作が、インプラントの次なるステージと考えている。

　上部構造の装着には「セメント合着が今日の潮流であり、スクリュー連結は古い」との声も聞かれるが、本当であろうか。患者の負担を最小限にしたいとの医療従事者の本分をわきまえるならば、スクリューを用いた方式は決して劣ったものではなく、前述したような変化への対処を容易にする。その表れか、インプラント療法の普及がわが国より一歩先んじている北米では、次第にスクリュー連結方式の比率が高まりつつあるといわれている。それは臨床応用開始から30年近く経過したことと、適用患者数の累積から学習した結果かもしれない。しかしながら、上部構造の不適合に起因する周縁骨への応力集中の軽減を期待できるセメント合着と異なり、さらに高い精度を要求されるスクリュー連結様式の安易な応用は、インプラント周囲炎増加の要因となると思われる。

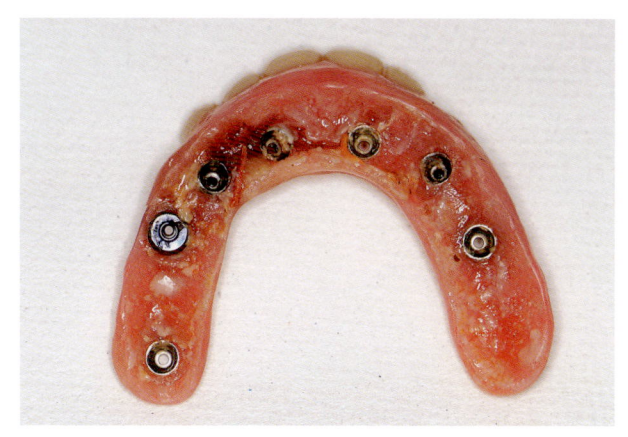

図5　患者自身による口腔清掃が、ほとんど不可能と思われる、鞍状型形態を付与された上部構造。

おわりに

　医科領域における結果を含めても、長期間にわたり良好な成績を収めることができる治療法の一つとして、インプラント療法を挙げる人が多い。Brånemarkは数多くの試行錯誤から、患者に良好な結果を提供し、その被害を最小限にすることに主眼を置いたプロトコールを作り上げてきた。治癒期間をはじめ、その中には普及の足かせともなったであろう考え方も含まれているが、どのような症例に対しても安心して適用が可能な状態を作り上げるためには、今日でも有効であろう。いかなる治療であっても、医療従事者はファッションに振り回されることは避けるべきで、それが所期の目標から外れた場合には、自身が責任を負わなければならないことを忘れてはならない。「温故知新」は言い古された言葉かもしれないが、時代が変わろうともその重みが軽くなることはない。われわれ医療従事者は、業者の甘い言葉に振り回されるのではなく、「旧きをたずねて、遠い将来を見据えた進む方向を知る―温故知進―」に気づいてもいい時期ではないであろうか。

　医療従事者としてのモラルを忘れ去り、軽蔑される歯科界にしてしまったわれわれの世代に代わり、再度、尊敬される状態に引き戻すことができるのは、あなた方、若い世代の歯科医師だ。尻拭いをさせることをお詫びするとともに、あなた方に大いに期待したい。

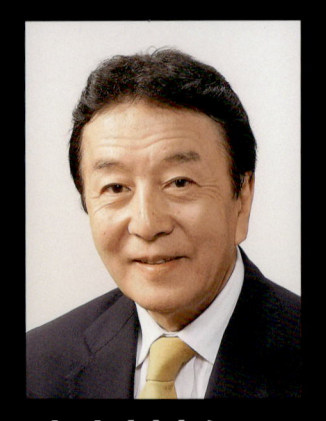

インプラント診査診断と3D設計の立場から

中村社綱(Takatsuna Nakamura)
(デンタルコンセプト21最高顧問、インプラントセンター・九州)

●略歴
1975年　神奈川歯科大学卒業
　同年　九州大学歯学部口腔外科学教室入局
1977年　九州大学文部教官助手
1980年　九州大学歯学部口腔外科学教室専攻生
　　　　熊本県にて歯科医院開設
1998年　神奈川歯科大学口腔解剖学教室研究生
1994年　学位取得(神奈川歯科大学)
1998年　インプラントセンター・九州開設
現在、九州大学臨床教授、デンタルコンセプト21最高顧問

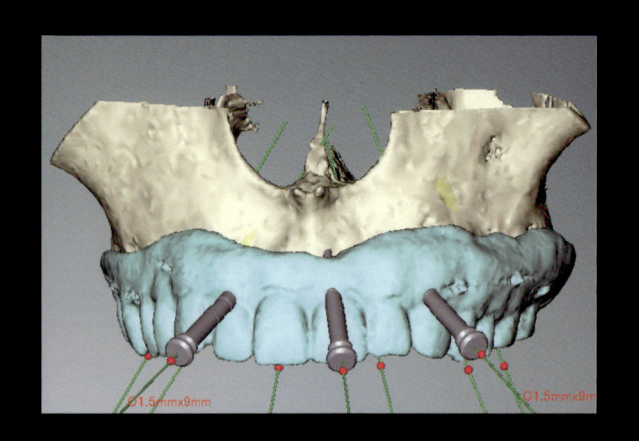

はじめに

　筆者がインプラント治療をスタートして、やがて30年の歳月が流れようとしている。
　その間、インプラント体・補綴装置や治療法もさまざまな変化を遂げてきたが、特に大きな変革の一つが、CTによる画像診査・診断と、3Dシュミレーションソフトによるバーチャルプランニングと、それによって作製される手術用テンプレートを用いたガイド手術であろう。その結果、今後のインプラント治療はより確実性の高い治療法として評価されるようになると思われる。
　しかし、いくらCT画像による診査・診断と3Dプランニングの技術が向上したとしても、全身的評価においてのリスクファクターの掌握と、インプラント埋入計画の段階でのインプラント治療のガイドラインを遵守した設計を生かさなければ、それらは無意味なものになってしまう。そこで、本稿では全身的評価段階とインプラント埋入計画(設計)段階においておさえておかなければならない項目である、
①全身的および局所的リスクファクターの回避
②3D画像診査・診断をどのように生かすのか
③設計におけるシュミレーションソフトと手術用ガイドの活用

について考えてみる。

全身的および局所的リスクファクターの回避

1) 文献からみるリスクファクター

　今日、インプラント治療の成否にどのようなリスクファクターが存在し、インプラントの成功にどの程度かかわっているのかについては、多くの研究から明確に

なってきた。

リスクファクターは全身的リスクと局所的リスクに分類される。全身的リスクファクターとしては、重篤な骨疾患、免疫疾患、ステロイド投与、コントロールされていない糖尿病、X線照射された骨などがある[1]。一方、局所的リスクファクターとしては、活動性の歯周疾患、難治性の歯周炎の経験者、遺伝的傾向、口腔衛生とその協力度、ブラキシズムなどがある。

まず、全身的リスクファクターとして、比較的ポピュラーな疾患である糖尿病を挙げてみよう。糖尿病患者の場合、
①口腔内バイオフィルムに対する炎症反応を増強する
②歯肉炎に関連するホストの条件を悪化させる
③糖尿病は歯槽骨の吸収を増加させる
といった、いわば口腔感染を増悪させるリスクをもっている。したがって、インプラント治療を行う際にはHbA1c（1～2ヵ月の血糖値の平均が反映）が正常範囲にコントロールされている患者にインプラント治療が適応されるべきであり、代謝コントロールが十分ではない患者に対してのインプラント治療はリスクである[2]。

Tawilらの論文[3]では、周術期においてHbA1cが平均7.2％以下にコントロールされている患者においてのインプラント生存率は対照患者群と同じぐらい良好であり、インプラントの生存率は患者の年齢、性別、糖尿病罹患歴、喫煙習慣の影響を受けないとレポートしている。したがって、糖尿病患者の周術期における管理は、HbA1cを最低7.2％までにコントロールすることが重要であろう。

次にリスクとなるのが喫煙である。De Bruynら[4]、Lemmermanら[5]、Strietzelら[6]は、喫煙者の場合、非喫煙者と比較してインプラントの失敗と周囲骨の吸収率が高いと述べている。しかし、喫煙単独より、むしろ歯周炎患者での喫煙がより問題となっている。歯周炎既往の患者と非既往の患者でのインプラント治療の成功について調査したKaroussisら[7]、Roccuzzoら[8]、Matarassoら[9]などの文献では、いずれも歯周病に罹患既往の患者で、インプラントは低い生存率と高い生物学的問題の出現が顕著であったと述べている。

また、Agliettaら[10]による喫煙者において歯周病歴がある人とない人でのインプラント埋入から10年後の骨吸収率を詳細に比較した論文では、歯周治療歴のある患者のインプラントでは85％、健全な歯周組織患者の場合は95％で、しかも10年後に3mm以上の骨吸収についてみてみると、前者で75％、後者で20％であった。インプラントシステムに関係なく、低い生存率と高い周囲骨の吸収率を示している。

したがって、糖尿病と喫煙・歯周病をまずコントロールすることができるなら、インプラント治療の成績はより向上するであろう。

2）症例供覧：リスクファクターを的確に把握し、インプラント治療を行った症例

症例1は、歯周病に罹患していた多数歯欠損症例である。治療計画にあたっては、全身的および局所的リスクファクターの把握を行う。

本症例は糖尿病・喫煙のリスクがなく、歯周炎が主たるリスクとなる（症例1-a）。したがって、治療方針としては、歯周病の管理と咬合支持域を考慮したインプラントの配置により咬合再建を行うこととした。特に、咬合支持域と咬合支持数に代表される、欠損歯列の再建における基準づくりである。

咬合支持数からみた宮地の分類（天然歯の場合）を準用した場合、10～14の安全エリアまでの回復が理想であり（表1）、しかもEichnerの分類ではAを目標にすべきであるが（表2）、筆者は支持数が10あればEichner B2（短縮歯列）までを許容してきた。

本症例では咬合力が少なく、パラファンクションがないといった点から、左右臼歯部のインプラント埋入計画においては、上顎洞に骨移植を行わないで、残存天然歯と上顎洞前壁間に傾斜埋入を行うことにした。右側に3本、左側に2本のインプラントを配置し、Eichner B2、咬合支持数9で妥協することにした（症例1-b）。また、歯周病の治療として、ホープレスの左側の上顎側切歯と下顎第一大臼歯の遠心根は抜去し、他の歯はスケーリングとルートデブライドメントによる非外科処置で対応した。

6年後、良好な機能回復と口腔衛生状態が維持され、インプラントも天然歯も問題なく経過している（症例1-c）。

このように、重度の歯周病の症例においても全身的リ

OJファウンダー講演　長期症例成功失敗の分岐点—若手歯科医師に伝えたいこと

歯周病に罹患した多数歯欠損の症例に対する治療計画（症例1-a〜c）

患者年齢および性別・喫煙の有無：65歳、女性。非喫煙者。　　　現症：食事がうまくできないため機能回復を主訴に来院。

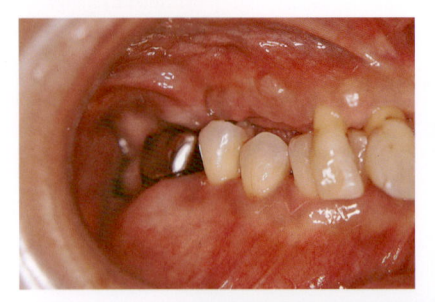

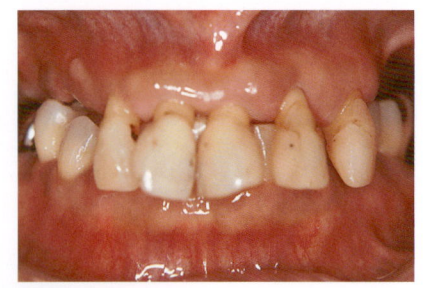

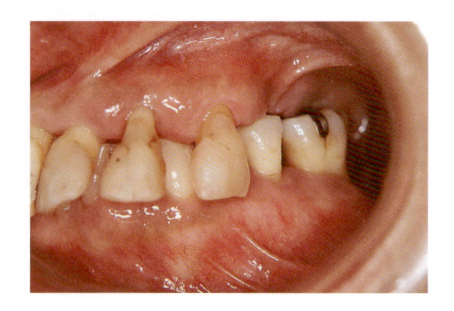

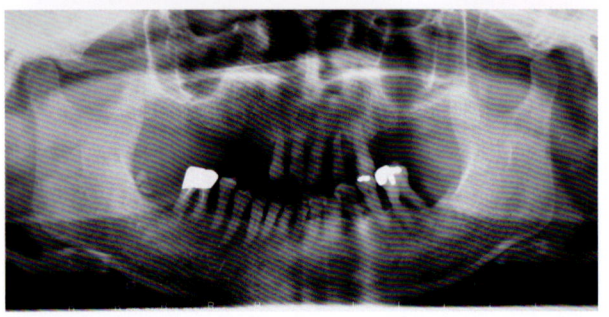

症例1-a①	症例1-a②	症例1-a③
症例1-a④	症例1-a⑤	

症例1-a①〜⑤　初診時の口腔内、X線写真および歯周検査の結果。本症例は糖尿病・喫煙のリスクがなく、歯周炎が主たるリスクとなる。

表1　欠損歯列の特性に対する考え方

特性	対応
欠損歯列はある段階を過ぎると進行性病変となる	歯列の崩壊が急激に進む前に治療を行う
欠損歯列は進行性病変としてとらえるべきである	咬合支持数（宮地の分類）からみた予後の推測を行う 1〜4：ソフトエンドエリア 5〜6：ハイリスクエリア 7〜9：リスクエリア 10〜14：安全エリア

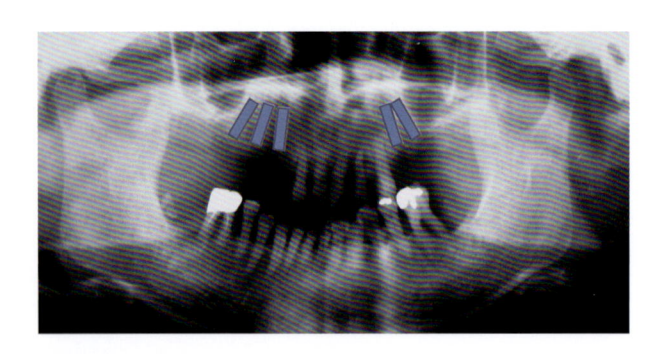

表2　咬合支持域に対する考え方

関係性	用いる分類とその概要	留意点
残存歯数と咬合支持との関係	金子の分類 Stage 1：27〜23：少数歯欠損 Stage 2：22〜18：多数歯欠損 Stage 3：17〜11：咬合崩壊 Stage 4：10〜1：少数歯残存	Stage 3から咬合位が崩壊する
欠損と咬合支持域の関係	Eichnerの分類 A - B1 - B2 - B3 - B4 - C 臼歯部咬合支持域が欠如すると、咬合の安定に影響するとともに滑走運動障害が生じ、咬合崩壊に移行する	咬合支持域はつねに確実に補綴する必要がある

症例1-b　インプラント埋入計画。上顎洞に骨移植を行わないで、残存天然歯と上顎洞前壁間に傾斜埋入を行うことにした。また、右側に3本、左側に2本のインプラントを配置し、Eichner B2、咬合支持数9で妥協することにした。

スクがない場合、咬合支持域と咬合支持数の確保による上下顎の力のバランスを確立し、メインテナンス期間における術者による歯周炎の確実なコントロールと、患者のホームケアでのプラークフリーの状況を作り出すこと、すなわち、力とインフェクションのコントロールが長期安定の鍵であるといっても過言ではない。

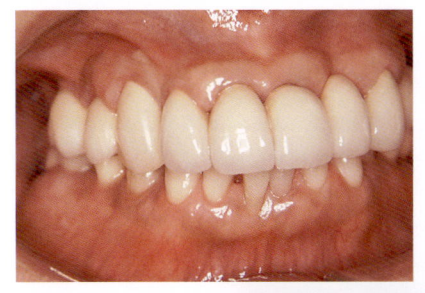

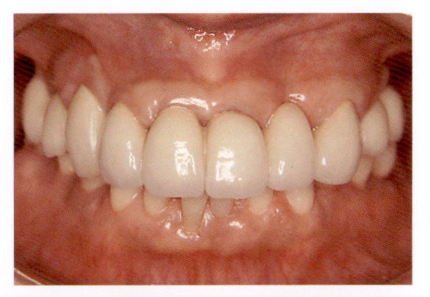

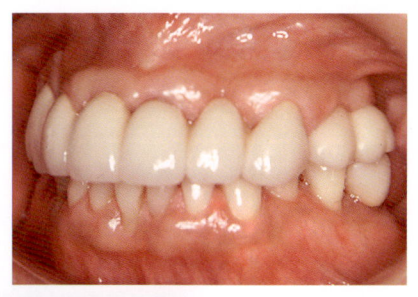

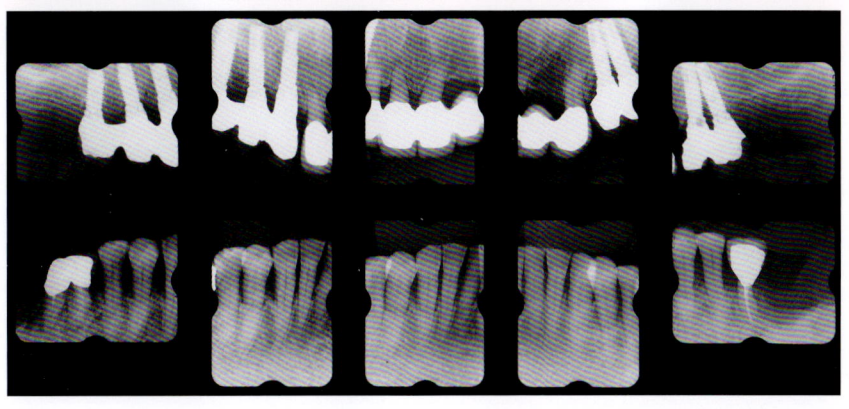

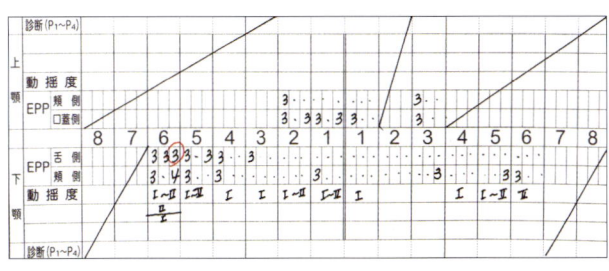

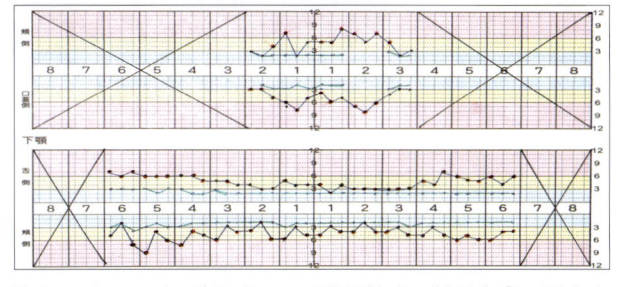

インプラント診査診断と3D設計の立場から

症例1-c①	症例1-c②	症例1-c③
症例1-c④		
症例1-c⑤	症例1-c⑥	

症例1-c①〜⑥　6年後の口腔内、デンタルX線写真および歯周検査の結果（c⑥：図中青線が6年後）。良好な機能回復と口腔衛生状態が維持されている。

3D画像診査・診断をどのように生かすのか

　前歯部審美領域のインプラント治療は、患者からの審美的要求と、術前に存在する審美達成に困難な因子が多く存在する症例が多く、難易度の高い治療となることが多い。そこで、前歯審美領域のインプラント治療について、成功のためのガイドラインを示す。審美的リスク評価の診断要素としては**表3**の項目があげられる[11]。これらのリスクファクターを考慮して、ハイリスクな患者では均一な審美的な結果が得られない場合があることを承知しておくべきである。また、計画にあたって特に重要となるのは、治療部位の骨の形態と隣在歯の骨レベル、歯肉のバイオタイプである。

1）埋入部位の分析と手術術式の選択

　審美的インプラント埋入にとって重要なポイントは、インプラントサイトの骨の形態把握と、予定している修復物に基づいた三次元的なインプラントの埋入位置決定である。

　埋入部位の分析には、Glauserの骨裂開の分類を用いると良い（**図1**）[12]。審美領域のほとんどのケースで骨造成が適応されるが、その際、治療計画を立てるうえで重要なポイントは、インプラント埋入と同時に行う（simultaneous approach）ケースなのか、あるいはインプラント埋入前に埋入部位の拡大を行う（staged approach）ケースなのかを診断することである。

　Simultaneous approachが適応となるケースとしては、根尖部の穿孔による骨欠損の開窓（fenestration）、抜歯

表3 審美的リスク評価の診断要素[11]

審美的なリスクファクター	低い	中程度	高い
全身的な状態	健康な患者で、正常な免疫システム		低下した免疫システム
喫煙習慣	非喫煙者	軽度の喫煙者（＜10本／日）	重度の喫煙者（＞10本／日）
患者への審美の期待	小さい	中程度	大きい
リップライン	低い	中程度	高い
歯肉のバイオタイプ	低いスキャロップ厚い	中程度のスキャロップ中程度の厚さ	高いスキャロップ薄い
歯冠形態	方形	わずかに三角形	三角形
インプラント部位の炎症	なし	慢性	急性
隣在歯の骨レベル	コンタクトポイントから≦5mm	コンタクトポイントから5.5〜6.5mm	コンタクトポイントから≧7mm
隣在歯の補綴状態	天然歯		修復済み
欠損部の幅	1歯（≧7mm）SP、RN　1歯（≧5.5mm）NN	1歯（＜7mm）SP、RN　1歯（＜5.5mm）NN	2歯もしくはそれ以上
軟組織の解剖学的形態	完全な軟組織		軟組織欠損
歯槽頂の解剖学的形態	骨欠損のない歯槽頂	水平性骨欠損	垂直性骨欠損

表4 歯間乳頭形成の難易度分類[14]

難易度	歯槽骨頂までの距離	特徴
Class 1	4〜5mm	軟組織の審美的な結果を得る可能性が高い
Class 2	6〜7mm	慎重に対応すべき。コンタクトポイントの位置をさらに根尖側へ移動させる
Class 3	7mm以上	軟組織の審美的な結果を得るにはもっとも困難

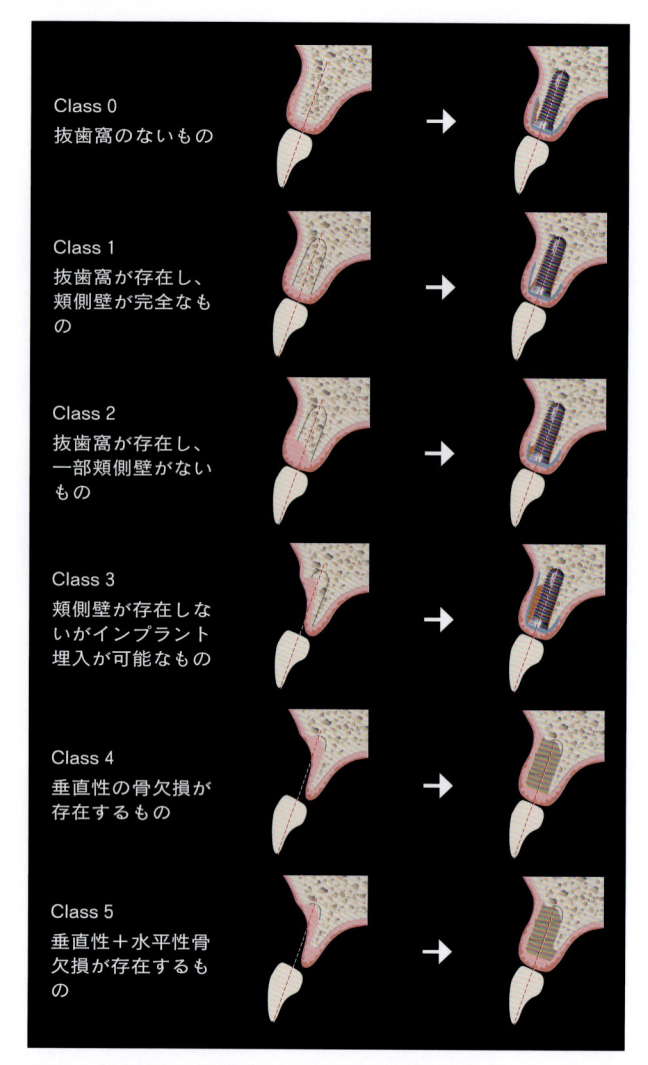

図1 骨裂開の分類(Dehiscence-classification)：Glauserの分類[12]。

Class 0 抜歯窩のないもの
Class 1 抜歯窩が存在し、頬側壁が完全なもの
Class 2 抜歯窩が存在し、一部頬側壁がないもの
Class 3 頬側壁が存在しないがインプラント埋入が可能なもの
Class 4 垂直性の骨欠損が存在するもの
Class 5 垂直性＋水平性骨欠損が存在するもの

表5 歯周組織のバイオタイプの診断項目（文献16をもとに筆者が作成）

項目	low risk	high risk
Biotype	Thick-low scalloped	Thin-high scalloped
歯の形状	幅広く短い歯・四角形	長くて細い歯・三角形
付着歯肉の厚み	厚い	薄い
歯肉のスキャロップ形状	小さい	大きい
角化歯肉の幅	広い	狭い
頬側骨の厚み	厚い	薄い
Tooth position／FGM	歯冠側に位置	通常・根尖側に位置

窩による骨欠損、裂開(Dehiscence)Class 0〜3（2〜3壁性の骨欠損）までである。Staged approachのケースとしては、(Dehiscence)Class 4〜5、1壁性の骨欠損や広範囲の水平的な骨欠損、垂直的な骨欠損などが挙げられ、自家骨ブロックの移植が必要となり、後者ほどケースの難易度が高くなる。

インプラント埋入位置の決定に際し、インプラントショルダーと隣在歯の間隔を1.5mm以上確保できれば、隣在歯周囲の骨吸収を避けられる[13]。唇舌的には、最適領域は隣在歯のエマージェンスポイントから、およそ1.5〜2.0mm口蓋側までの範囲にする[13]。これより唇側にインプラントが埋入された場合には、唇側骨の吸収と

それにともなう軟組織の退縮を引き起こす。次に、垂直的な最適領域は、隣在歯のCEJより3〜4mm根尖側に位置する[13]。補綴的には乏しいエンブレジャー形態とエマージェンスプロファイルは、ロングコンタクトをもった妥協する修復物となる。

次に、隣在歯の骨レベルについて考えてみよう。歯間乳頭再生のためのポイントとしては、Salamaら[14]は、Tarnowらの天然歯の歯間乳頭の再生に関する研究結果[15]を、インプラント治療の場合に応用できると考え、歯間部の高さをコンタクトポイントの最根尖側から歯間部歯槽骨頂までの距離（Interproximal Height of Bone（IHB））によりClass1〜3に分類し、歯間乳頭の形成の難易度を示した。

コンタクトポイントの最下点から歯槽骨頂までの距離がClass1（4〜5mm存在する場合）は、軟組織の審美的な結果を得る可能性が高いがClass2（間隔が6〜7mm存在する場合）は慎重に対応すべきであり、コンタクトポイントの位置をさらに根尖側へ移動させる。しかしながら、Class3（間隔が7mm以上存在する場合）、軟組織の審美的な結果を得るにはもっとも困難な状況である。要するに、骨頂よりコンタクトポイントまでの距離が長くなるほど予知性は低くなるといえる（表4）。

2）歯肉のバイオタイプ

歯周組織はスキャロップタイプとフラットタイプの2種類のバイオタイプに大別され（表5）[16]、スキャロップタイプの場合、インプラント埋入部の軟組織や硬組織も薄く、外科的にも不利で、上部構造装着後に歯周組織の退縮の傾向が強い。

このタイプは1歯欠損インプラントの治療を行った場合、歯間乳頭の再生は予後が不良となる可能性が高いといえる。その患者の割合は85％以上がフラットタイプの歯周組織であり、スキャロップタイプの歯周組織は15％としているが、日本人においてはかなりの比率でスキャロップタイプが見受けられる。

3）症例供覧：インプラントにより審美回復を行った症例

Staged approachの場合は治療期間が著しく長くなる。症例2は難症例（Class4〜5）で、本来ならstaged approachを行わなければならないが、スプリットクレストを行い、骨欠損形態の変更を行った後に、インプラント埋入とGBRを併用した。このsimultaneous approachの症例の治療の枠組みを提示する（症例2）。

インプラントにより審美回復を行った症例（症例2-a〜i）

患者年齢および性別・喫煙の有無：45歳、男性。非喫煙者。
現症：主訴として、欠損部にインプラント補綴を希望して来院した。唇顎裂で、上顎左側犬歯の先欠症である。上顎前歯部（審美領域）のインプラント治療計画を立案する。

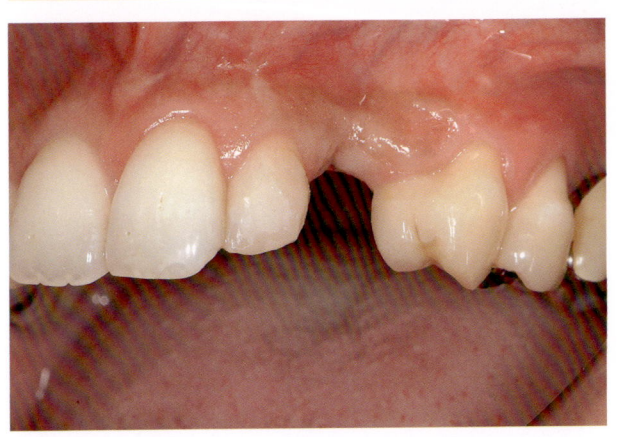

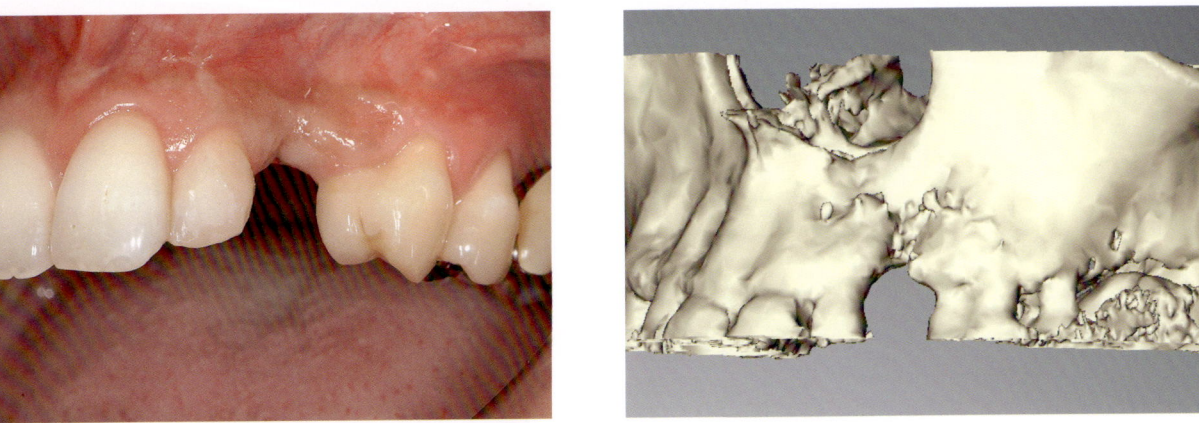

症例2-a①｜症例2-a②　症例2-a①、②　初診時の口腔内および三次元CT画像。唇顎裂、上顎左側犬歯の先欠症であり、難症例（Class4〜5）と診断される。

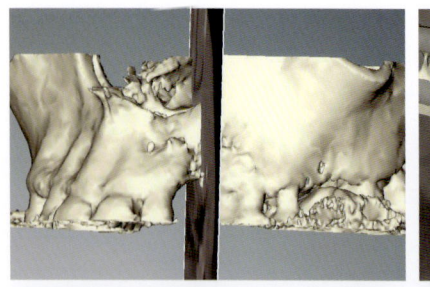

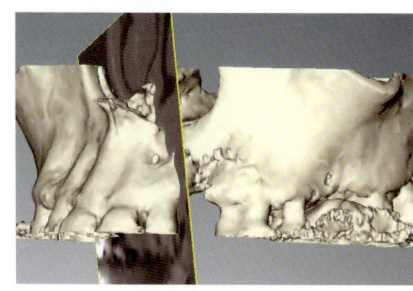

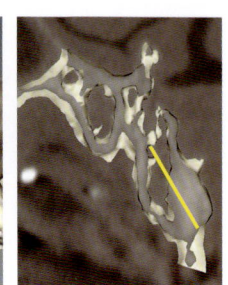

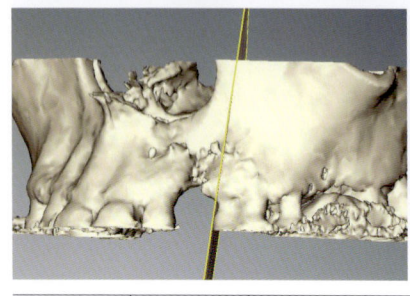

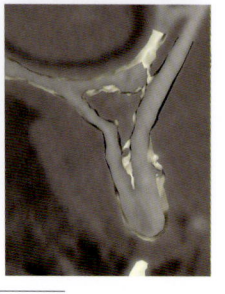

OJファウンダー講演　長期症例成功失敗の分岐点―若手歯科医師に伝えたいこと

| 症例2-b① | 症例2-b② | 症例2-b③ | 症例2-b④ |
| 症例2-b⑤ | 症例2-b⑥ | | |

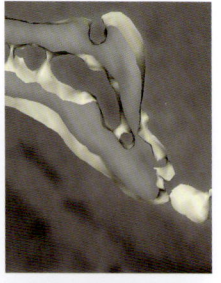

症例2-b①～⑥　CTデータをシミュレーションソフトにコンバートし、三次元的にインプラントポジションを考慮した。近遠心、唇舌的、垂直的な最適領域にインプラントが埋入されれば、長期安定した審美性を持ったインプラント修復が可能となる。しかし、本症例の場合はインプラントを歯軸に沿って埋入するのは骨の状況からも困難であるため、インプラントを遠心に傾斜し、近心の豊富な骨を活用することを検討した。

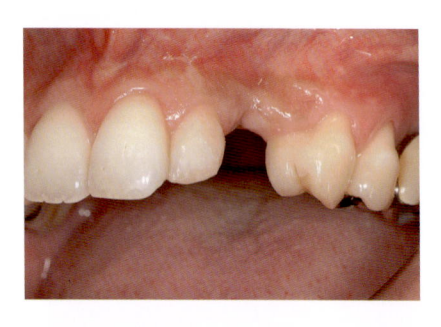

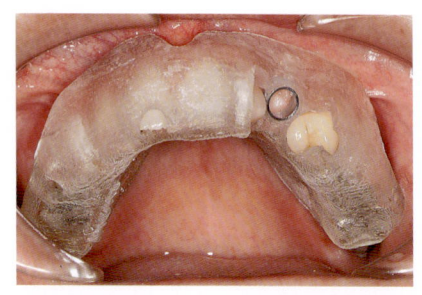

| 症例2-c① | 症例2-c② |

症例2-c①、②　もっとも理想的な位置に埋入できるように手術用テンプレートを順備した。

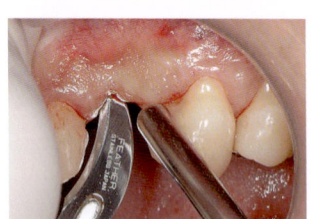

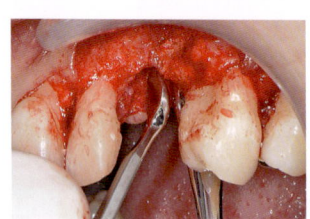

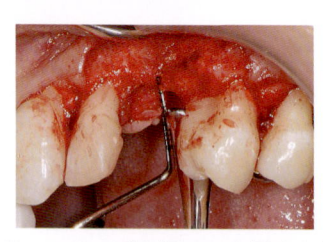

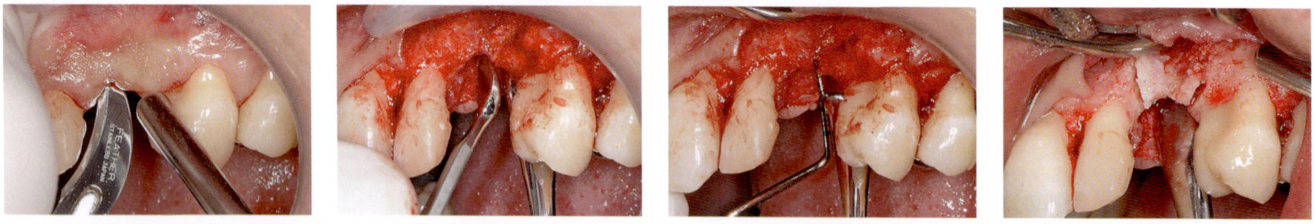

| 症例2-d① | 症例2-d② | 症例2-d③ | 症例2-d④ |

症例2-d①～④　フラップを切って全層弁を展開し、骨をスプリットとし拡大した。

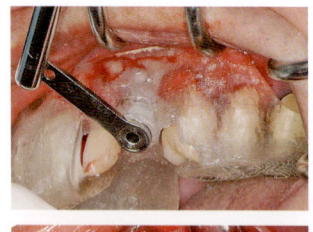

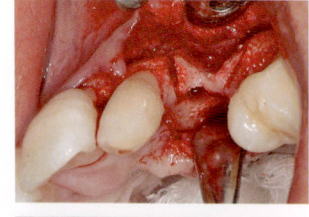

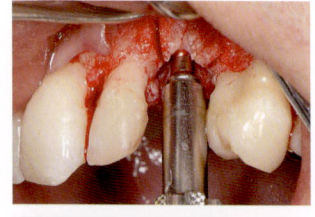

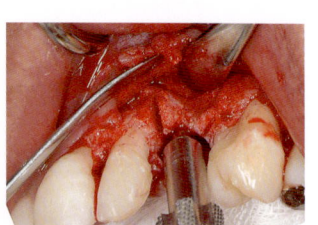

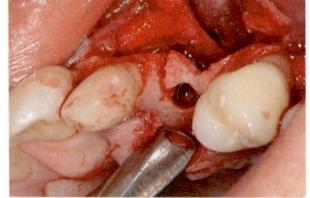

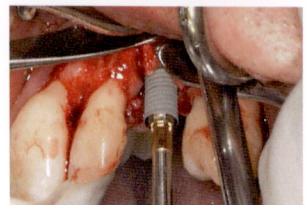

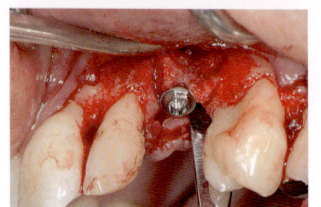

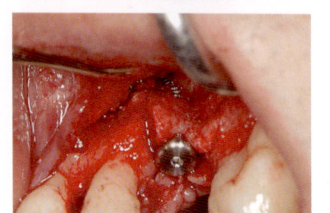

| 症例2-e① | 症例2-e② | 症例2-e③ | 症例2-e④ |
| 症例2-e⑤ | 症例2-e⑥ | 症例2-e⑦ | 症例2-e⑧ |

症例2-e①～⑧　拡大後、インプラントを埋入した。

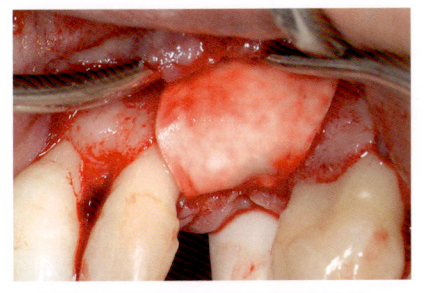

インプラント診査診断と3D設計の立場から

| 症例2-f① | 症例2-f② | 症例2-f③ |

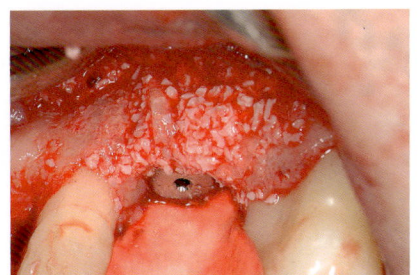

症例2-f①～③　埋入後、代用骨で補強し、吸収性メンブレンで被覆し、減張した弁で完全閉鎖した。

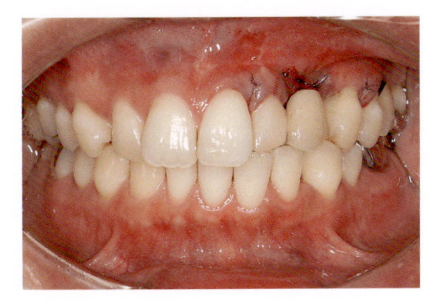

| 症例2-g① | 症例2-g② | 症例2-g③ |

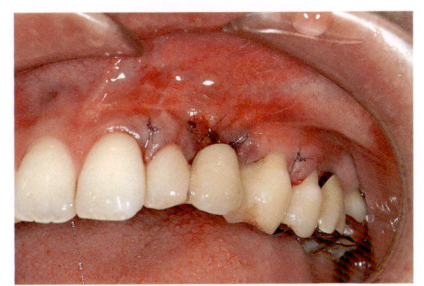

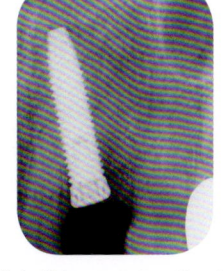

症例2-g①～③　閉鎖後、プロビジョナルを両隣在歯にスーパーボンドで接着し、手術を終了した。

| 症例2-h① | 症例2-h② |

症例2-h①、②　術後4ヵ月で二次手術を経て、テンポラリーをインプラントに接続した。本症例はスキャロップタイプであるため、しかもMGJの位置が高いため、FGG（free gingival graft）は避けられないと判断した。

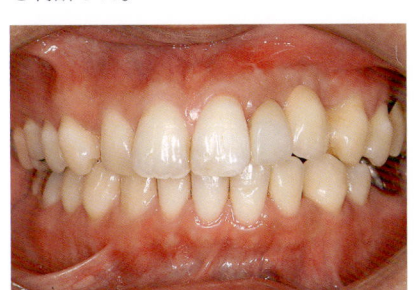

| 症例2-i① | 症例2-i② | 症例2-i③ |

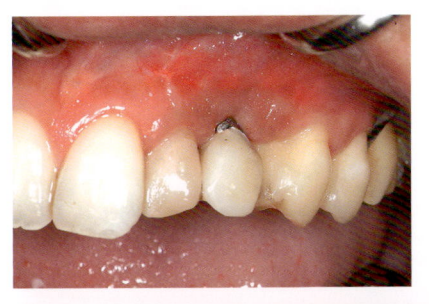

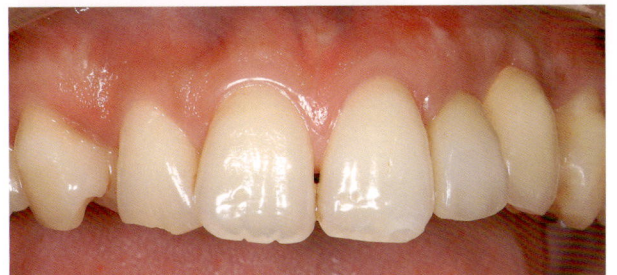

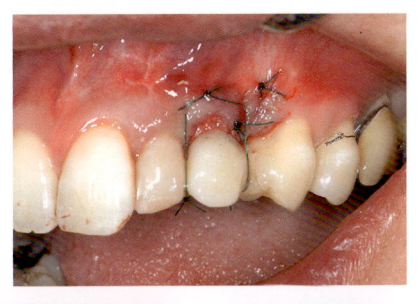

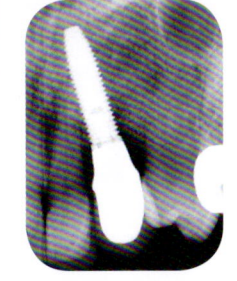

症例2-i①～③　FGGを行って、3ヵ月の歯肉成熟期間を経て、最終上部構造を装着した。アバットメントはジルコニアでクラウンはセラミックとした。また、側切歯はラミネートベニアで対応した。難症例であったが、審美的にも満足できるインプラント補綴ができた。

設計におけるシミュレーションソフトと手術用ガイドの活用

手術用テンプレートを用いてガイド手術を行うためには、まず、手術から補綴までのワークフローを理解する必要がある（図2）。

診査・診断、コンサルテーションを行った後、ラジオグラフィックガイドの準備をする。CTはラジオグラフィックガイドを用いてダブルスキャンを行い、得られたDICOMデータをシミュレーションソフトにコンバートする。ソフトウエア上でインプラントの埋入シミュレーションを行い、このデータをメーカーに発注する。

提供された手術用のテンプレートを用い、作業模型を作製する。即時荷重や即時修復の場合、手術用のテンプ

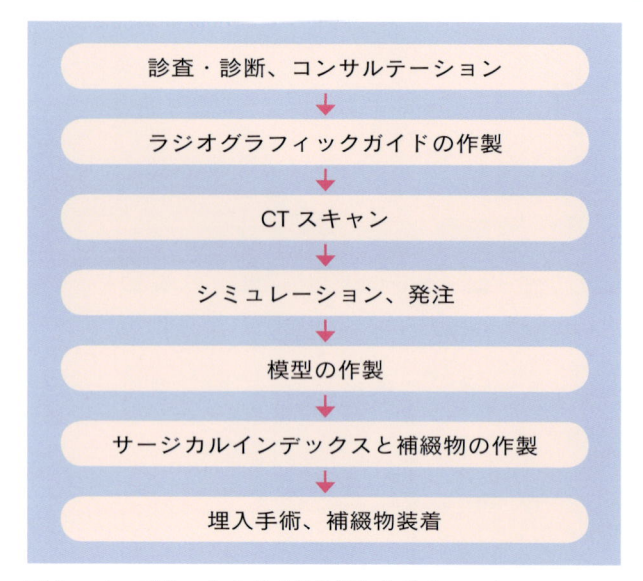

図2 インプラントのガイド手術におけるワークフロー。

レートと補綴物の作製ができたら、インプラントの埋入手術を行うと同時に暫間補綴物を装着するといった手順をとる。

1) 診査・診断

診査診断は理想的インプラント埋入設計を行うためにインプラント埋入部位の骨幅と長さを計測し、角化歯肉部の範囲を調べるが、十分な開口量があるかを確認しておくべきである。審美が関係する場合は前述の項目を参考に、特にスマイルラインを調べ、リップサポートについても調べておく。

2) インプラント埋入シミュレーション

プランニング画面上には顎骨とラジオグラフィックガイド（理想的上部構造）の位置関係が正確に表示されるで、上部構造の形態をもとに理想的なインプラント埋入位置を設定することができる。

シミュレートの際にはパノラマX線写真・口腔内写真・顔貌写真（特に口元）、ラジオグラフィックガイド作製時のマウント模型を用意し参考にする。

フラップレス手術を予定するのであれば、角化歯肉域を口腔内写真、模型上で確認し考慮してインプラントの歯頸部を設定し、マーカーを齦頬移行部に設定しておくと便利である。

頬舌的なフィクスチャー設定においては頬側の骨が十分厚みが取れるように設計する。一方、上顎で骨幅が不足気味ならパラタルアプローチでの設計も有効である。その際、形成ドリルやフィクスチャーの先端が皮質骨で流されないように設計する。

3) 症例供覧：上顎前歯部がフレアアウトした多数歯欠損症例

シュミレーションソフトを用いて治療計画を行い、手術用ガイドを有効活用した症例を以下に示す（症例3）。患者は55歳男性、非喫煙者。上顎前歯部はフレアアウトし、しかも動揺が見られる。左右的すれ違い咬合に移行する症例である。本症例での設計のポイントとしては、

①フレアアウトした前歯部、動揺している臼歯部の歯を考えると、上顎の歯の保存は将来的に大きなリスクファクターとなる

②上顎残存歯を保存すると、右側上顎洞への骨移植が回避できない

③すれ違い咬合のパターンを回避したい

などの理由から、上顎の歯はすべて抜去し、グラフトレスの即時荷重法をすすめた。

4) ガイド手術の留意点

シミュレーションソフト、手術用ガイドを活用する際のポイント、留意点は以下のとおりである。

①精密検査では、印象、診断用ステント作製、CT撮影、CTデータの解析などの各ステップにおいて生じる誤差を最小限に抑えなければ、次の手術の段階で正確なインプラント埋入はできない。

②また、精密検査の段階で精密な診断、治療／手術計画ができていても、実際のインプラント手術、埋入時における外科用ステント作製／使用時に誤差が大きくなるようであれば意味がなく、正確な手術はできない。

③さらに、正確さは達成できたとしても、ガイドを使う際に生じやすいオーバーヒートなどの合併症をクリアしなければ治療は成功しない。

CT-guided surgery は、正確さ、最小限の侵襲／手術というその本来の目的を達成するために診療各ステップで生じる誤差を把握し最小限に抑え、また誤差が生じていると認識できた場合は、事前に対処法を考慮しておいて対処し、治療を完遂しなければならない。

インプラント診査診断と3D 設計の立場から

上顎前歯部がフレアアウトした多数歯欠損症例（症例3-a〜d）

患者年齢および性別・喫煙の有無：55歳、男性、非喫煙者
主訴：上顎前歯部はフレアアウトし、しかも動揺が見られる。
左右的すれ違い咬合に移行する症例である。

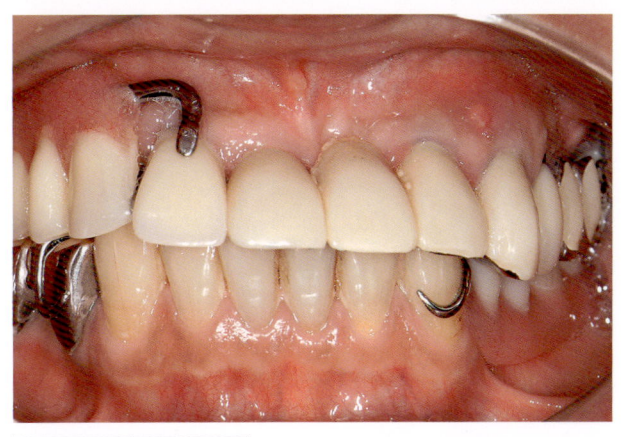

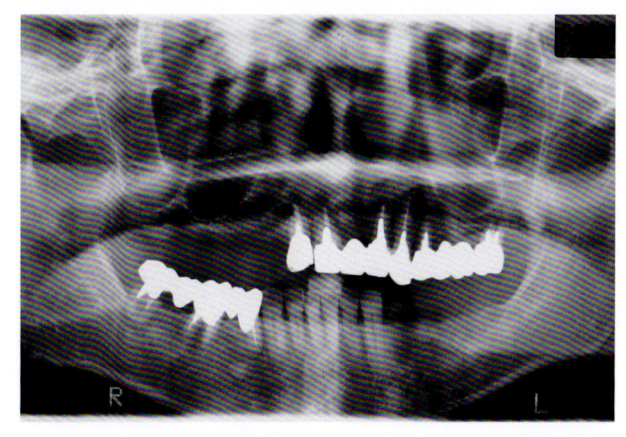

症例3-a①	症例3-a②

症例3-a①、②　初診時の口腔内およびパノラマX線写真。上顎前歯部はフレアアウトし、動揺が見られる。上顎の歯の保存は将来的に大きなリスクファクターとなると判断し、上顎の歯はすべて抜去し、グラフトレスの即時荷重法を計画した。

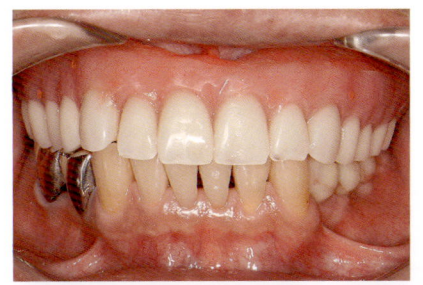

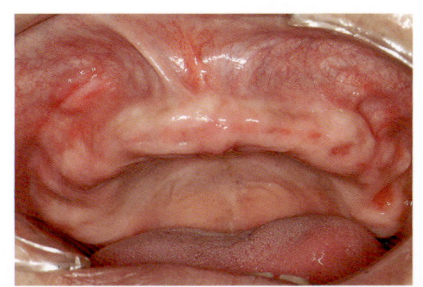

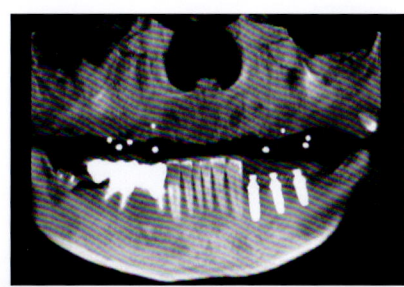

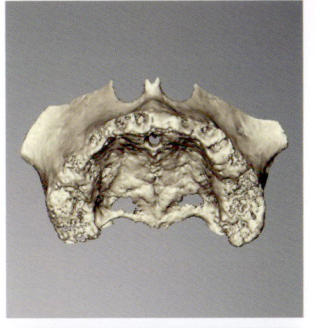

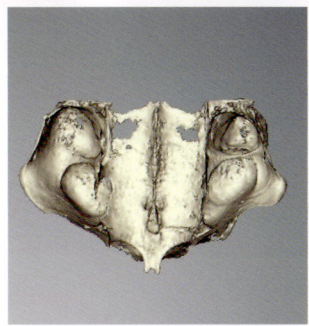

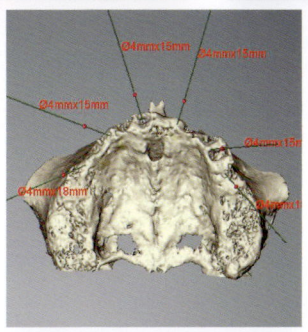

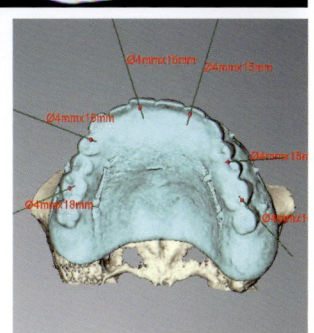

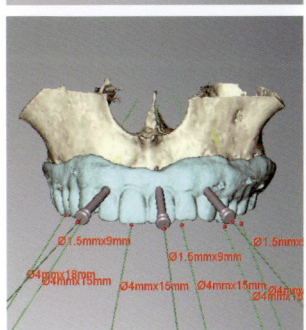

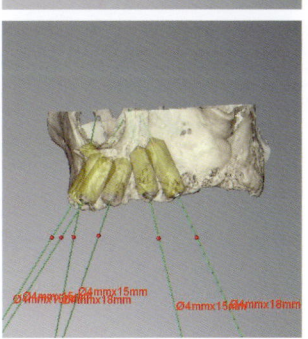

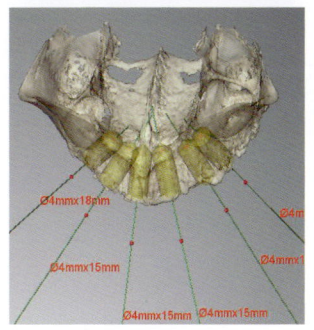

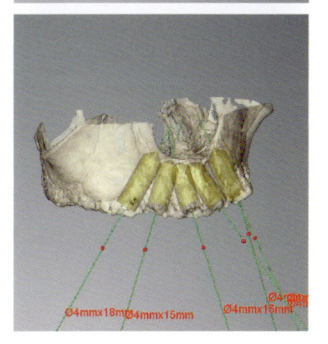

症例3-b①	症例3-b②	症例3-b③
症例3-b④	症例3-b⑤	症例3-b⑥	症例3-b⑦
症例3-b⑧	症例3-b⑨	症例3-b⑩	症例3-b⑪

症例3-b①〜⑪　上顎の残存歯をすべて抜去したのち、即時義歯を装着した。抜歯後3ヵ月経過して、ラジオグラフィックガイドを準備してCTでダブルスキャンを行い、得られたDICOMデータをNobelGuide™にコンバートした。ソフトウエア上でインプラントの埋入シミュレーションを行い、グラフトレス、フラップレスで行うようにした。

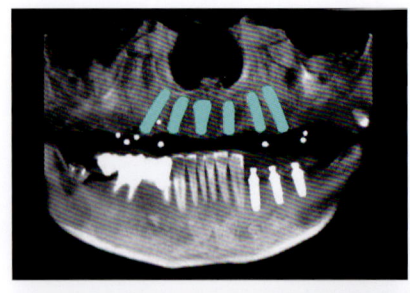

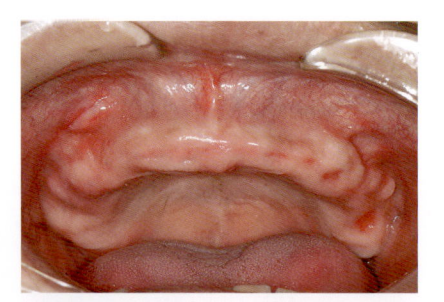

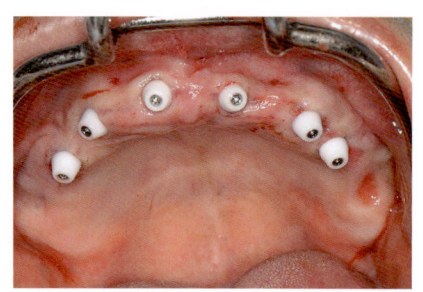

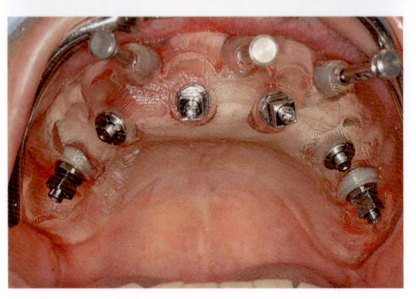

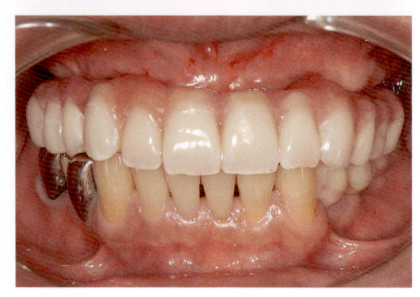

症例3-c①〜⑤ プランニングの状況と手術の状況。手術用テンプレートを用い、6本のインプラントを埋入後、アバットメントコネクションを経て暫間補綴物を装着し、即時荷重を行った。インプラントはすべて40Nの初期固定が得られ、設計どおりの位置に埋入できたと思われる。

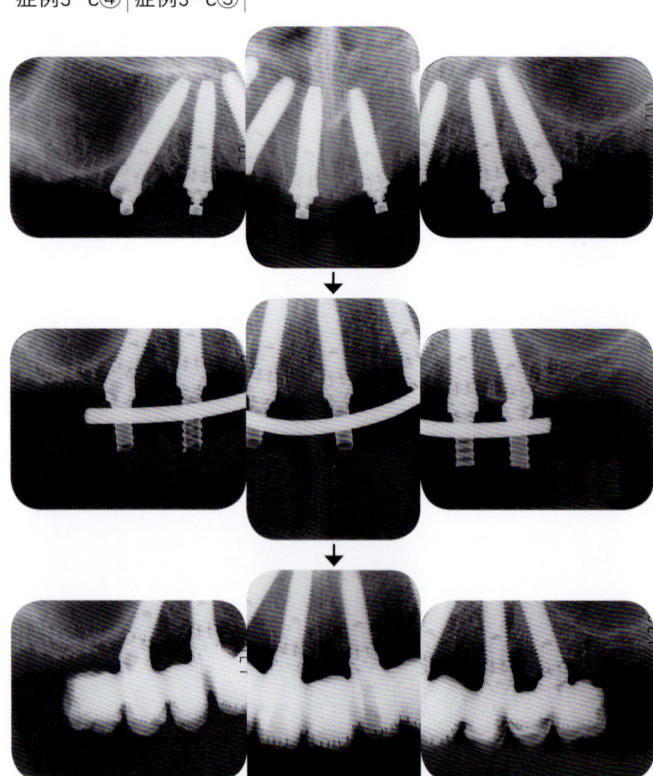

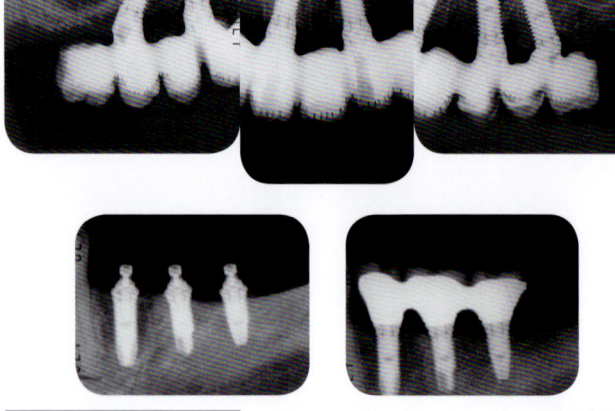

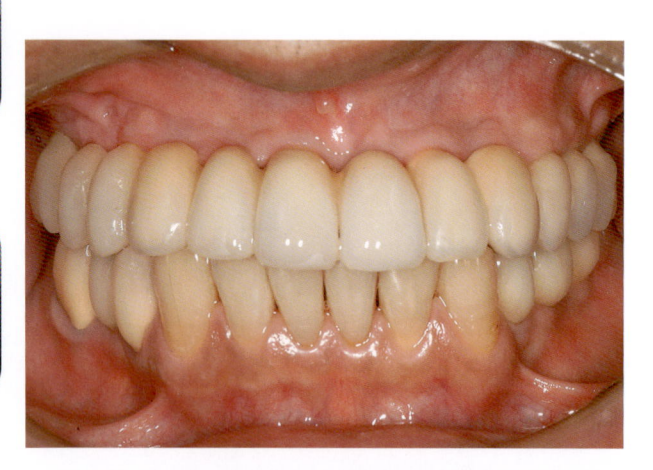

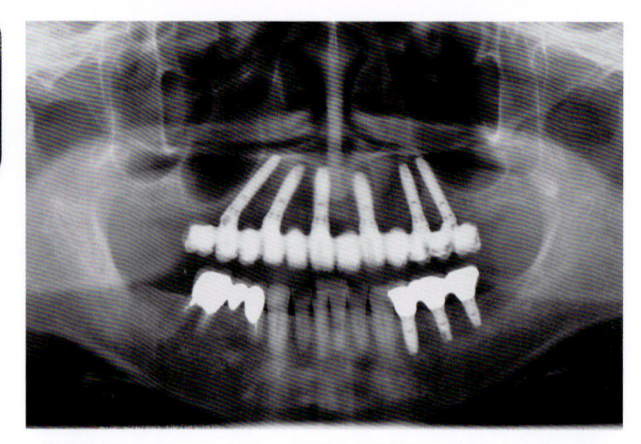

症例3-c①	症例3-c②	症例3-c③
症例3-c④	症例3-c⑤	

症例3-d①〜⑥ 5ヵ月の暫間補綴物での機能回復を経て、無事、最終上部構造を装着し治療が終了した。CT-guided surgery はインプラント治療において正確さ、低侵襲という観点から有用な手段ではあるが、治療の各ステップで生じる誤差を極力押さえなければならない。

症例3-d①	
症例3-d②	症例3-d⑤
症例3-d③	
症例3-d④	症例3-d⑥

まとめ

インプラント治療における診査・診断、治療計画はきわめて重要で、この場面がインプラント治療の成否を決めるといっても過言でない[17～19]。

この局面で、まず必要なのが全身的リスク回避である。

次に、治療のガイドラインを遵守した3Dプランニングが必要で、理想的補綴作製の基礎となる。また、理想的設計は手術のエラーを回避し、安全な手術を約束する。さらに、3Dプランニングのデータは手術用テンプレートに反映でき、フリーハンドの手術より精度の高い手術が可能となるため、より正確な手術が可能となる。

参考文献

1. Moy PK, Medina D, Shetty V, Aghaloo TL. Dental implant failure rates and associated risk factors. Int J Oral Maxillofac Implants 2005；20(4)：569-577.
2. Javed F, Romanos GE. Impact of diabetes mellitus and glycemic control on the osseointegration of dental implants: a systematic literature review. J Periodontol 2009；80(11)：1719-1730.
3. Tawil G, Younan R, Azar P, Sleilati G. Conventional and advanced implant treatment in the type II diabetic patient: surgical protocol and long-term clinical results. Int J Oral Maxillofac Implants 2008；23(4)：744-752.
4. De Bruyn H, Collaert B. The effect of smoking on early implant failure. Clin Oral Implants Res 1994；5(4)：260-264.
5. Lemmerman KJ, Lemmerman NE. Osseointegrated dental implants in private practice: a long-term case series study. J Periodontol 2005；76(2)：310-319.
6. Strietzel FP, Reichart PA, Kale A, Kulkarni M, Wegner B, Küchler I. Smoking interferes with the prognosis of dental implant treatment: a systematic review and meta-analysis. J Clin Periodontol 2007；34(6)：523-544.
7. Karoussis IK, Salvi GE, Heitz-Mayfield LJ, Brägger U, Hämmerle CH, Lang NP. Long-term implant prognosis in patients with and without a history of chronic periodontitis: a 10-year prospective cohort study of the ITI Dental Implant System. Clin Oral Implants Res 2003；14(3)：329-339.
8. Roccuzzo M, De Angelis N, Bonino L, Aglietta M. Ten-year results of a three-arm prospective cohort study on implants in periodontally compromised patients. Part 1: implant loss and radiographic bone loss. Clin Oral Implants Res 2010；21(5)：490-496.
9. Matarasso S, Rasperini G, Iorio Siciliano V, Salvi GE, Lang NP, Aglietta M. A 10-year retrospective analysis of radiographic bone-level changes of implants supporting single-unit crowns in periodontally compromised vs. periodontally healthy patients. Clin Oral Implants Res 2010；21(9)：898-903.
10. Aglietta M, Siciliano VI, Rasperini G, Cafiero C, Lang NP, Salvi GE. A 10-year retrospective analysis of marginal bone-level changes around implants in periodontally healthy and periodontally compromised tobacco smokers. Clin Oral Implants Res 2011；22(1)：47-53.
11. Belser U, Martin W, Jung R, Hämmerle C, Schmid B, Morton D, Buser D (eds). ITI Treatment Guide Volume 1: Implant Therapy in the Esthetic Zone for Single-tooth Replacements. Berlin: Quintessence, 2007：11-20.
12. Hämmerle C, Glauser R, Jung R, Pjetursson B, Ramel C. Orale Implantologie. Klinik für Kronen- und Brückenprothetik, Teilprothetik und zahnärztliche Werkstoffkunde, ZZMK Universität Zürich. 2005：151-158.
13. Belser U, Martin W, Jung R, Hämmerle C, Schmid B, Morton D, Buser D (eds). ITI Treatment Guide Volume 1: Implant Therapy in the Esthetic Zone for Single-tooth Replacements. Berlin: Quintessence, 2007：26-37.
14. Salama H, Salama M, Garber D, Adar P. Developing optimal peri-implant papillae within the esthetic zone: guided soft tissue augmentation. J Esthet Dent 1995；7(3)：125-129.
15. Tarnow DP. Semilunar coronally repositioned flap. J Clin Periodontol 1986；13(3)：182-185.
16. Kois JC. Predictable single tooth peri-implant esthetics: five diagnostic keys. Compend Contin Educ Dent 2001；22(3)：199-206.
17. 藤波 淳，三好敬三，中村社綱．予後を診る：ケースプレゼンテーションによるインプラントの経年的評価．第15回 All-on-4コンセプトで埋入したインプラントの予後．Quintessence DENT Implantol 2007；14(5)：49-60.
18. 古野義之，下尾嘉昭，三好敬三，小谷武司，中村社綱．予後を診る：ケースプレゼンテーションによるインプラントの経年的評価．第20回 コンピュータガイドシステムを応用したインプラント治療の予後．Quintessence DENT Implantol 2009；16(4)：39-50.
19. 中村社綱．NobelGuide™ コンセプトによる無歯顎症例への即時荷重の実際(DVDジャーナル)．東京：クインテッセンス出版，2009.

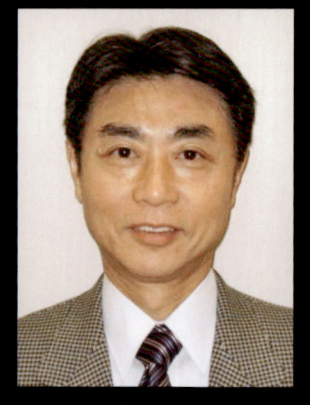

インプラント外科・歯周外科の立場から

小野善弘（Yoshihiro Ono）
（貴和会歯科診療所顧問、JIADS 主宰、アメリカ歯周病学会名誉会員）

● 略歴
- 1972年　九州歯科大学卒業　大阪大学歯学部補綴第二講座入局
- 1975年　大分県別府市にて開業
- 1982年　ボストンの IADS 入学。Dr. Nevins に師事
- 1984年　中村公雄とともに O-N Dental Clinic（現医療法人貴和会歯科診療所）を共同開業
- 1988年　Japan Institute for Advanced Dental Studies（JIADS）開設
- 1998年　銀座ペリオインプラントセンターを開設

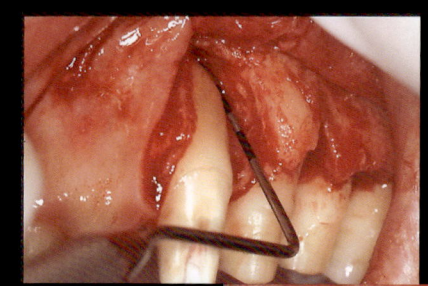

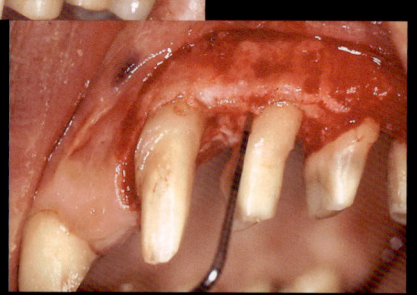

はじめに

　自分の臨床の反省から歯科医師になって10年ほどして渡米し、そこで Dr. G. Kramer や Dr. M. Nevins に出会い、長期的臨床結果をもたらすための歯周治療を基本とした総合治療のコンセプト、知識、テクニックを教えていただいた。帰国後、大阪大学で16年間補綴を専門にしていた中村公雄先生と共同開業した。その後、矯正医の前田早智子先生も参加し、また筆者らの診療所の跡継ぎの松井徳雄先生、佐々木 猛先生なども加わり、互いの専門を生かしながら interdisciplinary therapy を実践してきた症例を提示し、筆者らの考え方を今回講演した。

適切な診断と治療術式の選択

　歯周病によって破壊された口腔内は、プラークの停滞箇所が多く、患者によるプラークコントロールは難しい環境である場合が多い。また、患者によって歯周組織の症状、時期や部位によって病態が違うため、それらに対応するためには治療目的と治療のゴールを明確にしたうえで、治療術式の選択を行う必要がある。歯周治療として歯周組織の問題は、次に挙げる7つのポイントを診断時にチェックするように心がけたい[1]。

① 深い歯周ポケット
② 骨の形態異常
③ 根分岐部病変
④ 歯肉歯槽粘膜の問題
⑤ 歯肉縁下カリエス
⑥ 歯牙の位置異常
⑦ 歯槽堤の形態異常

　また、歯周病によって破壊された口腔内の多くは不良補綴物、歯牙欠損、歯列不正など多くの問題が存在する

骨吸収が重度であったが歯周補綴にて長期間骨の高さを同一レベルに保っている症例（症例1-a〜h）

患者年齢および性別：45歳、男性　　　　**主訴**：全顎的な歯牙の動揺のため機能の改善を希望。インプラント治療は希望せず。

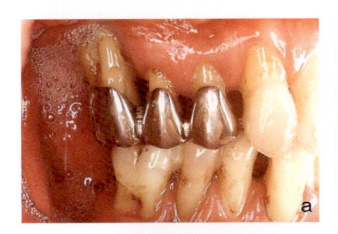

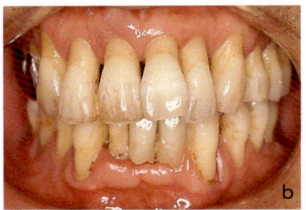

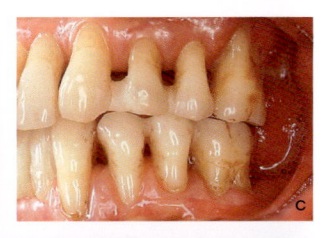

症例1-a〜d　初診時の口腔内およびデンタルX線写真。歯牙の動揺を減少させるため、ワイヤーによる連結処置が施されていた。全顎におよぶ著明な骨吸収により臨床歯根が短い状況である。

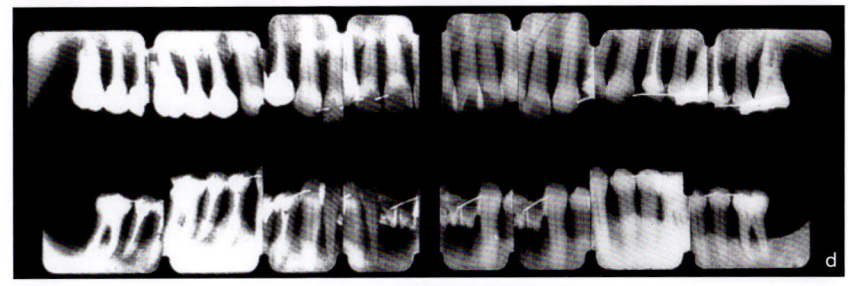

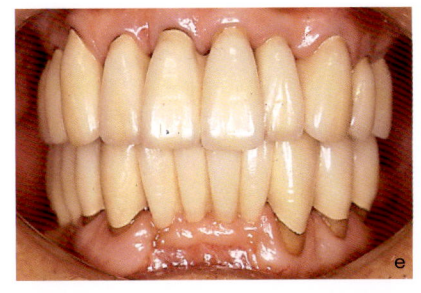

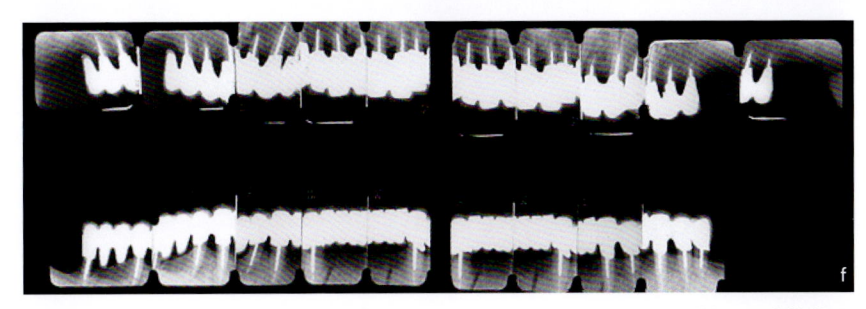

症例1-e、f　最終補綴物装着時の正面観およびデンタルX線写真。患者には断続的なプラークコントロールの重要性と、定期的なPMTC、およびナイトガードの装着の必要性を説明した。

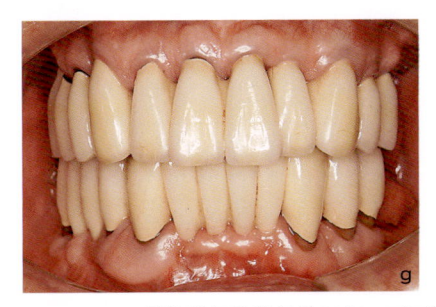

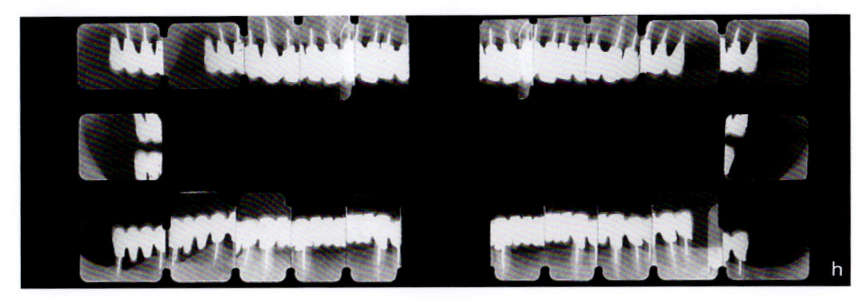

症例1-g、h　最終補綴物装着後20年の正面観およびデンタルX線写真。治療後の骨喪失もなく、安定している。

ため、ただ単に歯周治療のみや局所的な対応のみでは治療後の歯列の安定は得られにくい。そのため、長期的な観点に立って歯周治療はもとより矯正治療、歯内療法、インプラント治療などを有効に利用しながら治療を進めていくべきであろう。治療後に患者の口腔内が患者自身による清掃をしやすく（cleansability）、われわれ術者サイドからはメインテナンスしやすい（maintenability）環境を獲得し、かつ咬合の安定を図る必要がある。治療終了後にメインテナンスに移行できる望ましい条件が獲得できたかどうかにより、メインテナンスの仕方も違ってくる。以下にメインテナンスに移行できる望ましい条件を列挙する[2]。

①浅い歯肉溝が獲得されている
②プロービング時に出血がない

③垂直的な骨欠損や骨レベルに極端な段差がない
④根分岐部病変がない
⑤歯肉歯槽粘膜に問題がない
⑥咬合が安定している

　また違う観点からすると、治療後にできるだけ次のような問題を残さないことを心がけるべきであろう。
①歯肉の段差を残さない、歯肉のラインは可能な限りスムーズにする
②骨の段差を残さない、可能な限り平坦にする
③臼歯部咬合面の辺縁隆線の高さを同じにする

　欠損補綴を行う際、固定式の補綴物を希望される場合に、術者サイドにインプラント治療のオプションがあれば、より患者の希望を実現できる可能性が高くなる。しかし、ただ欠損があるからといって、安易にインプラント治療を行うべきではない。近年、天然歯を安易に抜歯し、インプラント治療に流れる傾向が見られるが、われわれ歯科医師としては、天然歯を保存するための治療のオプションを持ち、さまざまな病態に対応できるようにする責務があると思う。インプラント治療を行うことが患者の歯列の中でどのような意義を持つのか、長期的展望の下でインプラントの果たす役割がどのようなものなのか、またインプラント治療を行うための十分な環境が整っているかなどを十分吟味して取りかからなければ、あとで取り返しのつかない状況になることも考えられる。また、インプラント治療によりそれ以上の欠損を増やさないことも考慮すべきであろう。Dr. M. Nevins も「切除療法が確実にできることが、再生療法を成功に導く重要な要件である」と言っている（症例1）。

歯周病の病態の把握と治療法の選択

　歯周病は silent disease と言われ、静かに進行するため、気がつくと病態が進行している場合が多い。その歯周病の病態としては3つの組織に現れるが、こうしたさまざまな病態に対応するためにも、多くの治療オプションを持つことが大切である。すなわち、それぞれの病態に対して、表1に示すような治療目的および治療術式のオプションを持って対応する（症例2）。

　付着歯肉の重要性に関しては、Maynard と Wilson や Nevins が報告した文献があるが[3,4]、彼らは臨床の長期症例を示しながら、その重要性を検証している。

　一方、根面被覆も天然歯を保存するための重要なオプションの一つである（症例3）。また、apicallly

表1　歯肉、歯根、歯槽骨における歯周病の病態、治療目的、治療術式

部位	病態	治療目的	治療術式
歯肉	腫脹・出血	炎症の軽減	・Brushing、SC/RP（症例1〜13）
	深い歯周ポケット	ポケットの減少・除去	・MWF ・APF（症例4、8） ・FGG（症例2、5、12）
	付着歯肉不足	付着歯肉の獲得	・APF（症例6） ・FGG（症例2、5、9、10、12） ・CTG
	歯肉退縮	可能なら根面被覆	・CTG（症例3）
歯根	根面へのプラーク、歯石の沈着	プラーク、歯石などの汚染物質の除去	・機械的なデブライドメント ・薬剤による根面処理
	根面カリエス	Biologic with の確立	・骨外科処置＋APF、FGG ・Extrusion＋骨外科処置＋APF、FGG
	根分岐部病変	病変の除去	・Tooth sectioning（症例5）
		再生	・GTR ・Bone graft
歯槽骨	垂直的・水平的骨欠損	骨の平坦化・再生	・骨外科処置（症例4、8、12） ・抜歯 ・Extrusion＋骨外科処置（症例6） ・再生療法＋骨外科処置（症例7）

SC/RP＝スケーリング・ルートプレーニング、MWF＝modified widman flap（ウィドマン改良法）、APF＝apically positioned flap（歯肉弁根尖側移動術）、FGG＝free gingival graft（遊離歯肉移植術）、CTG＝connective tissue graft（結合組織移植術）、GTR＝guided tissue regeneration（組織再生誘導法）

インプラント外科・歯周外科の立場から

補綴修復歯の付着歯肉の必要性（症例2-a〜g）

患者年齢および性別：50歳、女性
主訴：大臼歯部欠損修復を希望して来院。
問題点：多量の歯石沈着、深い歯周ポケット、大臼歯部分岐部病変Ⅲ度、上顎大臼歯部挺出、下顎大臼歯部欠損。ポケット除去と付着歯肉の獲得を図る。

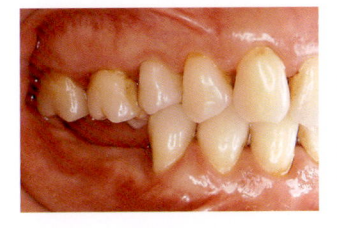

症例2-a　初診時の状態。下顎右側小臼歯部にはほとんど付着歯肉は認められない。

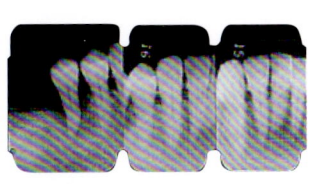

症例2-b　初診時のデンタルX線写真。

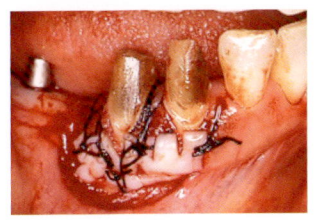

症例2-c　FGGによりポケット除去と付着肉獲得を図った。

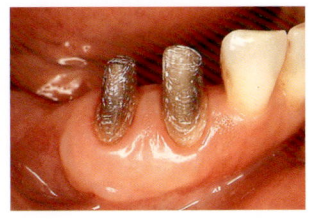

症例2-d　FGG後5ヵ月の状態。十分な付着歯肉が獲得されている。

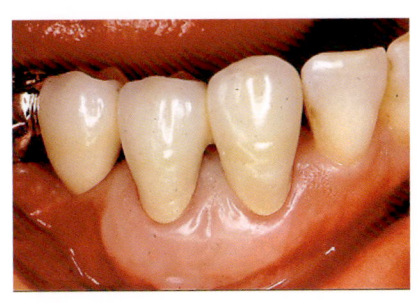

症例2-e　最終補綴物装着時。

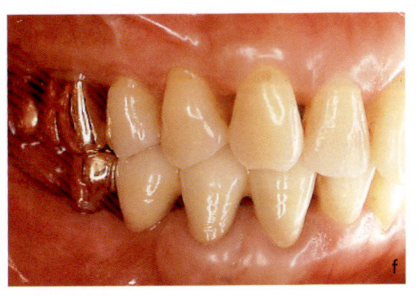

症例2-f、g　治療後18年の口腔内およびデンタルX線写真。歯肉辺縁位置に変化なし。

CTGにより根面被覆を行った症例（症例3-a〜f）

患者年齢および性別：28歳、男性
主訴：根面被覆を希望。1 2部に冷水に対する知覚過敏あり。
現症：矯正専門医から紹介されたケース。矯正治療終了後に1 2 3 4部に歯肉退縮が認められた。

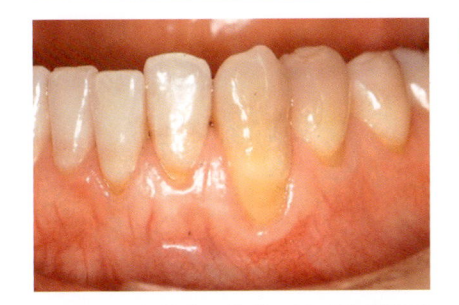

症例3-a　初診時の状態。矯正治療終了後に1 2 3 4部に歯肉退縮による根面露出が認められた。

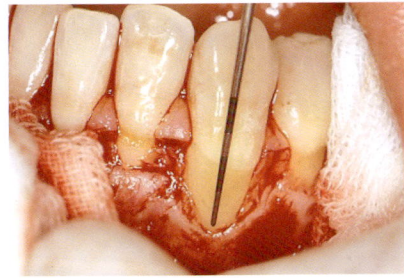

症例3-b　3の根面露出は6mm。

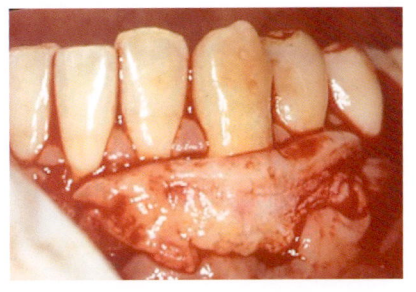

症例3-c　根面処理および移植片のトリミングを行った後、受容側に適合させる。

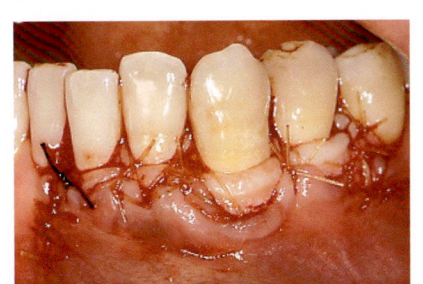

症例3-d　結合組織の縫合終了後。

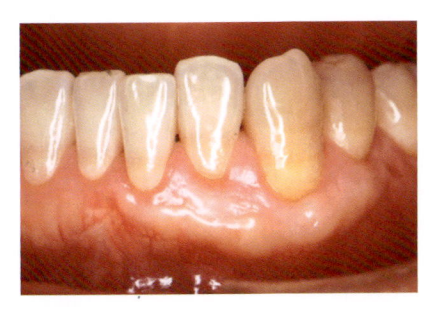

症例3-e　術後1年。

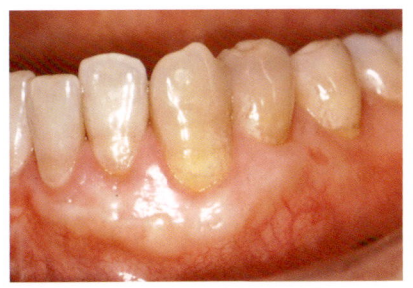

症例3-f　術後7年。歯肉の段差もなくなり、歯肉の連続性が確保されている。

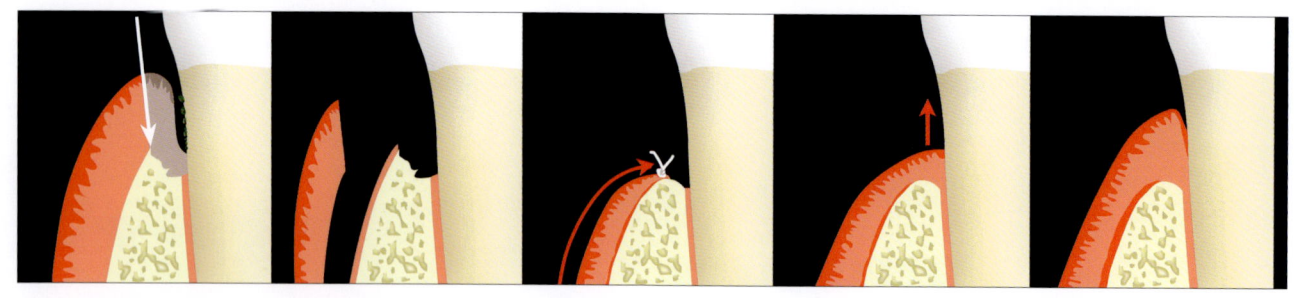

図1 Appically positioned flap の治癒形態。ポケットの除去（浅い歯肉溝、biologic with の確立、骨の平坦化（bone leveling）、付着歯肉の増大を目的として行う。

全顎にわたる深い歯周ポケットおよび水平的骨吸収に対して APF にて対応した症例（症例4-a〜g）

患者年齢および性別：36歳、男性　　　　主訴：歯牙の動揺と咀嚼障害。

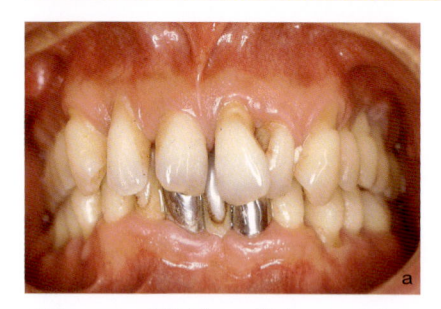

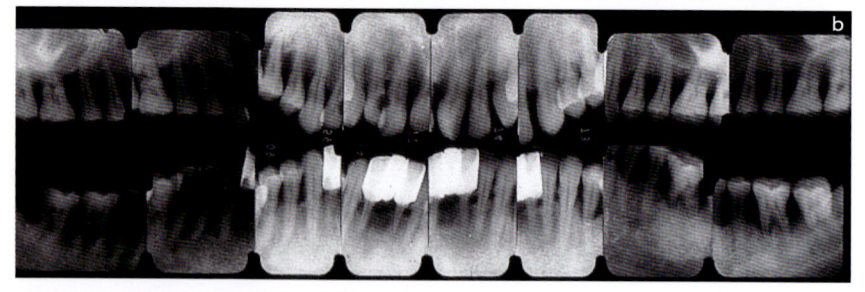

症例4-a、b　初診時の口腔内およびデンタルX線写真。全顎的に水平的骨吸収が著明。

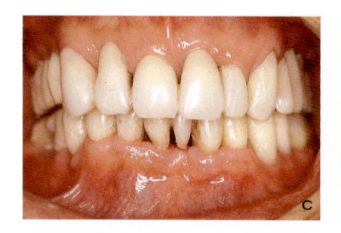

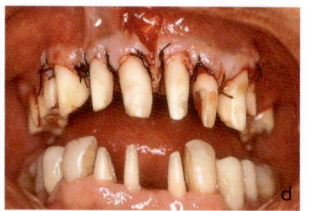

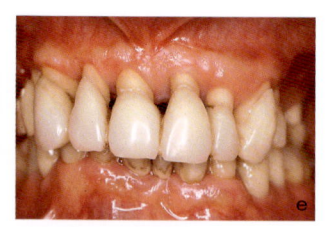

症例4-c　初期治療終了時。

症例4-d　歯周ポケットの除去を目的に骨外科処置をともなう APF を行った。

症例4-e　術後3ヵ月。これより術後5ヵ月から補綴処置にかかる。

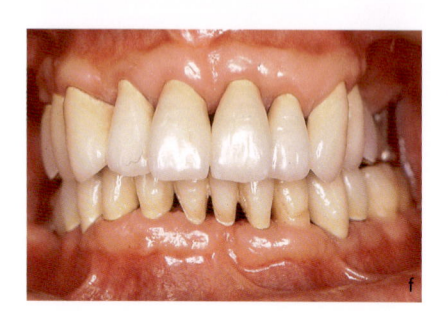

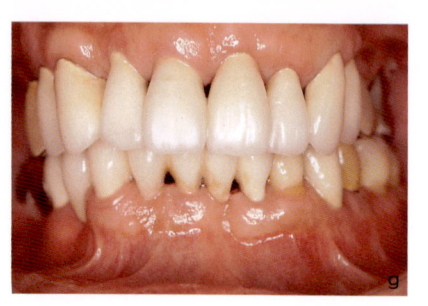

症例4-f　最終補綴物装着時の口腔内。患者にはプラークコントロールの重要性と定期的なメインテナンスの必要性を説明した。

症例4-g　治療後17年の口腔内。歯肉辺縁の位置は変化していない。

positioned flap も、効果的な術式である（図1、症例4）。さらに、根分岐部病変の治療法の一つとして歯牙分割がある。その際も骨の平坦化を図るため、隣在歯との骨レベルの段差を少なくする必要がある（症例5）。

筆者らがヘミセクションおよび歯牙分割を行い、7年以上経過した症例を長期的に観察したデータを示す（図2）。75名の患者（男性30名、女性45名）の上顎大臼歯77本、下顎大臼歯53本に対し、臨床評価、歯周検査、X線診査を行った。なお、これらの患者は根分岐部病変1〜2度（Lindhe の分類）であり、apically positioned flap あるいは free gingival graft with osseous surgery を施術している。なお、最終補綴物装着後7年以上21年までの生存率は、上顎が85.7％（66／77歯）、下顎が86.8％（46／53歯）であった。

なお、bone leveling を得るために extrusion 後に骨外科処置を行うことも一つの方法である（症例6）。また、

根分岐部病変に対する骨分割（症例5-a〜j）

患者年齢および性別：50歳、男性　　　　主訴：左下で噛めない。

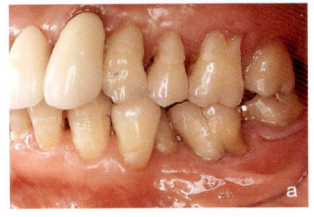

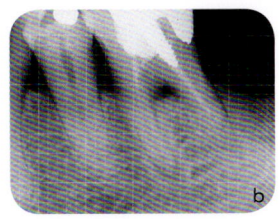

症例5-a、b 深い歯周ポケット、骨の形態異常、根分岐部病変、歯牙の位置異常、歯肉歯槽粘膜の問題などが認められた。7̄はびまん性骨吸収のため抜歯した。

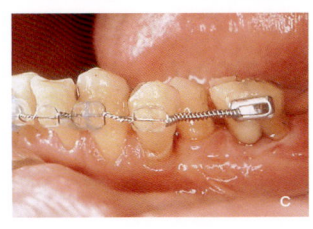

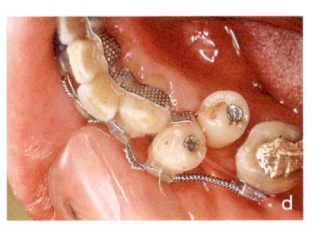

症例5-c、d 5̄を歯列弓に入れるため、6̄を upright した。

症例5-e〜g Provisional restoration により4̄ 5̄ 6̄ を連結し、口腔前庭拡張、付着歯肉獲得、歯周ポケットの除去を目的として FGG を行う。同時に骨外科処置および根分割を行い、bone leveling を図った。歯周外科処置後2ヵ月して6̄の upright を行い、分割部の拡張を図った。

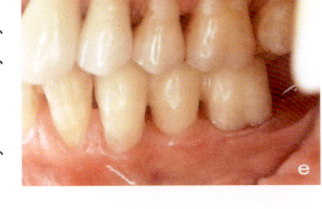

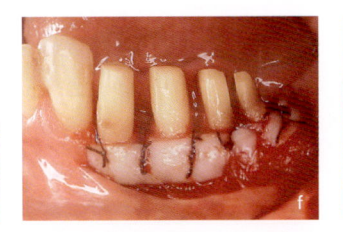

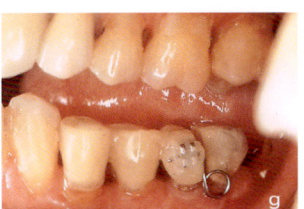

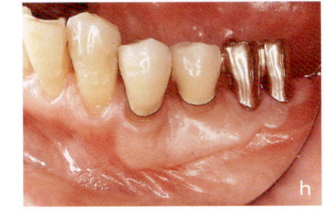

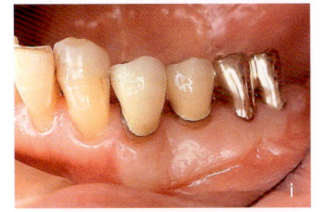

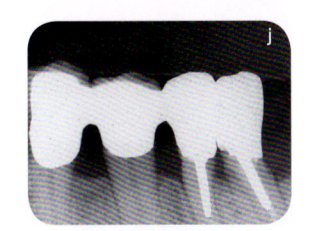

症例5-h 治療終了後。

症例5-i、j 治療後15年の口腔内およびデンタルX線写真。

症例7からもわかるように、再生療法も重要なオプションである。

予知性の高い治療術式の選択

患者一人ひとりの病態が違うため、それぞれに合った治療を行う場合、予知性の高い治療術式の選択を行うことが治療結果の longevity（永続性）につながると思われる。Dr. G. Kramer や Dr. M. Nevins は、歯科治療において次の3つの重要なコンセプトがあると言う。

① Conceptualization（概念化）
② Predictability（予知性）
③ Longevity（永続性）

すなわち、それぞれの患者の問題を的確に捉え、予知性の高い術式を選択することが、その治療結果の永続性につながる。そのためには、歯周病の原因の除去だけでなく、疾患が再発しにくい口腔内環境を獲得し、患者の compliance を得て、メインテナンスを継続することが

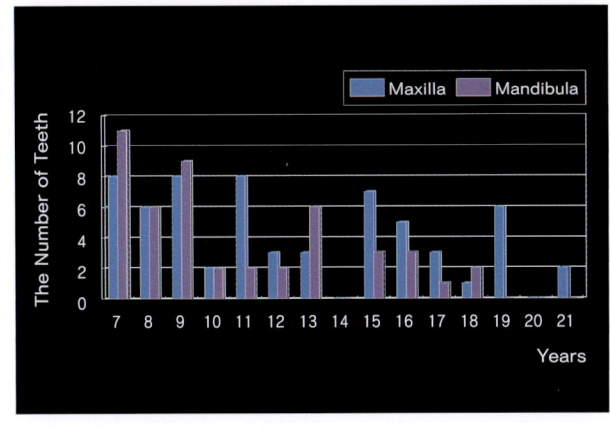

図2 ヘミセクションと歯牙分割を行った歯牙の経過観察期間と予後良好な歯数。

重要である。

アメリカ歯周病学会の公式コメントでも、歯科治療の中でもっとも重要な言葉は「Cleansability」であり、動的治療中には口腔内の清掃性が向上することが重要であり、治療後にはその清掃性が持続され、維持されることが大切であるとされている。また、メインテナンス中は歯科衛生士の役割が重要になってくる。プラークコントロー

骨縁下欠損に対する処置法（症例6-a〜i）

患者年齢および性別：44歳、女性　　　**主訴：左側で噛めない。上顎臼歯部は挺出している。**

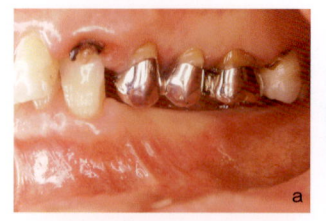

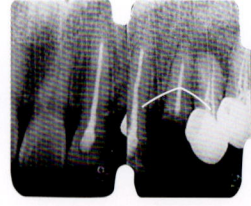

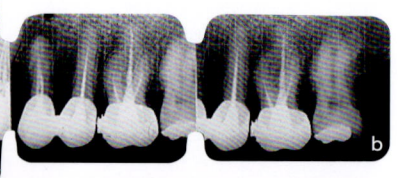

症例6-a、b　初診時の口腔内およびデンタルX線写真。|3 に骨縁下欠損が認められる。

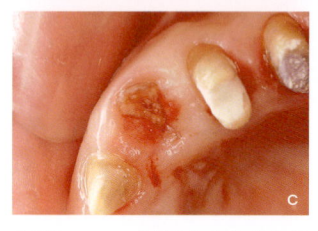

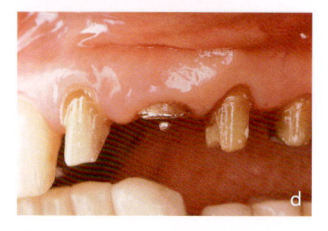

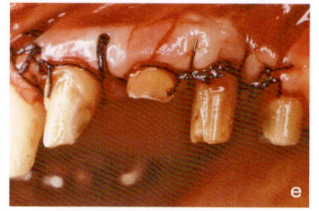

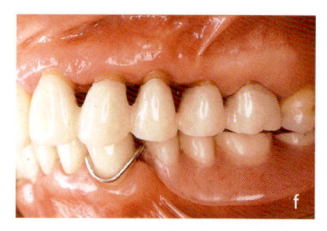

症例6-c〜f　保存するために|3 に短いポストを入れて、ポンティックの部分に穴をあけて、その部分にワイヤーを通し、エラスティックを用いて引っ張り出した。その後骨外科処置をともなう APF を行い、biologic width を確保した。

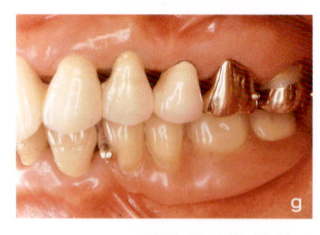

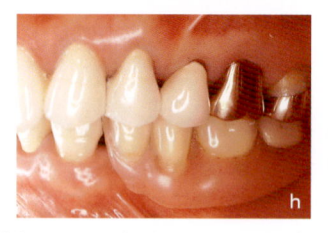

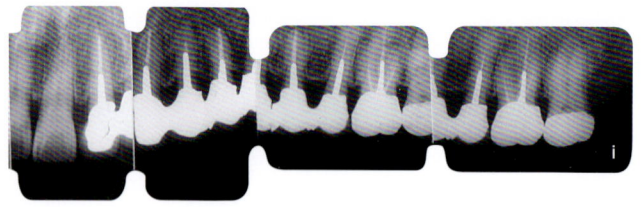

症例6-g〜i　最終補綴物装着時（g）および10年後（h、i）の写真。|2 3 4 の APF を行った部分は歯肉辺縁の変化はないが、|5 6 部は角化歯肉の厚みが足りなかったようで、少し歯肉退縮が起こっている。

ルの状態、歯牙の動揺、深い歯周ポケットの再発の有無、根面カリエス、コンタクトポイントの緩み、歯牙破折がないかどうかなどのチェックを行い、何か問題ある場合、歯科医師に報告してもらう。また、**症例8**のような治療結果を求めるためには、APF や FGG、骨外科処置などのオプションを持つ必要がある。

Levy や Giannobile ら[5]は、部分層弁により APF を行った慢性歯周炎の患者18名を術後12ヵ月の時点で臨床的、細菌学的にその効果を調べた。初期治療のみと初期治療＋APF を比べて、初期治療＋APF のほうが初期治療のみと比較してポケットの深さ、歯肉の発赤、プロービング時の出血において有意に改善したと報告している。また、6 mm 以上のポケットに有意に存在する red complex が減少したと報告している。APF による歯周病菌の減少は歯周組織の安定を維持するうえで重要であると結論している。

Dr. M. Nevins は「歯周病は骨の喪失をともなう hard tissue disease であり、われわれは"Bone Doctor"である

べき」と言う。骨の喪失を進行させないためには、垂直性骨欠損に対して bone leveling（骨の平坦化）を図ることが重要である。Papapanou ら[6]は水平性骨欠損と垂直性骨欠損が10年後にどのような骨レベルになっているかを調べ、垂直性骨欠損を有する歯牙のほうが10年後に喪失する可能性が高いと報告している。また、Dr. G. Kramer[7]は PRD 誌において、自分の教え子の歯周病専門医で15年以上臨床経験している15名を全米中から選び、彼らから集めた外科処置後の870症例のX線を評価し、骨外科処置は歯周病の進行を抑えるうえで有効かつ予知性の高いテクニックであると明言している。

力と炎症のコントロール

治療後に審美性の回復はもちろんのこと、機能性を長期間維持するためにも、口腔内の清掃性を重視した治療計画の立案が重要であり、それぞれの専門が有機的に結びついてはじめて良好な治療結果が得られるものと思う。

再生療法を行った症例（症例7-a〜o）

患者年齢および性別：43歳、男性

主訴：前歯部の補綴物の費用を請求され、臼歯部がよく腫れるので疑問に思い、友人に相談した後、来院した。

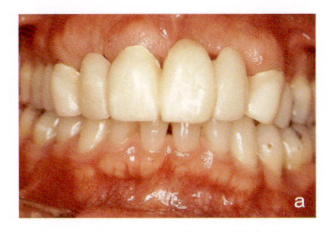

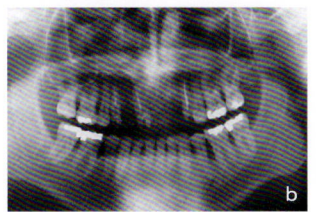

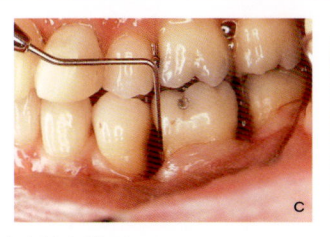

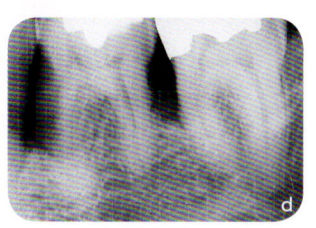

症例7-a〜d 初診時。6近心はプロービングデプスが11mm。再生療法を計画した。

症例7-e〜g DFDBAおよびGTR膜による再生療法を行った。

症例7-h 6週後GTR膜を除去。膜の直下に新しい肉芽組織が確認できた。

症例7-i 再生療法後1年のデンタルX線写真。

症例7-j 膜除去後1年2ヵ月。骨外科処置、6 7部にAPF、5部にFGGを行った。

症例7-k、l 13年後のデンタルX線写真および口腔内。6近心のプロービングデプスは3mmとなった。

症例7-m 治療後のパノラマX線。深い歯周ポケットの除去、骨の平坦化、付着歯肉の獲得が達成された。

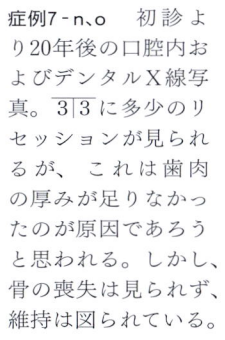

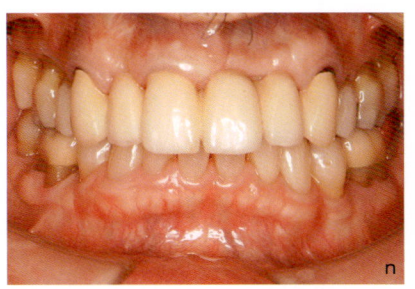

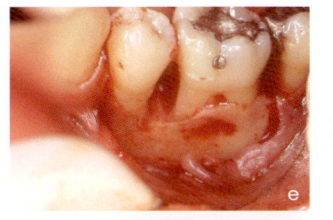

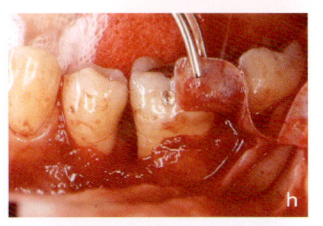

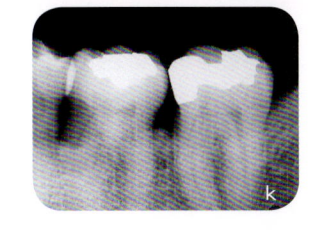

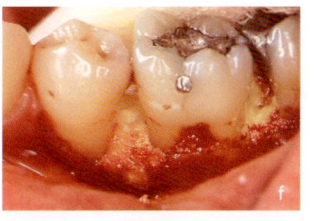

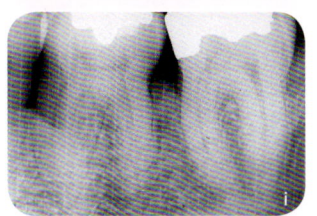

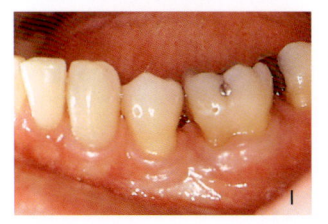

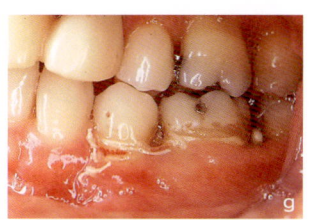

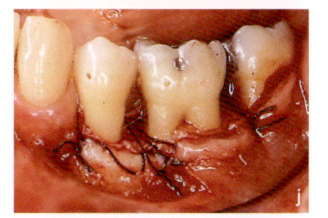

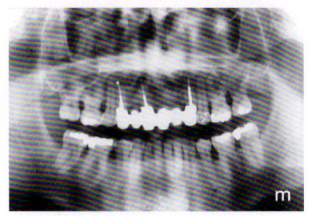

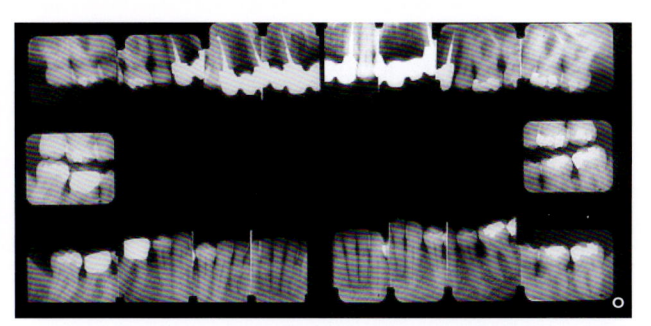

症例7-n、o 初診より20年後の口腔内およびデンタルX線写真。3|3に多少のリセッションが見られるが、これは歯肉の厚みが足りなかったのが原因であろうと思われる。しかし、骨の喪失は見られず、維持は図られている。

特に、天然歯とインプラントが共存する口腔内では炎症と力のコントロールを図らねばならない（図3）。

最近の文献を見ると、歯周病患者におけるインプラント周囲炎が話題になっている[8〜10]。インプラント周囲炎による失敗を防ぐうえでも、インプラントを行う場合は、事前に歯周治療を行う必要がある。

インプラント治療における角化歯肉獲得の必要性

われわれは天然歯とインプラントの違いを認識したうえで、インプラント治療を行う必要がある。すなわち歯牙とセメント質との付着とインプラント表面と軟組織と

歯周ポケットの除去、骨外科処置、矯正治療を行った症例（症例8-a～h）

患者年齢および性別：53歳、女性　　　　主訴：固いものが噛めない。

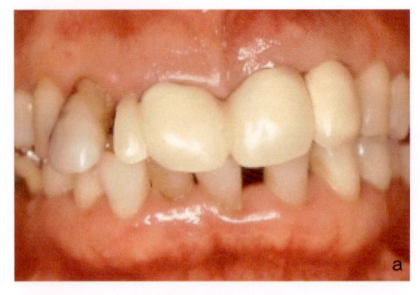

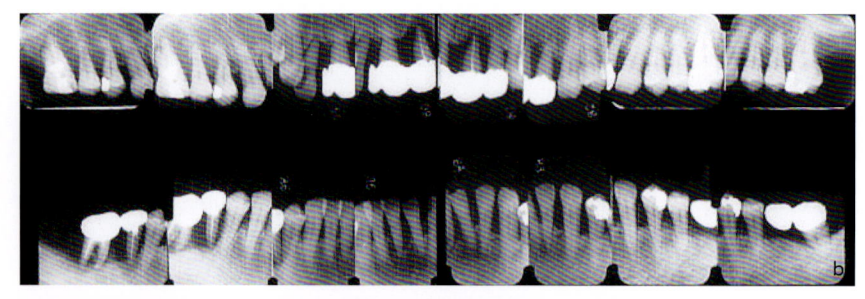

症例8-a、b　初診時の口腔内およびデンタルX線写真。上顎前歯部、下顎大臼歯部の骨吸収が著明。

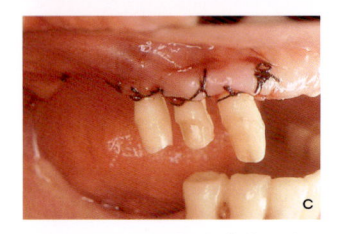

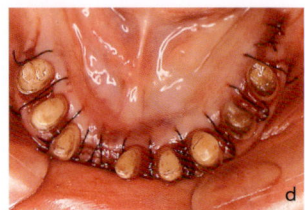

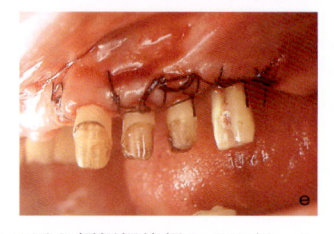

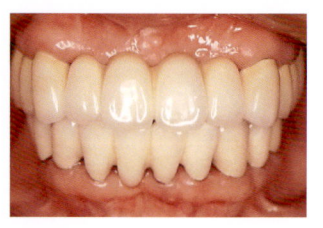

症例8-c～e　初期治療後、歯周ポケットの除去、骨の平坦化、6の近心頬側根抜根などを行った。この後、矯正治療により歯牙の位置異常の改善を図り、最終補綴物を装着した。　　症例8-f　治療終了時の口腔内（1991年、55歳）。

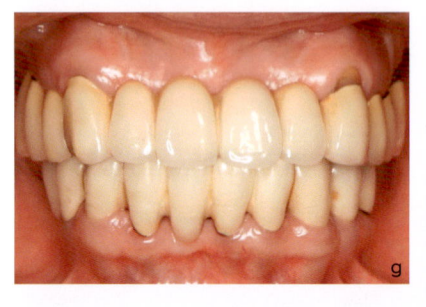

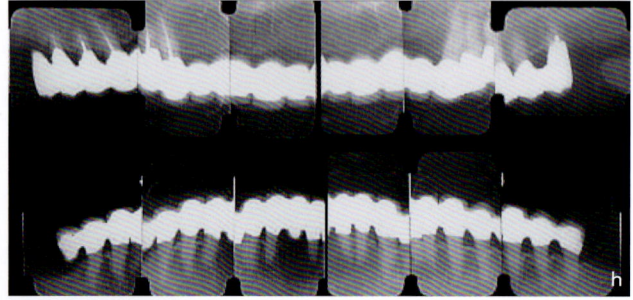

症例8-g、h　治療後19年の口腔内およびデンタルX線写真（2010年、74歳）。こうした治療結果を得るためには、APFやFGG、骨外科処置などのオプションを持つ必要がある。

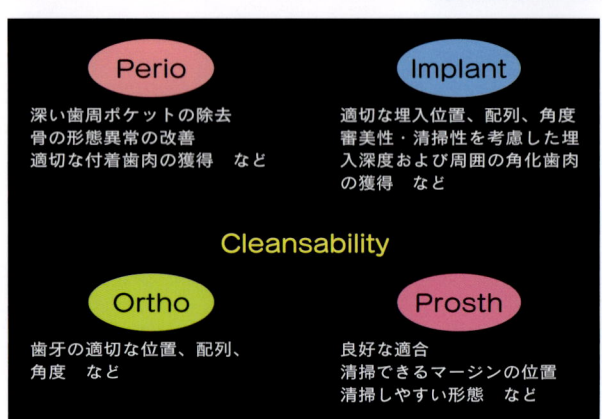

図3　複雑な症例になればなるほどペリオだけでは問題解決できない。他科との有機的な連携で口腔内の清掃性を重視した治療計画を立案し、問題解決を図らなければlongevityは達成できない。

の接合面の違い、骨レベルの違い、歯根膜の有無、など天然歯とインプラントには大きな違いがある。

　インプラント表面の軟組織の付着は天然歯と比較して脆弱で、かつ歯根膜からの血液供給はないため、インプラント周囲に軟組織としての防御壁として、角化歯肉は重要と考える（症例9、図4）。その重要性については、以下の文献も合わせて参照されたい。

- Schroederら[11]：可動性の粘膜にインプラントを植立した場合、インプラントと接合上皮の界面が破壊され、炎症が波及しやすい。
- Warrerら[12]：インプラント周囲に角化歯肉がない部位では、角化歯肉のある部位に比較して、歯肉の退縮・付着の喪失が顕著に起こった。

　また、インプラントにおいても骨、歯肉、歯列の連続性を獲得することが治療結果のlongevityを可能にすると考える（症例10～12）。

インプラント外科・歯周外科の立場から

インプラント周囲に角化歯肉の増大を図った症例（症例9-a～i）

患者年齢および性別：42歳、男性　　　主訴：右下奥歯のかぶせ物が取れた（外れた）。

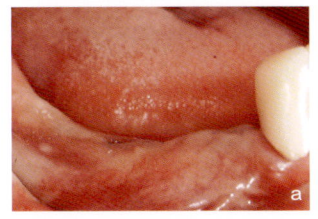

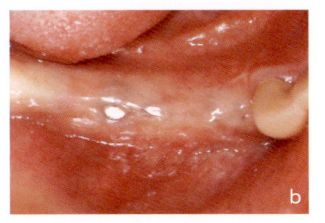

症例9-a、b　二次手術前の口腔内。インプラント周囲には少しの角化歯肉は存在しているが、頬側にはほとんどない状態である。

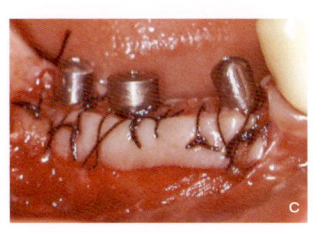

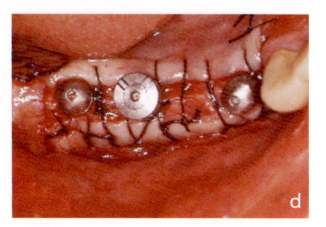

症例9-c、d　存在している角化歯肉を舌側にAPFを行い、頬側には上顎口蓋側より採取したFGGをインプラント頬側に移植した状態。

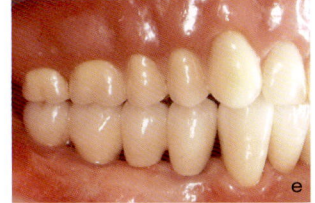

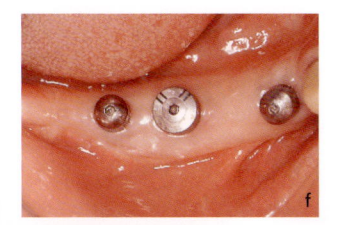

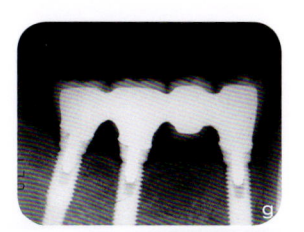

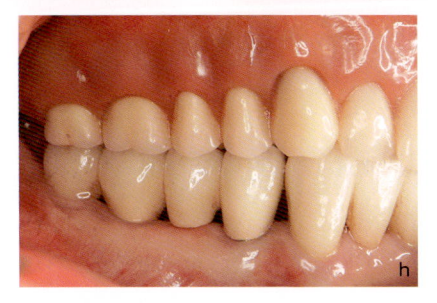

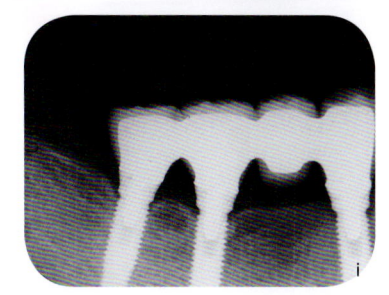

症例9-e～g　上部構造装着時。この状態が患者にとって清掃しやすい環境となる。

症例9-h、i　7年後の状態。何の変化も見られない。

インプラント周囲に角化歯肉の増大を図った症例（症例10-a～h）

患者年齢および性別：66歳、男性　　　主訴：3は骨吸収のため抜歯。インプラント治療を希望。

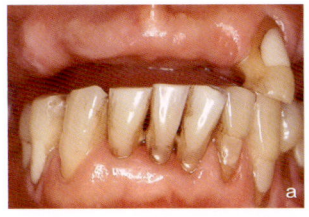

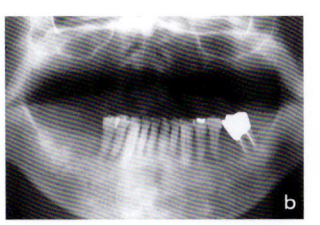

症例10-a、b　患者は66歳の男性で、右下臼歯部の欠損に対してインプラント治療を希望して来院したが、その結果に満足したため、左下および上顎にもインプラント補綴を希望した。

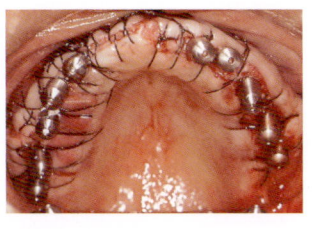

症例10-c　Sinus augmentationによるインプラント埋入を上顎に行い、二次手術時の口腔内。

症例10-d　左下二次手術時の口腔内。

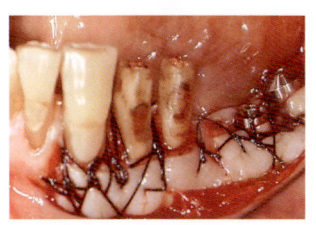

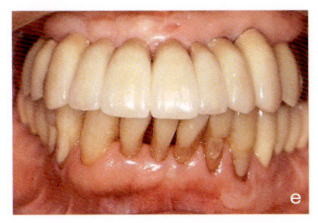

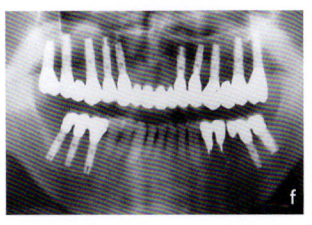

症例10-e、f　最終補綴物装着時の口腔内およびパノラマX線写真。インプラント周囲の角化歯肉獲得、残存歯周囲の歯周ポケット除去、付着歯肉の獲得、骨の平坦化が図られた。

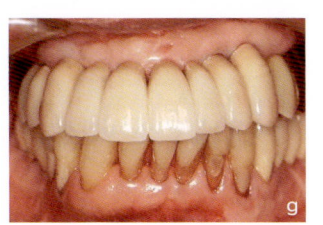

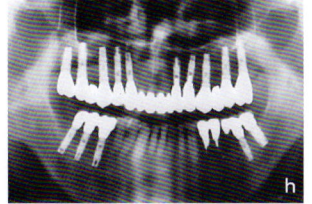

症例10-g、h　治療後12年、現在80歳。治療後と同じで臨床的に何の変化もない。

Sinus augmentationと垂直的骨造成を併用し、骨、歯肉、歯列の連続性を図った症例(症例11-a〜e)

患者年齢および性別：61歳、男性　　主訴：噛めない。

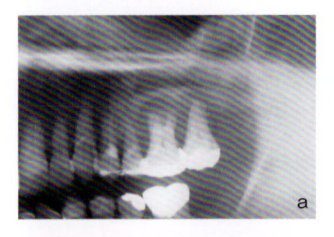

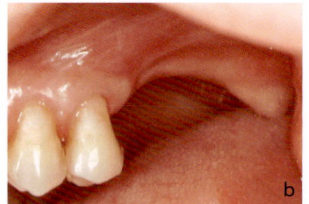

症例11-a、b　5̲ 6̲ 7̲抜歯前のパノラマX線写真および術前の口腔内。歯周病により骨吸収が著明な場合、抜歯後には極端な骨の凹みが見られる。

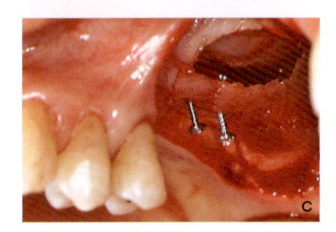

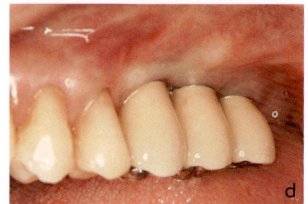

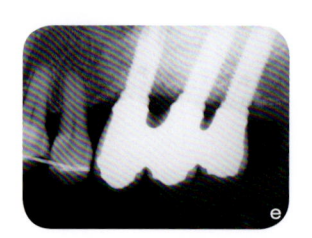

症例11-c　治療後の清掃性を考慮し、sinus augmentationのみならず上方へのGBRも同時に行うことによって、bone levelingや歯肉の連続性が図られる。

症例11-d　術後の口腔内。

症例11-e　術後のデンタルX線写真。

歯周治療および補綴治療の共同作業で治療した症例(症例12-a〜x)

患者年齢および性別：50歳、女性　　主訴：噛めない。インプラントは最小限にしてほしい。

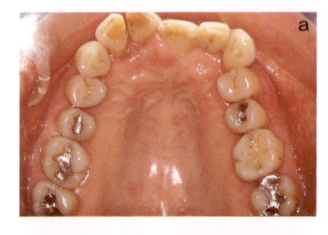

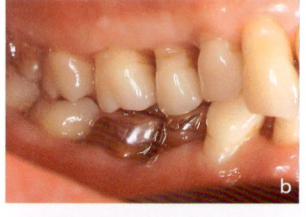

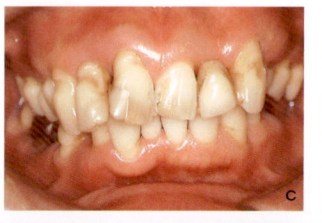

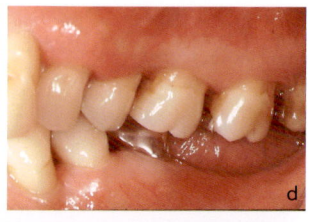

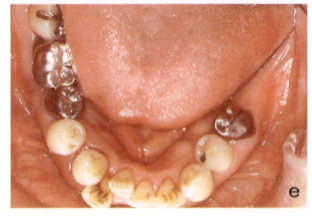

症例12-a〜f　患者は50歳の女性で、インプラントはできるだけ少なくして、噛めるようにしてほしいとの希望で来院した。歯列不正もあり矯正、歯周治療、補綴治療の共同作業で治療した症例である。全顎的に歯周病が進行している状態(f)。特に、3番のところに注目。

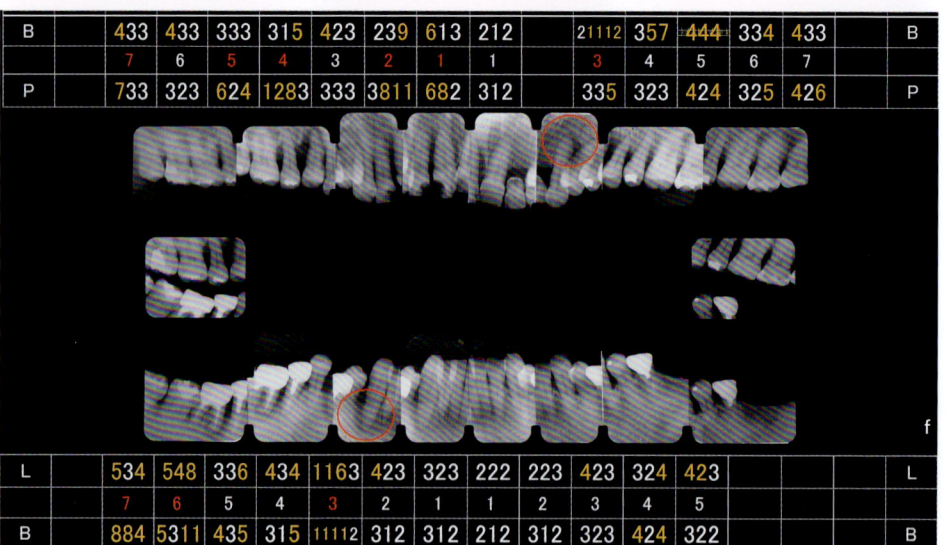

B	433	433	333	315	423	239	613	212	21112	357	444	334	433	B
	7	6	5	4	3	2	1	1	3	4	5	6	7	
P	733	323	624	1283	333	3811	682	312	335	323	424	325	426	P

L	534	548	336	434	1163	423	323	222	223	423	324	423	L
	7	6	5	4	3	2	1	1	2	3	4	5	
B	884	5311	435	315	11112	312	312	212	312	323	424	322	B

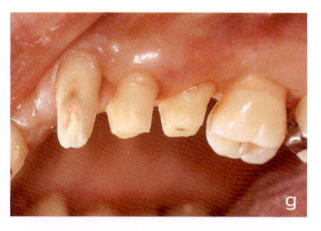

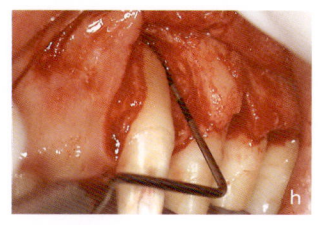

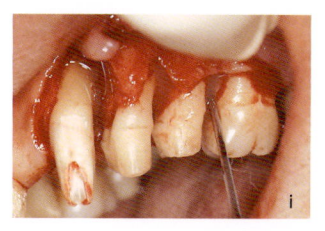

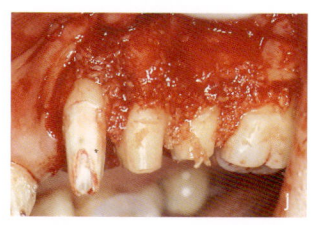

インプラント外科・歯周外科の立場から

症例12-g〜j　フラップを開いてみると想像したような骨吸収だったので、DFDBA、FDBA、自家骨、吸収性メンブレンを用いて再生療法を行った。

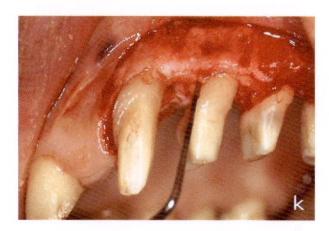

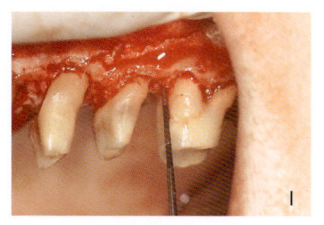

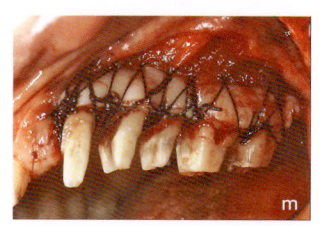

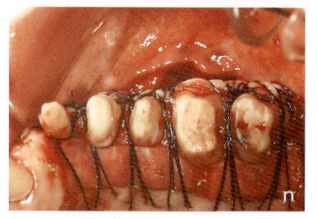

症例12-k〜n　1.5年後、骨が再生している状態。しかし、骨が再生したからそれで終わりではなく、歯周病菌に感受性の高い患者には、補綴物の長期的結果を求めるためにも、残存している歯周ポケットの除去、付着歯肉の獲得およびbone leveling を図ることが重要である。

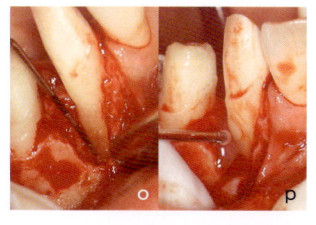

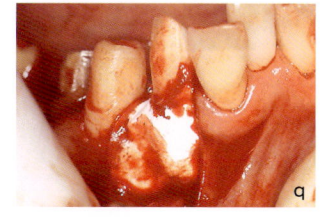

症例12-o〜q　3⎿にも再生療法を行った。

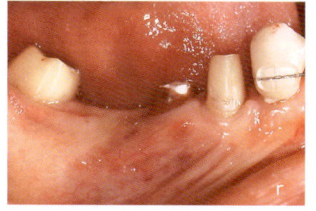

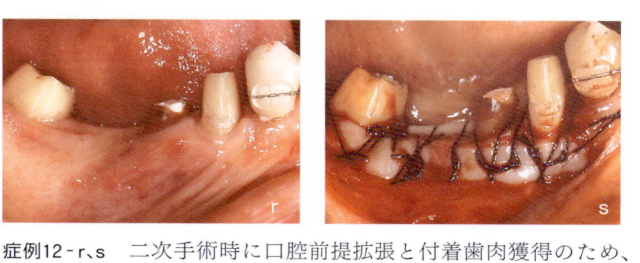

症例12-r、s　二次手術時に口腔前提拡張と付着歯肉獲得のため、FGG を行った。しかし、その時に3⎿の遠心部の再生療法を行った部位の処置を忘れていた。

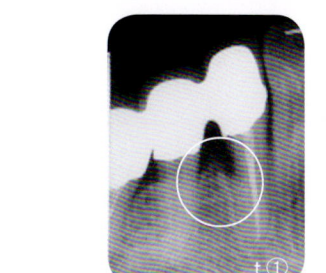

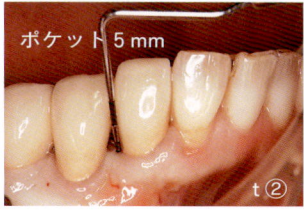

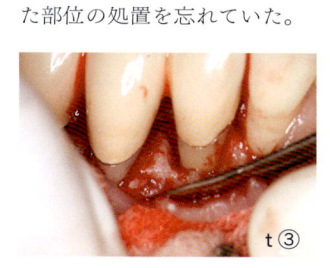

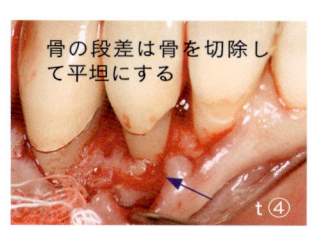

症例12-t①〜④　最終補綴物装着後1年して、メインテナンス中に歯科衛生士から「ポケットが5mm あるのですが」と言われ、術中の写真を見て、自分が二次手術をしていないことがわかり、再生は起こっていたが、骨の段差が残っていたので、骨を削除して平坦にした。この症例から再生療法後の骨外科処置の必要性を認識させられた。

（t④内注記）骨の段差は骨を切除して平坦にする

症例12-u〜w　治療終了時。この状態になって初めてメインテナンスに移行できる望ましい条件が得られたといえる。

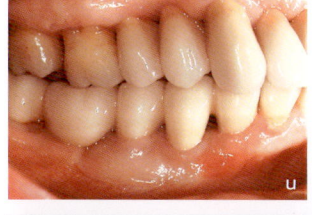

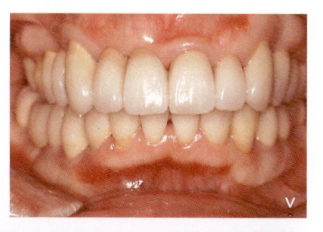

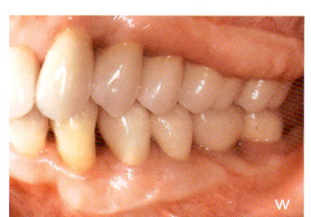

症例12-x　治療終了後3年半経過時のデンタルX線写真。3⎿遠心部の骨欠損は期待以上に再生されていたが、依然として多少の骨欠損が残存していた。

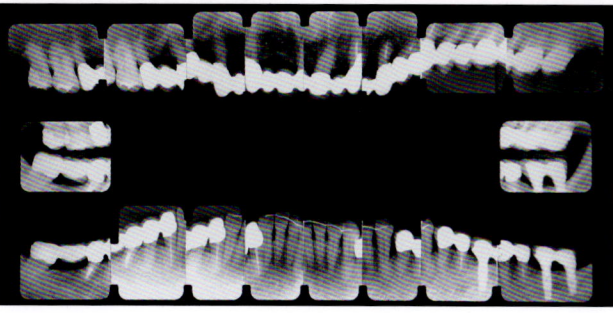

95

OJファウンダー講演　長期症例成功失敗の分岐点―若手歯科医師に伝えたいこと

歯牙の位置異常、歯の動揺、咬合異常を改善した症例（症例13-a～m）

患者年齢および性別：35歳、女性　　　　主訴：下の前歯がぐらぐらして噛めない。

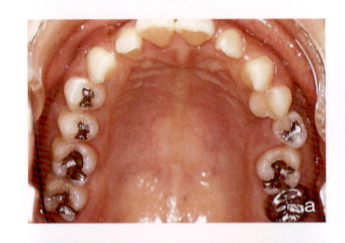

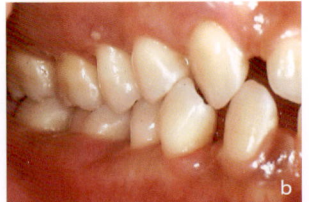

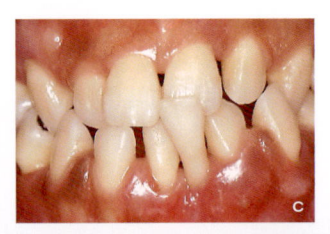

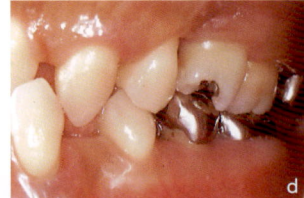

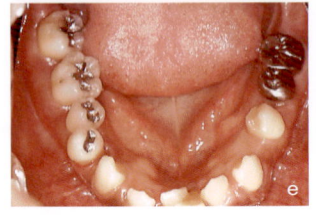

症例13-a～f　初診時の口腔内およびデンタルX線写真。プラーク付着少、歯肉炎症軽度、歯牙の位置異常、歯の動揺、咬合異常（前歯部反対咬合）、Class Ⅲ傾向、咬合平面の乱れ、偏心運動時臼歯部干渉が認められた。また、デンタルX線写真からは、全顎的に垂直性の骨欠損が多く認められる。

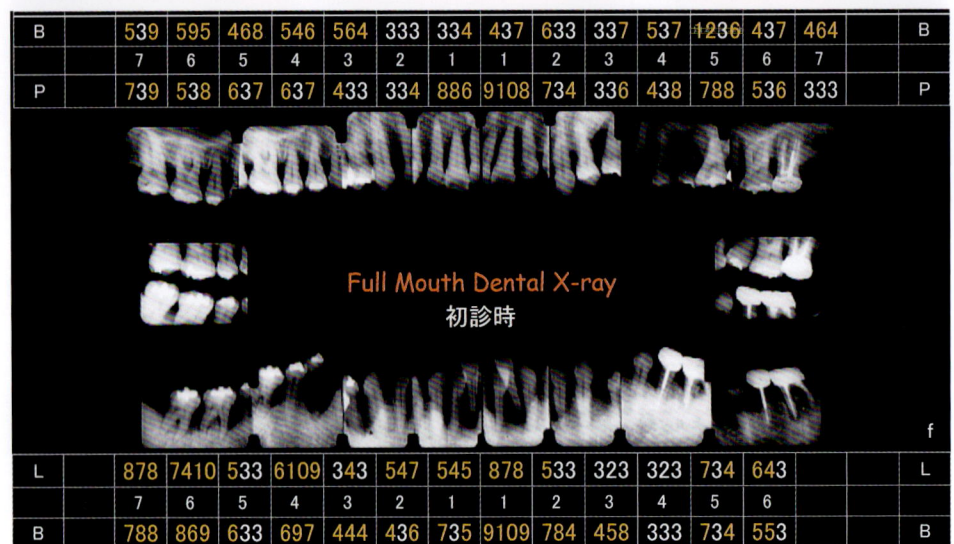

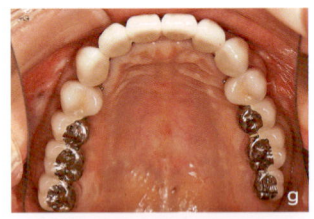

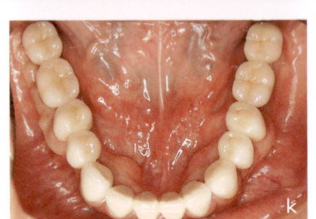

B	539	595	468	546	564	333	334	437	633	337	537	1236	437	464	B
	7	6	5	4	3	2	1	1	2	3	4	5	6	7	
P	739	538	637	637	433	334	886	9108	734	336	438	788	536	333	P

Full Mouth Dental X-ray 初診時

L	878	7410	533	6109	343	547	545	878	533	323	323	734	643		L
	7	6	5	4	3	2	1	1	2	3	4	5	6	7	
B	788	869	633	697	444	436	735	9109	784	458	333	734	553		B

症例13-g～l　術後の口腔内およびデンタルX線写真。

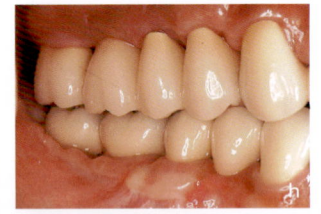

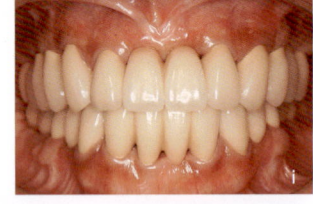

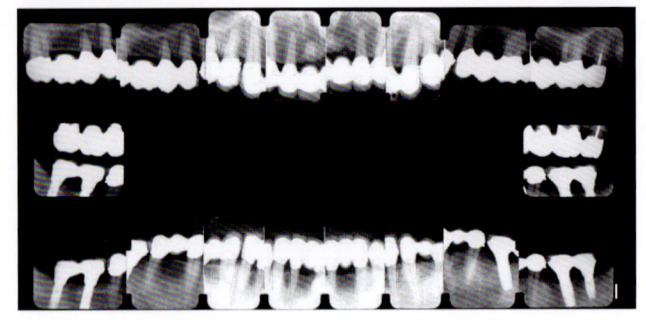

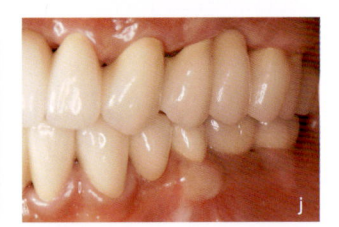

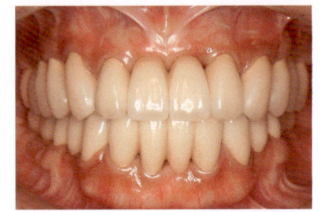

症例13-m　術後3年の口腔内。

多様な治療オプション

　Dr. G. Kramer や Dr. M. Nevins は常々「治療として科学性を持つには、誰が行っても同じ結果が得られるものでなければならない」と言う。しかし、そのためには、多くの治療オプションを持つための努力は必要であろう[15]。

　症例13は、筆者らの診療所の跡継ぎの佐々木 猛先生と矯正専門医の前田早智子先生が行った症例であるが、コンセプトが同じであれば、清掃性の高い口腔内環境を整えるためのオプションを用いて同じ結果が得られる。

結論

本稿の結論を以下に示す。

- 天然歯に対する治療オプションを多く持ち、最大限天然歯の保存に努める。
- 天然歯とインプラントの混合歯列においては術後のcleansabilityを考慮してメインテナンスに移行できる望ましい条件を整えることが、治療結果のlongebityにつながる。
- 歯周治療の術式はインプラントにも応用可能である。
- 歯周病による歯列の崩壊には、歯周治療のみならず総合治療を実践し、機能、審美、清掃性、組織安定性の高い口腔内環境を構築する。

歯科医師の使命は患者の生涯にわたる歯列の確保である。患者の病態はそれぞれ違うので、その病態に沿った治療が多岐に渡る。しかし、材料や術式は時の流れと共に変わってくるかもしれないが、その治療のコンセプトは変わらないと思う。

筆者らが行っている治療はover treatmentだと感じるかもしれない。誰しも必要最低限の治療がベストだと思っているはずだが、それは誰にもわからない。under treatmentやless treatmentは失敗になりやすい。minimum invasionもunder treatmentになりやすい。理想的には最小のＭⅠすなわち20cm オーバーのパットではないかと思う。治療結果が何も問題なく何年も何十年も維持されることがもっとも大切なことである。

筆者自身、34歳の時にDr. G. KramerやDr. M. Nevinsに出会うまでは、歯周治療や総合治療の意味や術式は何も知らなかった。誰でも最初からすべて知っていることはないと思う。知るための努力や教えてくれることに感謝し、素晴らしいMentor(生涯における師匠)を持つことを推奨する。

参考文献

1. 小野善弘, 畠山善行, 宮本泰和, 松井徳雄. コンセプトをもった予知性の高い歯周外科処置. 東京：クインテッセンス出版. 2001：36.
2. 小野善弘, 畠山善行, 宮本泰和, 松井徳雄. コンセプトをもった予知性の高い歯周外科処置. 東京：クインテッセンス出版. 2001：38.
3. Maynard JG Jr, Wilson RD. Physiologic dimensions of the periodontium significant to the restorative dentist. J Periodontol 1979：50(4)：170-174.
4. Nevins M. Attached gingiva-mucogingival therapy and restorative dentistry. Int J Periodontics Restorative Dent 1986：6(4)：9-27.
5. Levy RM, Giannobile WV, Feres M, Haffajee AD, Smith C, Socransky SS. The effect of apically repositioned flap surgery on clinical parameters and the composition of the subgingival microbiota：12-month data. Int J Periodontics Restorative Dent 2002：22(3)：209-219.
6. Papapanou PN, Wennström JL. The angular bony defect as indicator of further alveolar bone loss. J Clin Periodontol 1991：18(5)：317-322.
7. Kramer GM. The case for ostectomy-a time-tested therapeutic modality in selected periodontitis sites. Int J Periodontics Restorative Dent 1995：15(3)：228-237.
8. Schou S, Holmstrup P, Worthington HV, Esposito M. Outcome of implant therapy in patients with previous tooth loss due to periodontitis. Clin Oral Implants Res 2006：17 Suppl 2：104-123.
9. Gatti C, Gatti F, Chiapasco M, Esposito M. Outcome of dental implants in partially edentulous patients with and without a history of periodontitis：a 5-year interim analysis of a cohort study. Eur J Oral Implantol 2008：1(1)：45-51.
10. Roccuzzo M, De Angelis N, Bonino L, Aglietta M. Ten-year results of a three-arm prospective cohort study on implants in periodontally compromised patients. Part 1：implant loss and radiographic bone loss. Clin Oral Implants Res 2010：21(5)：490-496.
11. Schroeder A, van der Zypen E, Stich H, Sutter F. The reactions of bone, connective tissue, and epithelium to endosteal implants with titanium-sprayed surfaces. J Maxillofac Surg 1981：9(1)：15-25.
12. Warrer K, Buser D, Lang NP, Karring T. Plaque-induced peri-implantitis in the presence or absence of keratinized mucosa. An experimental study in monkeys. Clin Oral Implants Res 1995：6(3)：131-138.

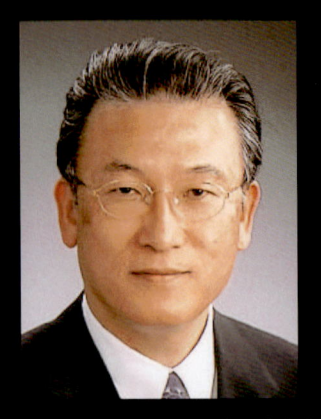

血液を用いた Sinus Augmentation に対する考察

波多野尚樹(Naoki Hatano)
(MAXIS インプラントインスティテュート)

● 略歴
- 1972年　日本歯科大学卒業
- 1977年　波多野歯科医院開業
- 1982年　医療法人慈皓会設立
- 1993年　MAXIS インプラントインスティテュート設立
- 2003年　東北大学にて Ph.D を取得
- 2004年　東京医科大学にて D.D.Sc. を取得
- 2005年　東北大学大学院歯学研究科大学院非常勤講師
- 2006年～2007年　日本歯科大学非常勤講師
- 2008年～　日本歯科大学附属病院臨床准教授

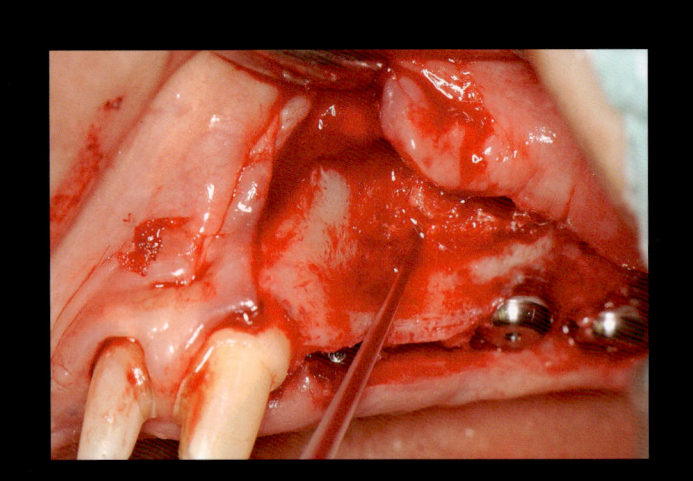

はじめに

近年、ridge augmentation を用いたインプラント治療は、ほぼリサーチや新しい手法の開発が収束したと思われるほど充実しているが、こと sinus augmentation に関しては次々と新しい手法の紹介が続いている。患者治療の治療基準に照らしても低侵襲治療の流れが加速しているように、sinus augmentation においてもグラフトレス法の開発が多く行われている。

今回は血液を用いた sinus augmentation を検証し、この手法を用いた難症例への応用も報告したいと思う。

Lateral Window Approach による Sinus Augmentation

上顎白歯部にインプラント埋入しようとすると、決まって骨量不足に直面する。抜歯後骨は水平的にまた頬側より骨が吸収するだけでなく、上顎洞の拡張によって垂直的骨量不足をきたす(図1)。Lundgren ら[1]は、サイナス下の垂直的骨量は42％が4mm 以下であると報告している。また、上顎白歯は下顎に比べて骨質が軟らかく bone quality IVである。この骨量不足を解決する方法として3つの手法が考えられる(表1)。

1つ目は、上顎洞周囲の骨を用いる方法である。上顎洞に沿って前壁、後壁(上顎結節および蝶形骨翼状突起)、外壁(zygoma implant)を用い傾斜埋入を行う。2つ目は、ショートインプラントを用いる方法である。3つ目は、上顎洞底挙上術である。この方法には、osteotome technique と lateral window approach がある。今回は lateral window approach について、特にグラフト材の新しい取り扱いについて報告する。

Sinus augmentation は、今日もっとも多様性のある解

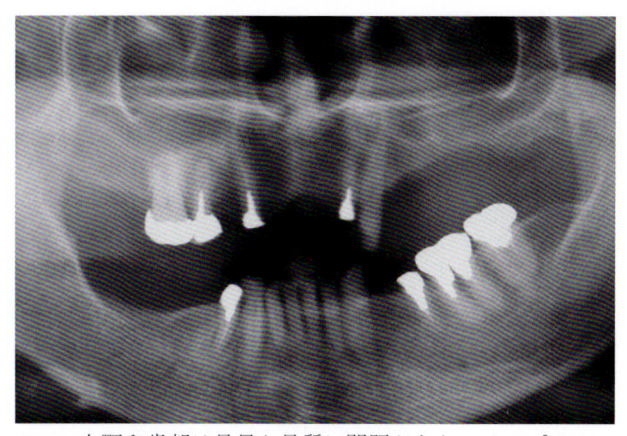

図1 上顎臼歯部は骨量と骨質に問題があり、インプラント埋入に何かしらの工夫が必要である。

表1 大きく拡大した上顎洞に対応する治療法

① インプラント傾斜埋入
- 上顎洞前壁
- 上顎洞後壁(上顎結節、蝶形骨翼状突起)
- 外壁(ザイゴマインプラント)

② ショートインプラント

③ サイナスオーギュメンテーション
- オステオトームテクニック
- ラテラルウィンドウアプローチ

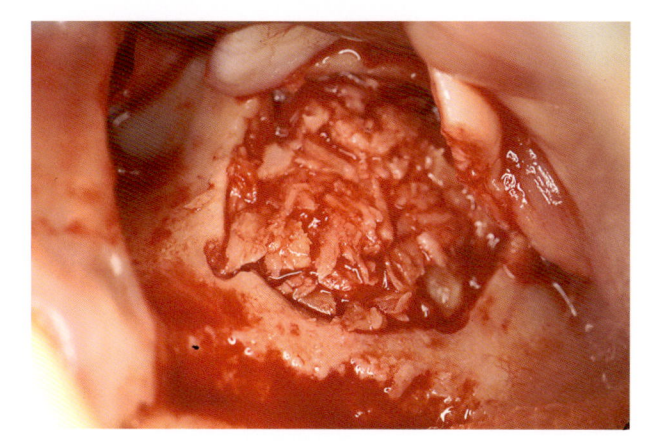

図2 レイマスより自家骨移植(particulate)。

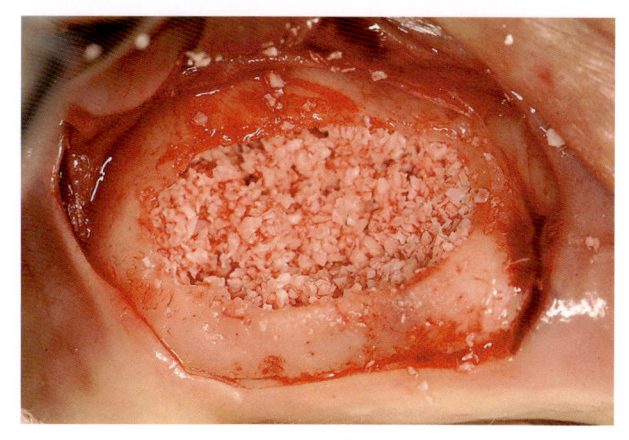

図3 Bovin bone 100%を血液と混合して用いる。

決法であると思われる。その中で、osteotom technique による方法は数多くの報告があるが、私自身は多くのケースで lateral window approach を用いている。

Lateral window approach は改良型の cald-well-luc 法を用いる。サイナスの側壁に trap-door を開け慎重にシュナイダー膜を挙上し、その空間に骨移植材料を充填する方法である。骨移植材料充填と同時にインプラント体を埋入する1回法と、骨移植材料を充填して適切な骨増生達成後に埋入する2回法があるが、インプラントサクセスレートには差がない。実際に1980年の Boyne と Jemes の報告[2]以来、あまたの手法の成績が報告されているが、平均して92%前後の長期経過成績である。通常、骨量が3mm以上の症例で1回法は多く用いられ、2回法の場合は、インプラント体の初期固定ができているか否かでインプラント体の埋入時期を決定する。この際に用いる骨移植材料は自家骨が一般的で、block bone か particulate bone が用いられる(図2)。

近年は、ドナーサイドの疼痛を軽減するために骨補填材料も用いられるようになった。さまざまな補填材料があるが、Lundgren らの一連の sinus augmentation の報告[3]では、自家骨100%でも自家骨と bovin bone particulate を20：80で充填してもインプラントサクセスレートに差がない。また bovin bone particulate 100%でもインプラントサクセスレートに差がないことを報告している(図3)。この報告は、骨補填材料の選択に新しい扉をひらくことになった。

そして次の画期的発見は、シュナイダー膜のパーフォレーションを縫合で修復するテクニックを応用して(図4)、シュナイダー膜を縫合により挙上、空隙を維持する方法である。これが、グラフトレスの発表へとつながっていく(症例1)。

この一連の sinus augmentation technique でサイナス

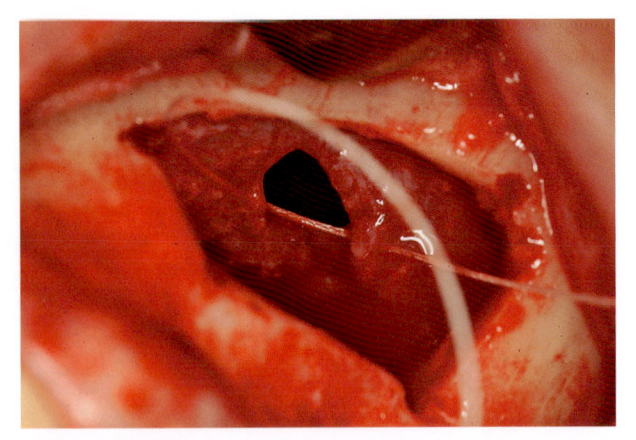

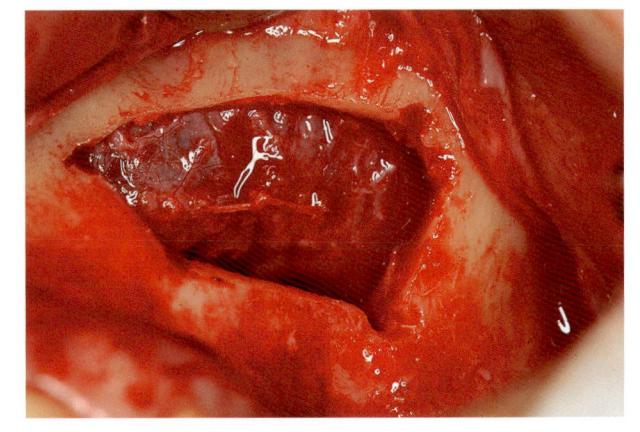

図4-a　図4-b　図4-a、b　シュナイダー膜のパーフォレーションを縫合で閉鎖するテクニック。

Suture technique を用いた graft less の症例（症例1-a～d）

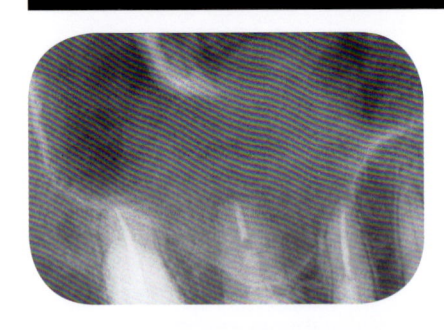

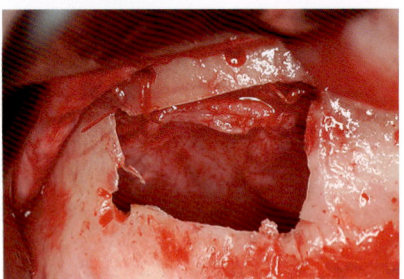

症例1-a｜症例1-b

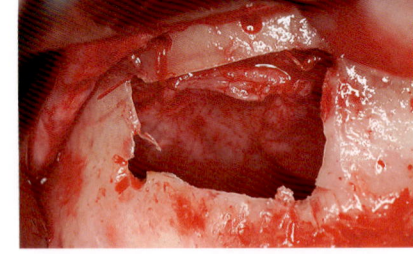

症例1-a　術前のデンタルX線写真。

症例1-b　シュナイダー膜をwindowの上端に縫合して吊り上げ、空隙を維持する。

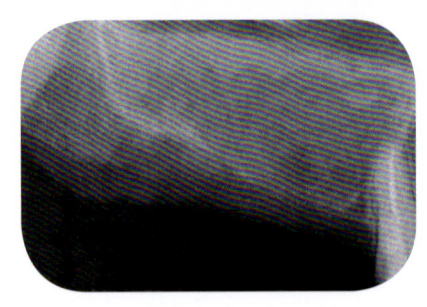

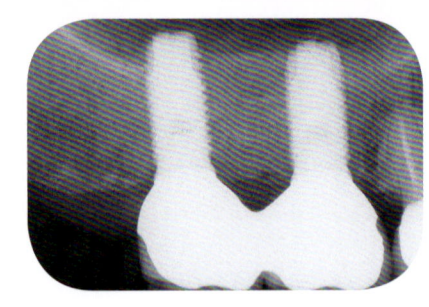

症例1-c｜症例1-d

症例1-c　術後8ヵ月。埋入時の空隙は骨で充満している。

症例1-d　術後1年6ヵ月。洞底に皮質骨が見られ、また呼気圧による沈下もみられる。

　の中で何が起こって骨になったかの考察は、Murrayら[4]の抜歯窩の治癒条件をサイナスに当てはめると理解できる。すなわち、①血餅が存在すること、②骨芽細胞が存在すること、③生きた組織（骨）に囲まれていること、④血餅のサイズが変形、収縮しないことである。

　サイナスの中は骨組織に囲まれ、MelcherとDreyer[5]の言うnon-osteogenic shieldsやoverlying tissueとはここではシュナイダー膜が該当する。この動きや圧によって挙上した腔隙が縮小しないように、骨移植や骨充填材料や縫合によってシュナイダー膜下の腔隙を担保していたと考えられる。Murrayのcaging effectである。この腔隙に骨ができて、インプラント体とオッセオインテグレーションを達成するのであるが、シュナイダー膜を挙上し変位させることによって、側壁や洞底から出血が起こり、骨形成に先立つ血管形成を可能にしているのである。そこで、最初から血液を注入し、血液の体積でこの腔隙を担保するとより効果的なのではないかと考える（症例2）。

　しかし、side door approachで血液を充填したはいいが、side doorをどのように閉じるか、閉じないとどうなるかを考慮しなければならない。これについては、一般的に動物性コラーゲン由来の吸収性メンブレンを用いて閉じる手法が用いられてきた。2008年にLundgrenなどにより報告された[6]、ソーを用いてside doorにベベルを付けて取り外し血液充填後、そのドアをマンホールの蓋

血液を用いた sinus augmentation 症例①（症例2-a〜d）

症例2-a | 症例2-b

症例2-a　術前のデンタルX線写真。

症例2-b　シュナイダー膜を挙上しインプラント体を埋入後、静脈血を空隙に充填し空隙を維持する。

症例2-c | 症例2-d

症例2-c　Sinus augmentation 後7ヵ月、上部構造体装着後のX線写真。

症例2-d　術後5年で上顎洞底の沈下が起こり、新しい洞底が皮質骨化し骨密度の変化が確認できる。

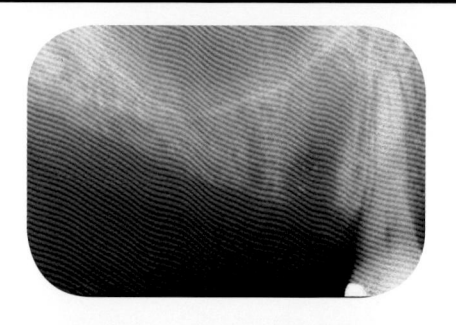

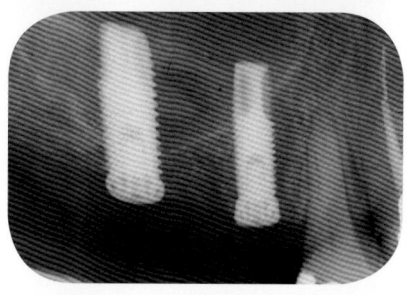

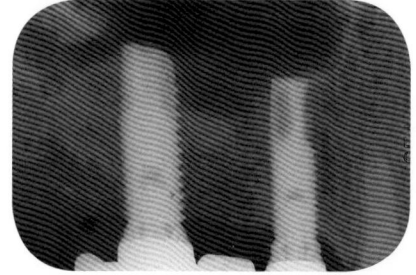

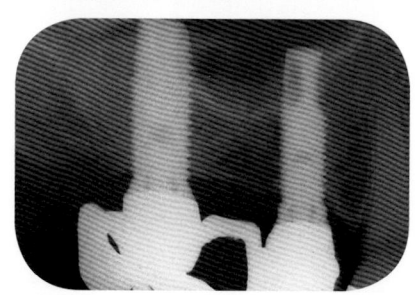

のように閉じるテクニックである。

　この手法を用いて、trap door をソー（図5）やピエゾ（図6）を用いてベベルを付けて取り外し、インプラント埋入後、ドアを戻して周囲を骨のりで密閉する。その後小孔を2ヵ所開け、シリンジで患者さんの静脈血を約5〜6cc、もう一つの小孔よりあふれるまで充填する。あふれ出すのを確認後、両小孔を閉鎖して血液風船を完成させる。6ヵ月でオッセオインテグレーションが臨床で使えるほどに完成する（症例3）。

　このケースでは、テントの支柱の役割をさせるためφ5mm×13mmの長いフィクスチャーを用いたが、咬合応力を考慮すると10mmで十分である。注意点としては、慎重にシュナイダー膜を十分に挙上しパーフォレーションしないこと、血液を十分に満たすこと、ドアを完全に閉鎖すること、この3点である。

　グラフトレスについては、今日数多く報告されている。血液充填は動物実験では3.5mmが限界との報告もあるが、Murray[4]やMelcherら[5]の「骨はどのようにできるのか」の原則を応用すると、10mmの骨は達成できるはずである。生まれた骨は年次的に呼気圧によって吸収するので、インプラントの先端がサイナス内に突出する形になるが、咬合に耐えうる十分な骨のオッセオインテグレーションが獲得できる。

血液充填による Sinus Augmentation を用いた難症例への対応

　Ridge augmentation のもっとも難しい症例は腸骨移植を用いた Le Fort 1 osteotomy である[7]。上顎のどこにもインプラント埋入に必要な骨を探し得ない患者さんに、腸骨移植をしないで通院だけで何とかインプラント治療を可能にできないかと考えるが、最近はこのようなケースにも血液を用いた手法を応用している（症例4）。

　両側サイナスに血液を充填して骨の成長を待ち、その間は従来使用していた総義歯を使用してもらう。骨ができた6〜8ヵ月後に、3|3部に zygoma implant を埋入。6|6部に通法に基づいて1本ずつ埋入し、計4本で即時完成療法で治療を行った。この従来難しい症例も、Ivanoff の論文[8]を参考にすると骨は歪むので、bi-cortical support の zygoma implant は3|3部の骨の歪みの少ない部に用い、sinus augmentation 部 6|6 に mono-cortical support のフィクスチャーを用いる。

　血液を用いた sinus augmentation の成績は、負荷後1年を経過した症例数112名（男43名・女69名）埋入したフィクスチャーが196本、失敗したフィクスチャーは5本で成功率97.5%である。sinus augmentation でできるだけ高い骨量を得るためにφ5mm×13mmを用いたが、

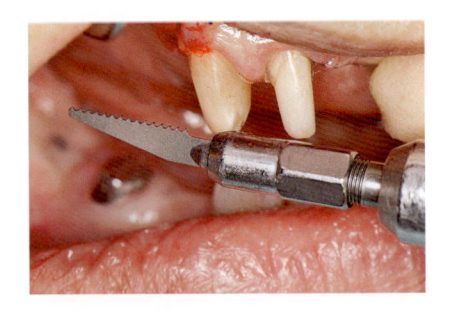

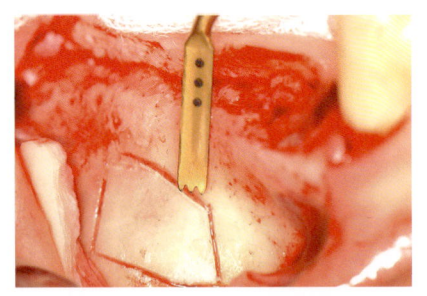

図5 ソーを用いてtrap-doorにベベルをつける。刃が薄くdoorを戻しやすい。

図6 薄いピエゾの刃でdoorを戻しやすくベベルを付けて形成する。

血液を用いたsinus augmentation 症例②（症例3-a〜f）

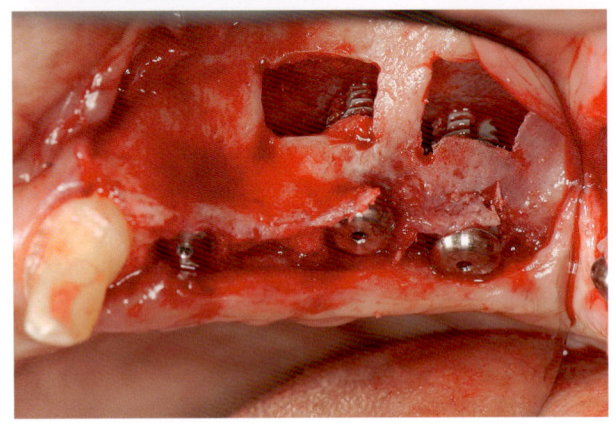

症例3-a サイドドアをソーやピエゾを用いてベベルを付けて開ける。慎重にシュナイダー膜を挙上、インプラント体を埋入。φ5mm以下のフィクスチャーを用いた。

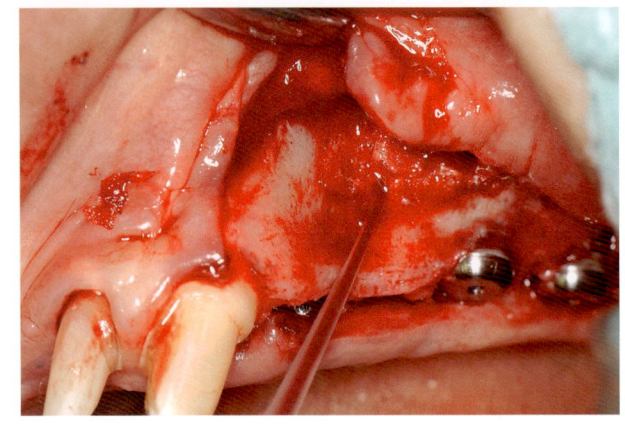

症例3-b シュナイダー膜を挙上しインプラントを埋入後、ドアを骨のりで閉鎖し、小孔より血液を十分に充填後小孔も骨のりで閉鎖する。

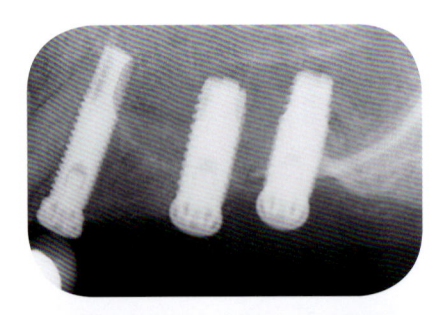

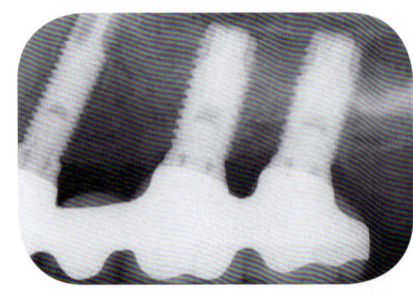

症例3-c Sinus augmentationの1回法で埋入し、血液充填後のX線写真。

症例3-d 負荷7ヵ月後のX線写真。

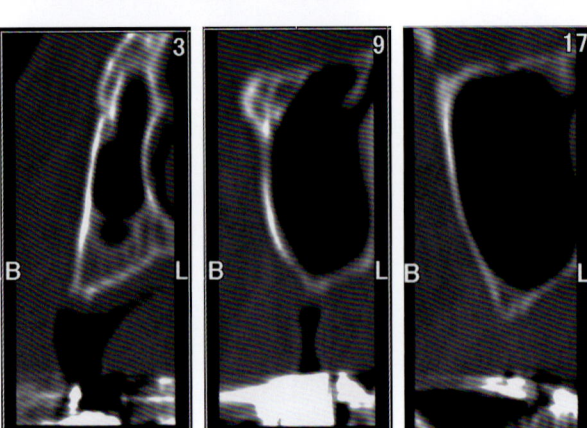

症例3-e 術前のインプラント埋入予定部のCT像。

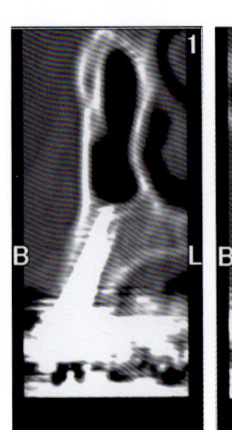

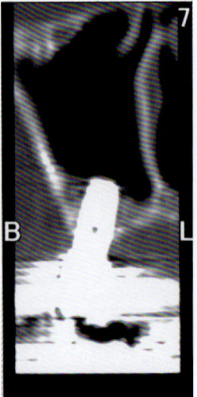

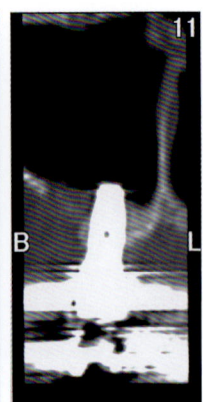

症例3-f 負荷7ヵ月後のCT像。

血液を用いた Sinus Augmentation に対する考察

血液充填による sinus augmentation 症例③（難症例への対応）（症例4-a～g）

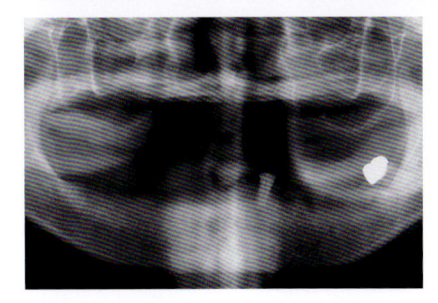

症例4-a　上顎骨にインプラント埋入に必要な骨がどこにも見当たらないインプラント治療の難症例。

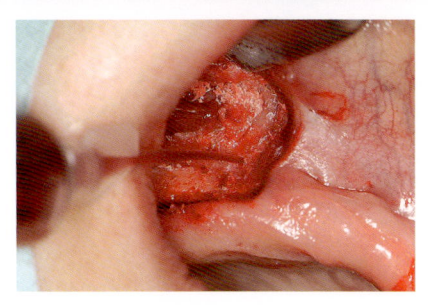

症例4-b　両側上顎洞を血液を用いて挙上する。骨を増成する6ヵ月間は、旧義歯を使用する。

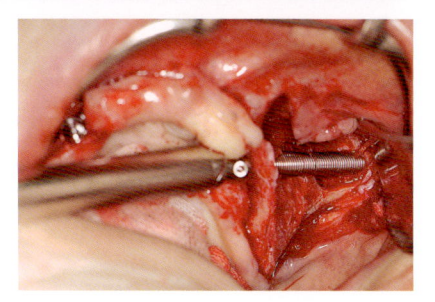

症例4-c　6ヵ月後、上顎前歯部にまったく骨がないので、骨の歪みの少ない両側犬歯部に Bi-cortical support で zygoma implant 埋入。

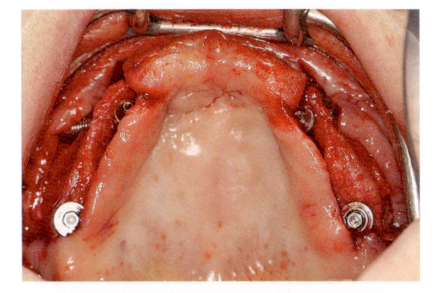

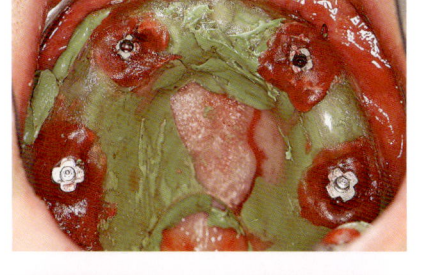

症例4-d　両側大臼歯部の血液 sinus lift した部に咬合応力に対応して mono-cortical support で各1本づつ埋入。

症例4-e　即時完成法（immediate loading 法）で印象、完成させる。

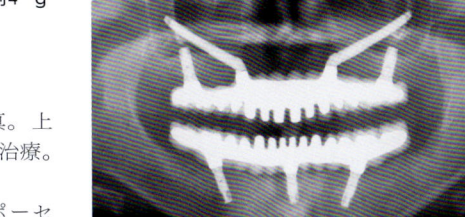

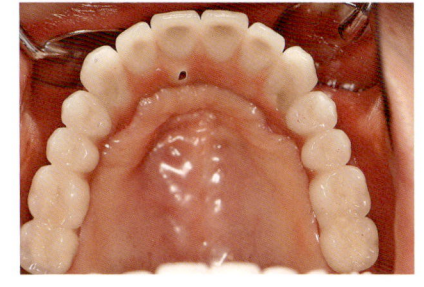

症例4-f　術後のパノラマX線写真。上下顎ともに immediate loading 法で治療。

症例4-g　8ヵ月後、上部構造をポーセレンへ置き換える。

咬合応力を考慮すると、応力はインプラント体のネックより約5mmに集中するのでφ5mm×10mmで十分である。増生された骨は経時的に骨密度が高まる。また上顎洞内の呼気圧により再度沈下が始まり、洞底に新しい皮質骨が形成される。

まとめ

インプラント埋入を確実にするための開発や適応の拡大はほぼ達成されたように思われる今日、治療法は non-graft sinus augmentation のように低侵襲へシフトしている。低侵襲治療は、インプラントメインテナンスとも深くかかわりがある。埋入するインプラント体数は必要最小限にし、ブラッシングしやすい補綴を装着する。インプラント数が少ないほど、上部構造体の適合は良くブラッシングも容易である。荷重を考えても短いフィクスチャーで十分であり、また撤去する際も容易である。

細菌により失われた歯牙をインプラント治療で再建しても、その口腔内の環境は変わらず、細菌の海である。Fransson ら[9]の Brånemark Clinic のメインテナンスの成績は参考になる。662名の患者さんの27%が3スレッド（3mm）以上の骨吸収を認め、12.4%が複数本に激しい骨吸収が見られる。Peri-Implantitis である。今日適応の拡大のリサーチより、その治療法の開発が急がれている。原点に回帰して、Brånemark 先生の最初の患者さんがインプラント体を41年間無事に使用できた、これが目標である。

なお、筆者が本稿を執筆するにあたり参照したその他の論文を挙げておきます[10～56]。OJ を支える若きインプラントロジストのチャレンジを期待しています。

参考文献

1. Lundgren S, Moy P, Johansson C, Nilsson H. Augmentation of the maxillary sinus floor with particulated mandible: a histologic and histomorphometric study. Int J Oral Maxillofac Implants 1996；11(6)：760-766.
2. Boyne PJ, James RA. Grafting of the maxillary sinus floor with autogenous marrow and bone. J Oral Surg 1980；38(8)：613-616.
3. Hallman M, Sennerby L, Lundgren S. A clinical and histologic evaluation of implant integration in the posterior maxilla after sinus floor augmentation with autogenous bone, bovine hydroxyapatite, or a 20：80 mixture. Int J Oral Maxillofac Implants 2002；17(5)：635-643.
4. Murray G, Holden R, Roschlau W. Experimental and clinical study of new growth of bone in a cavity. Am J Surg 1957；93(3)：385-387.
5. Melcher AH, Dreyer CJ. Protection of the blood clot in healing circumscribed bone defects. Journal of Bone and Joint Surgery 1962：44B(2)；424-430.
6. Lundgren S, Cricchio G, Palma VC, Salata LA, Sennerby L. Sinus membrane elevation and simultaneous insertion of dental implants: a new surgical technique in maxillary sinus floor augmentation. Periodontol 2000 2008；47：193-205.
7. Lundgren S, Andersson S, Gualini F, Sennerby L. Bone reformation with sinus membrane elevation: a new surgical technique for maxillary sinus floor augmentation. Clin Implant Dent Relat Res 2004；6(3)：165-173.
8. Ivanoff CJ, Gröndahl K, Bergström C, Lekholm U, Brånemark PI. Influence of bicortical or monocortical anchorage on maxillary implant stability: a 15-year retrospective study of Brånemark System implants. Int J Oral Maxillofac Implants 2000；15(1)：103-110.
9. Fransson C, Lekholm U, Jemt T, Berglundh T. Prevalence of subjects with progressive bone loss at implants. Clin Oral Implants Res 2005；16(4)：440-446.
10. Truhlar RS, Orenstein IH, Morris HF, Ochi S. Distribution of bone quality in patients receiving endosseous dental implants. J Oral Maxillofac Surg 1997；55(12 Suppl 5)：38-45.
11. Zitzmann NU, Naef R, Schärer P. Resorbable versus nonresorbable membranes in combination with Bio-Oss for guided bone regeneration. Int J Oral Maxillofac Implants 1997；12(6)：844-852.
12. Lazzara RJ. The sinus elevation procedure in endosseous implant therapy. Curr Opin Periodontol 1996；3：178-183.
13. Summers RB. A new concept in maxillary implant surgery: the osteotome technique. Compendium 1994；15(2)：152, 154-6, 158 passim; quiz 162.
14. Fugazzotto PA. Sinus floor augmentation at the time of maxillary molar extraction: technique and report of preliminary results. Int J Oral Maxillofac Implants 1999；14(4)：536-542.
15. Summers RB. The osteotome technique: Part 3--Less invasive methods of elevating the sinus floor. Compendium 1994 Jun;15(6)：698, 700, 702-704 passim; quiz 710.
16. Brägger U, Gerber C, Joss A, Haenni S, Meier A, Hashorva E, Lang NP. Patterns of tissue remodeling after placement of ITI dental implants using an osteotome technique: a longitudinal radiographic case cohort study. Clin Oral Implants Res 2004；15(2)：158-166.
17. Fugazzotto PA, De PS. Sinus floor augmentation at the time of maxillary molar extraction: success and failure rates of 137 implants in function for up to 3 years. J Periodontol 2002；73(1)：39-44.
18. Zitzmann NU, Schärer P. Sinus elevation procedures in the resorbed posterior maxilla. Comparison of the crestal and lateral approaches. Oral Surg Oral Med Oral Pathol Oral Radiol Endod 1998；85(1)：8-17.
19. Rosen PS, Summers R, Mellado JR, Salkin LM, Shanaman RH, Marks MH, Fugazzotto PA. The bone-added osteotome sinus floor elevation technique: multicenter retrospective report of consecutively treated patients. Int J Oral Maxillofac Implants 1999；14(6)：853-858.
20. Wallace SS, Froum SJ. Effect of maxillary sinus augmentation on the survival of endosseous dental implants. A systematic review. Ann Periodontol 2003；8(1)：328-343.
21. Simion M, Fontana F, Rasperini G, Maiorana C. Long-term evaluation of osseointegrated implants placed in sites augmented with sinus floor elevation associated with vertical ridge augmentation: a retrospective study of 38 consecutive implants with 1- to 7-year follow-up. Int J Periodontics Restorative Dent 2004；24(3)：208-221.
22. Tatum OH. Maxillary sinus grafting for endosseous implants. Presented at the Annual Meeting of the Alabama Implant Study Group, Birmingham, AL:1997.
23. Smiler DG, Johnson PW, Lozada JL, Misch C, Rosenlicht JL, Tatum OH Jr, Wagner JR. Sinus lift grafts and endosseous implants. Treatment of the atrophic posterior maxilla. Dent Clin North Am 1992；36(1)：151-86; discussion 187-188.
24. Tatum H Jr. Maxillary and sinus implant reconstructions. Dent Clin North Am 1986；30(2)：207-229.
25. Smiler DG. The sinus lift graft: basic technique and variations. Pract Periodontics Aesthet Dent 1997；9(8)：885-893 ; quiz 895.
26. Jensen OT, Shulman LB, Block MS, Iacono VJ. Report of the Sinus Consensus Conference of 1996. Int J Oral Maxillofac Implants 1998；13 Suppl:11-45.
27. Fugazzotto PA, Vlassis J. Long-term success of sinus augmentation using various surgical approaches and grafting materials. Int J Oral Maxillofac Implants 1998；13(1)：52-58.
28. Cordioli G, Mazzocco C, Schepers E, Brugnolo E, Majzoub Z. Maxillary sinus floor augmentation using bioactive glass granules and autogenous bone with simultaneous implant placement. Clinical and histological findings. Clin Oral Implants Res 2001；12(3)：270-278.
29. Daelemans P, Hermans M, Godet F, Malevez C. Autologous bone graft to augment the maxillary sinus in conjunction with immediate endosseous implants: a retrospective study up to 5 years. Int J Periodontics Restorative Dent 1997；17(1)：27-39.
30. Misch CE, Dietsh F. Autogenous bone grafts for endosteal implants--indications and failures. Dent Today 1990；9(9)：32-35.
31. Margolin MD, Cogan AG, Taylor M, Buck D, McAllister TN, Toth C, McAllister BS. Maxillary sinus augmentation in the non-human primate: a comparative radiographic and histologic study between recombinant human osteogenic protein-1 and natural bone mineral. J Periodontol 1998；69(8)：911-919.
32. Smiler DG, Johnson PW, Lozada JL, Misch C, Rosenlicht JL, Tatum OH Jr, Wagner JR. Sinus lift grafts and endosseous implants. Treatment of the atrophic posterior maxilla. Dent Clin North Am 1992；36(1)：151-186; discussion 187-188.
33. Boyne PJ, Marx RE, Nevins M, Triplett G, Lazaro E, Lilly LC, Alder M, Nummikoski P. A feasibility study evaluating rhBMP-2/absorbable collagen sponge for maxillary sinus floor augmentation. Int J Periodontics Restorative Dent 1997；17(1)：11-25.
34. Nevins M, Fiorellini JP. The maxillary sinus floor

augmentation procedure to support implant prostheses. In: Nevins M, Mellonig JT (eds). Implant Therapy: Clinical Approaches and Evidence of Success. Chicago: Quintessence, 1998 : 171 - 195.
35. Froum SJ, Tarnow DP, Wallace SS, Rohrer MD, Cho SC. Sinus floor elevation using anorganic bovine bone matrix (OsteoGraf/N) with and without autogenous bone: a clinical, histologic, radiographic, and histomorphometric analysis--Part 2 of an ongoing prospective study. Int J Periodontics Restorative Dent 1998 ; 18(6) : 528 - 543.
36. Wood RM, Moore DL. Grafting of the maxillary sinus with intraorally harvested autogenous bone prior to implant placement. Int J Oral Maxillofac Implants 1988 ; 3(3) : 209 - 214.
37. Chanavaz M. Maxillary sinus: anatomy, physiology, surgery, and bone grafting related to implantology--eleven years of surgical experience (1979 - 1990). J Oral Implantol 1990 ; 16(3) : 199 - 209.
38. Chanavaz M. Sinus grafting related to implantology. Statistical analysis of 15 years of surgical experience (1979 - 1994). J Oral Implantol 1996 ; 22(2) : 119 - 130.
39. Hürzeler MB, Kirsch A, Ackermann KL, Quiñones CR. Reconstruction of the severely resorbed maxilla with dental implants in the augmented maxillary sinus: a 5-year clinical investigation. Int J Oral Maxillofac Implants 1996 ; 11(4) : 466 - 475.
40. Valentini P, Abensur D. Maxillary sinus floor elevation for implant placement with demineralized freeze-dried bone and bovine bone (Bio-Oss): a clinical study of 20 patients. Int J Periodontics Restorative Dent 1997 ; 17(3) : 232 - 241.
41. Small SA, Zinner ID, Panno FV, Shapiro HJ, Stein JI. Augmenting the maxillary sinus for implants: report of 27 patients. Int J Oral Maxillofac Implants 1993 ; 8(5) : 523 - 528.
42. Wannfors K, Johansson B, Hallman M, Strandkvist T. A prospective randomized study of 1- and 2-stage sinus inlay bone grafts: 1-year follow-up. Int J Oral Maxillofac Implants 2000 ; 15(5) : 625 - 632.
43. Boyne PJ, Marx RE, Nevins M, Triplett G, Lazaro E, Lilly LC, Alder M, Nummikoski P. A feasibility study evaluating rhBMP-2/absorbable collagen sponge for maxillary sinus floor augmentation. Int J Periodontics Restorative Dent 1997 ; 17(1) : 11 - 25.
44. Lundgren S, Andersson S, Sennerby L. Spontaneous bone formation in the maxillary sinus after removal of a cyst: coincidence or consequence? Clin Implant Dent Relat Res 2003 ; 5(2) : 78 - 81.
45. Tarnow DP, Wallace SS, Froum SJ, Rohrer MD, Cho SC. Histologic and clinical comparison of bilateral sinus floor elevations with and without barrier membrane placement in 12 patients: Part 3 of an ongoing prospective study. Int J Periodontics Restorative Dent 2000 ; 20(2) : 117 - 125.
46. Moy PK, Lundgren S, Holmes RE. Maxillary sinus augmentation: histomorphometric analysis of graft materials for maxillary sinus floor augmentation. J Oral Maxillofac Surg 1993 ; 51(8) : 857 - 862.
47. Wheeler SL. Sinus augmentation for dental implants: the use of alloplastic materials. J Oral Maxillofac Surg 1997 ; 55(11) : 1287 - 1293.
48. Wheeler SL, Holmes RE, Calhoun CJ. Six-year clinical and histologic study of sinus-lift grafts. Int J Oral Maxillofac Implants 1996 ; 11(1) : 26 - 34.
49. Haas R, Baron M, Donath K, Zechner W, Watzek G. Porous hydroxyapatite for grafting the maxillary sinus: a comparative histomorphometric study in sheep. Int J Oral Maxillofac Implants 2002 ; 17(3) : 337 - 346.
50. Hatano N, Sennerby L, Lundgren S. Maxillary sinus augmentation using sinus membrane elevation and peripheral venous blood for implant-supported rehabilitation of the atrophic posterior maxilla: case series. Clin Implant Dent Relat Res 2007 ; 9(3) : 150 - 155.
51. McAllister BS, Margolin MD, Cogan AG, Buck D, Hollinger JO, Lynch SE. Eighteen-month radiographic and histologic evaluation of sinus grafting with anorganic bovine bone in the chimpanzee. Int J Oral Maxillofac Implants 1999 ; 14(3) : 361 - 368.
52. Avera SP, Stampley WA, McAllister BS. Histologic and clinical observations of resorbable and nonresorbable barrier membranes used in maxillary sinus graft containment. Int J Oral Maxillofac Implants 1997 ; 12(1) : 88 - 94.
53. Wallace SS, Froum SJ, Cho SC, Elian N, Monteiro D, Kim BS, Tarnow DP. Sinus augmentation utilizing anorganic bovine bone (Bio-Oss) with absorbable and nonabsorbable membranes placed over the lateral window: histomorphometric and clinical analyses. Int J Periodontics Restorative Dent 2005 ; 25(6) : 551 - 559.
54. Thor A, Sennerby L, Hirsch JM, Rasmusson L. Bone formation at the maxillary sinus floor following simultaneous elevation of the mucosal lining and implant installation without graft material: an evaluation of 20 patients treated with 44 Astra Tech implants. J Oral Maxillofac Surg 2007 ; 65(7 Suppl 1) : 64 - 72.
55. Hatano N, Shimizu Y, Ooya K. A clinical long-term radiographic evaluation of graft height changes after maxillary sinus floor augmentation with a 2:1 autogenous bone/xenograft mixture and simultaneous placement of dental implants. Clin Oral Implants Res 2004 ; 15(3) : 339 - 345.
56. Aparicio C, Ouazzani W, Hatano N. The use of zygomatic implants for prosthetic rehabilitation of the severely resorbed maxilla. Periodontol 2000 2008 ; 47 : 162 - 71.

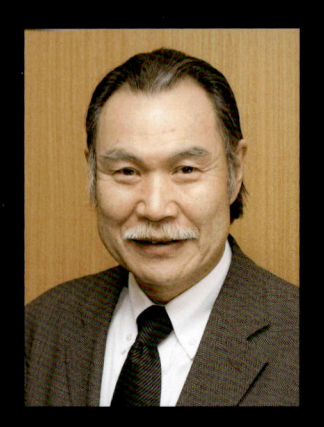

複雑なインプラント治療における連携治療
上顎無歯顎への最適な補綴を目指して

山﨑長郎 (Masao Yamazaki)
（東京 S.J.C.D. 最高顧問、S.J.C.D. インターナショナル会長）

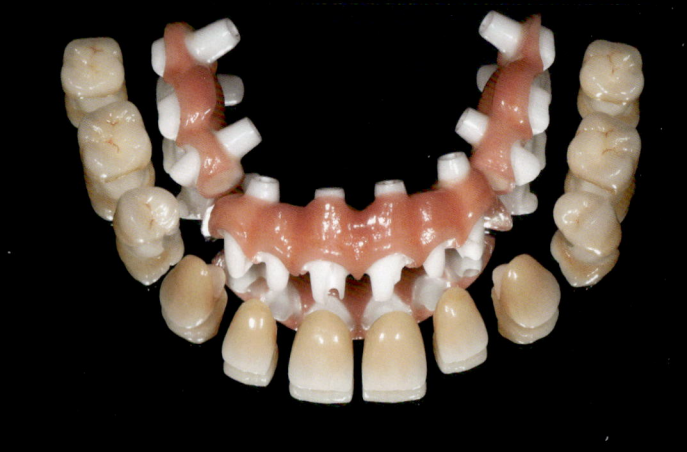

●略歴
1970年　東京歯科大学卒業
1974年　原宿デンタルオフィス開業

はじめに

　複雑な欠損および著しく吸収した顎堤のインプラント症例において、補綴医は口腔外科専門医および歯科技工士との緊密な連携が必須となる。また、現在の潮流として、即時荷重あるいは CAD/CAM の応用が広く行われていきつつあることを踏まえると、補綴医-歯科技工士-口腔外科医は、術前-術後-補綴物装着までのさまざまな問題を前もって検討することは大きな意味を持つ。
　インプラント補綴においても、過去から現在にわたり、明確な欠損状態に沿った補綴物デザインの分類およびマテリアル選択基準は確立されていない。
　そこで今回は、もっとも難しいとされる上顎無歯顎の顎堤の吸収度合に合わせて、現時点で考えられる適切な補綴デザインの分類と治療順序を解説してみたい。

1. インプラント補綴のための顎堤の分類

　欠損歯列の補綴治療にあたり、患者の顎堤の崩壊程度を3段階に分類し、それに従いインプラント修復をともなう患者について、骨吸収の程度によってさらに詳細に分類した（表1）。
　この分類では、口腔内の既存の歯列欠損状態により、少数歯欠損 (minimal structural loss；edentulous gap) は1〜2本の部分的な中間歯にインプラント埋入を必要とする症例とした。
　多数歯欠損 (moderate structural loss) は複数のインプラント埋入が特徴的な上下顎に及ぶ症例とした。なお、「すれ違い咬合（欠損）」とは、上下顎それぞれの反対側が片側遊離端欠損を呈している状態を示す。
　無歯顎 (major structural loss) は、水平的・垂直的に骨

表1　インプラント補綴のための顎堤の分類

欠損形態	欠損および吸収度合い
少数歯欠損 (minimal structural loss)	中間欠損(edentulous gap)
多数歯欠損 (moderate structural loss)	片側遊離端(unilateral distal extension)
	両側遊離端(bilateral distal extension)
	すれ違い咬合(cross distal extension)
無歯顎 (major structural loss)	Class I：小さな骨吸収(minor bone loss)
	Class II：中等度な骨吸収(moderate bone loss)
	Class III：大きな骨吸収(major bone loss)

表2　水平的・垂直的に骨吸収を伴う広範囲欠損の分類

顎堤の吸収度合	補綴オプション
Class I：小さな骨吸収(minor bone loss)	通常補綴(normal crown length)
Class II：中等度な骨吸収(moderate bone loss)	CEJとルートフォームを付与した補綴(C.E.J × Root form shape)
Class III：大きな骨吸収(major bone loss)	Div i：歯冠色・歯肉色・ポーセレンの同時築盛によるセラミックワーク(gingival × crown porcelain)
	Div ii：中間構造体を用いての単冠クラウン(substructure × individual crown)
	Div iii：オーバーデンチャー(over denture)

吸収をともなう広範囲欠損が認められ、咬合再構成を行う際に、上全顎にわたるインプラント埋入が必要となる症例である。これらのケースを骨吸収の度合いにより、Class I（小さな骨吸収：minor bone loss）、Class II（中程度な骨吸収：moderate bone loss）、Class III（大きな骨吸収：major bone loss）の3段階に分類した。この分類により、上顎無歯顎固定式のインプラント治療の実践的で明確な治療の指針と治療方法が決定される。

2．水平的・垂直的に骨吸収をともなう広範囲欠損の分類

最初に、基本的に3つの分類、Class I（小さな骨吸収：minor bone loss）、Class II（中程度な骨吸収：moderate bone loss）、Class III（大きな骨吸収：major bone loss）の各々適切な補綴デザインを考える（表2）。

1）Class I（小さな骨吸収：minor bone loss）

通常インプラント埋入するための十分な水平・垂直の骨が存在するケースで、前歯・臼歯ともノーマルな歯の長さ・幅径そして歯のプロポーションで補綴を製作する

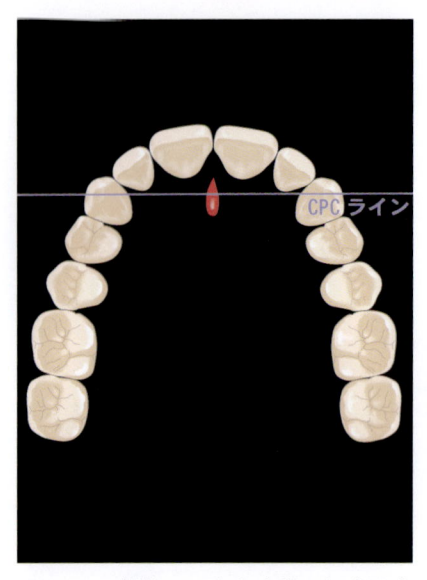

図1-a　一般的に、左右犬歯と切歯孔中央部は同一線上にある。

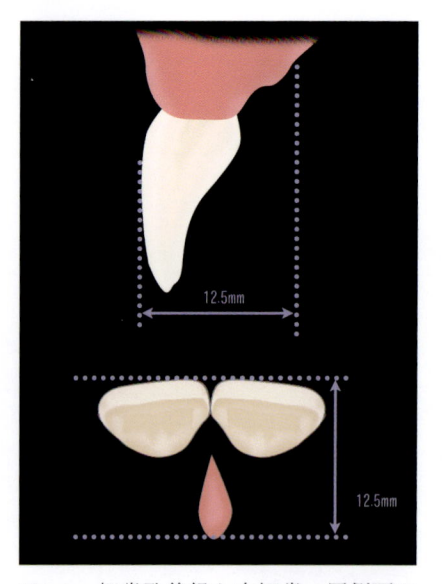

図1-b　切歯孔後縁と中切歯。唇側面の水平的距離は一般的に12.5mmである。

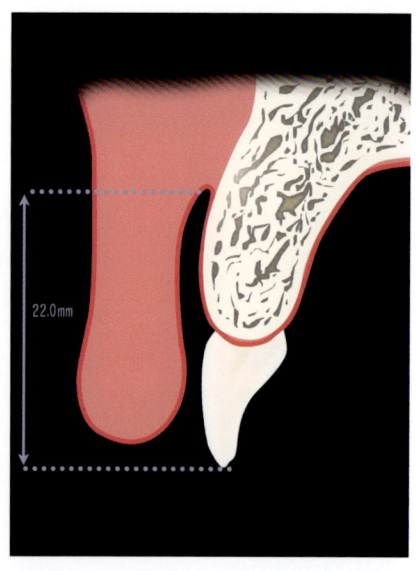

図1-c　中切歯切端と齦頬移行部の垂直的距離は一般的に22.0mmである。

ことができ、従来の補綴手法に順じて完成させることが可能なものをいう。

2）Class II（中程度な骨吸収：moderate bone loss）

Class I よりわずかに歯の長さが長くなるのみで、審美的に CEJ とルートフォームを付与し（2～3mm程）従来の補綴手法に従い完成できるものをいう。

3）Class III（大きな骨吸収：major bone loss）

さらに硬・軟組織の水平的・垂直的な吸収状態により、3つに細かく分類した。
Div i：歯冠色・歯肉色・ポーセレンの同時築盛によるセラミックワークで補完をする。
Div ii：骨吸収が進行しているため、中間構造体を用いてその上に個々のクラウンを装着する。
Div iii：固定式補綴デザインが無理なため、インプラント支持のオーバーデンチャーを用いる。

ここにおける水平的・垂直的骨吸収の度合いは水平的には切歯孔後縁から中切歯唇面までは平均値で12.5mm、垂直的に齦頬移行部から中切歯切端までは平均値で22.0mmを参照としている（図1-a～c）[1]。

3．上顎無歯顎におけるインプラント支持補綴

次に、上顎無歯顎におけるインプラント支持の補綴デザインに大きな影響を与える5つの要因（審美性、機能性、耐用性、再現性、煩雑性）を考えてみる。

1）審美性

ネガティブスマイル時、インサイザルエッジの位置により歯の見え具合が男性2.0～2.5mm、女性3.0～3.5mmが30歳前後で平均的である。また、その時基本的な歯の形態も合わせて参照とする。

2）機能性

発音・会話が円滑に行われることがまず大切である。また、適切な水平・垂直被蓋を付与し、前歯誘導による臼歯部の離開をもたらし、いかなる臼歯部の干渉も排除する。

3）耐用性

使用するマテリアルに左右されるが、大きく分けて上部構造体・中間構造体とも、ハイブリッドとセラミックスになるが、耐用性の優位性はセラミックスが高いことは言うまでもない。また、生体力学的な咬合様式見地からハイブリッドを使用すべき症例も存在する。

表3 上顎無歯顎におけるインプラント支持補綴の特徴

インプラント支持の補綴デザインに影響を与える5つの要因	Class I	Class II	Class III Gingival-Porcelain	Class III Zr(sub)-Ceramics	Class III Ti(sub)-Hy-brid
審美性(Esthetic)	◎	○	○	○	○
機能性(Function)	◎	◎	◎	◎	◎
耐用性(Durability)	◎	◎	◎	◎	△
再現性(Repairbility)	◎	◎	△	×	○
煩雑性(Complexity)	◎	◎	○	×	×

◎は非常にすぐれている。○はすぐれている。△はやや劣っている。×は劣っている。

表4 上顎無歯顎におけるインプラント支持補綴の治療ステップ

治療時期	ステップ順	ステップ内容
治療前	1	基本データの収集
	2	診断用ワックスアップ
	3	ラジオグラフィックガイド製作
	4	CT-X線撮影
	5	ノーベルサージカルガイド
	6	1stプロビジョナルレストレーションの製作
治療中	1	インプラント埋入手術
	2	プロビジョナルレストレーションの装着
	3	印象採得後2ndプロビジョナルレストレーション製作
	4	アバットメントの製作
	5	最終印象採得
	6	最終補綴物の装着
治療後	1	咬合調整
	2	メインテナンス

4) 再現性

単純にはセラミックスよりもハイブリッドのほうが優位性は高いが、それも3つの接続方法(セメント合着、セメント仮着、スクリュー固定)で各々違いがある。いずれにしても、セラミックスでセメンテーションした場合は、再製作を余儀なくされるし、またその他の方法でもマテリアルと接続方法で修復再現性は異なることは言うまでもない。

5) 煩雑性

技術的・補綴ステップ、あるいは外科的手法により違ってくるが、前提として臨床的には単純で安易なほうが好まれ、普及しているのは自然である。

今回の5つの各々補綴デザインの臨床的順序はほとんどが同一手順で行っているが、もっとも特徴的な共通事項は即時荷重によるプロビジョナルレストレーションの装着を行い、各症例とも何らかのステップでCAD/CAMを使用していることである(表3)。治療ステップは表4に示し、それに沿ったClass I、II、III(Dev i、ii)症例を提示する。

OJ ファウンダー講演　インプラント補綴

プロセラ・インプラントブリッジ通常補綴症例（症例1-a〜s）

患者年齢および性別：81歳、女性
初診：2008年12月
主訴：咬合不全
治療計画：暫間義歯装着時CT画像を撮影し、即時荷重によるプロビジョナルレストレーションの製作。二次手術時、従来法による補綴処置を行う計画。

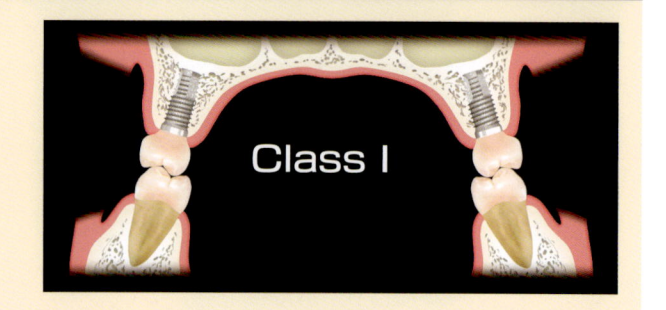

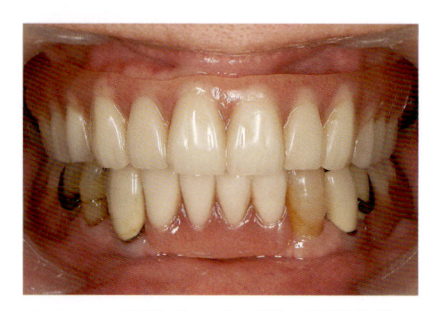

症例1-a　初診時。上下顎に暫間義歯が装着されている。

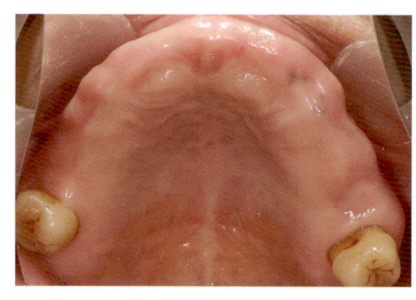

症例1-b　水平的な硬・軟組織量は十分である。

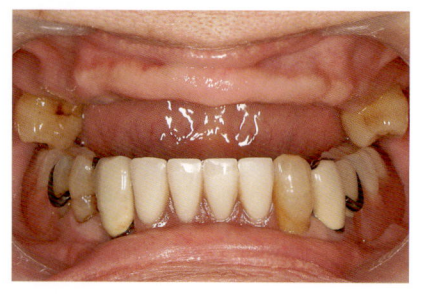

症例1-c　垂直的な硬・軟組織量は十分である。

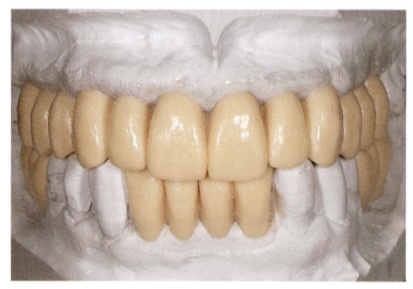

| 症例1-d | 症例1-e | 症例1-f |

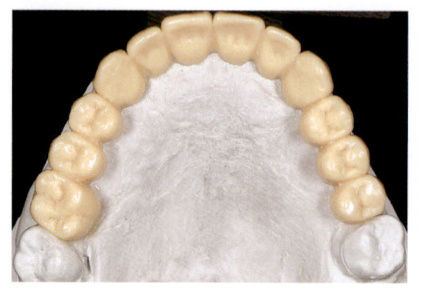

症例1-d〜f　暫間義歯より顎位を決定し、咬合器に装着した上下のワックスアップ。ほぼ平均値に近い歯冠形態が再現されている。

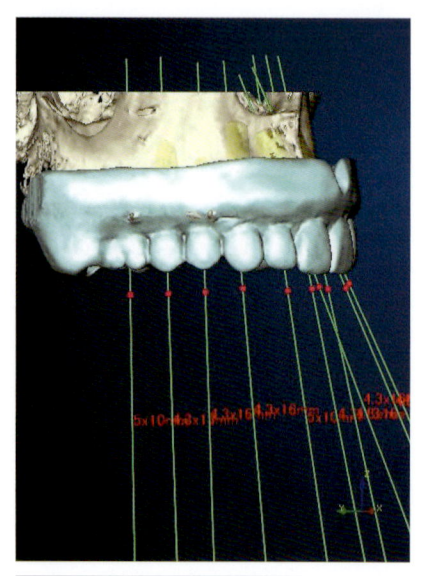

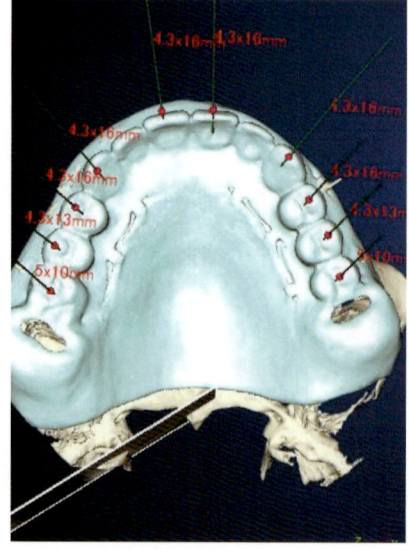

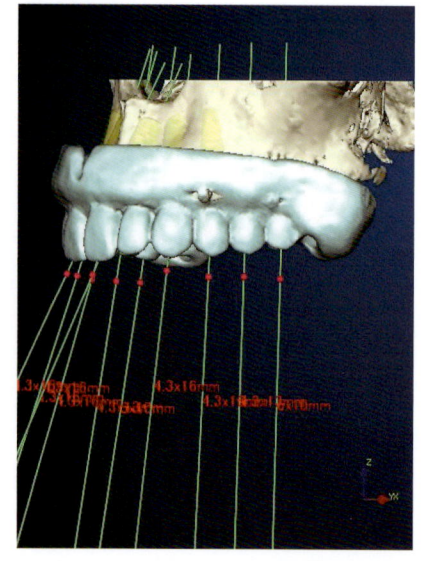

| 症例1-g | 症例1-h | 症例1-i |

症例1-g〜i　ラジオグラフィックガイドを用いてCT画像データを分析し、最終的なインプラントの直径・長径・埋入角度を決定する。

110

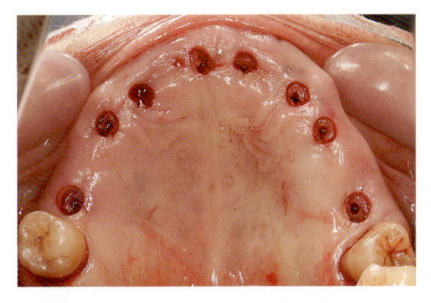

複雑なインプラント治療における連携治療 上顎無歯顎への最適な補綴を目指して

症例1-j　最初にサージカルテンプレートを用いて歯肉をパンチングする。

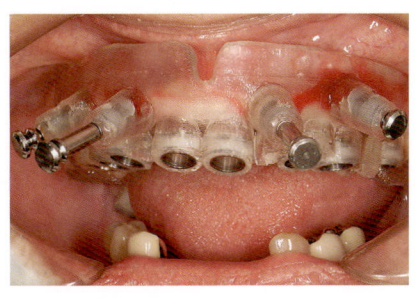

症例1-k　固定ピンにてノーベルサージカルテンプレートを口腔内にしっかり固定する。

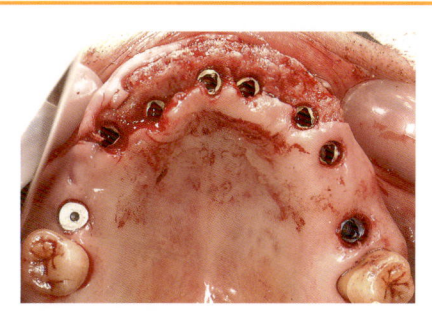

症例1-l　NobelGuide™により8本のインプラントを理想的な位置に埋入した。

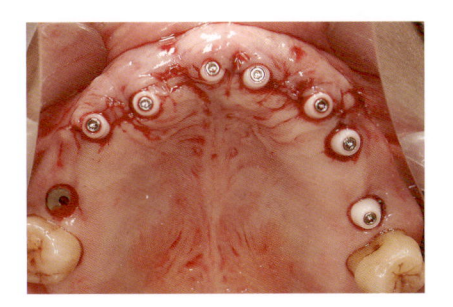

症例1-m　7本のマルチアバットメントを接続する。

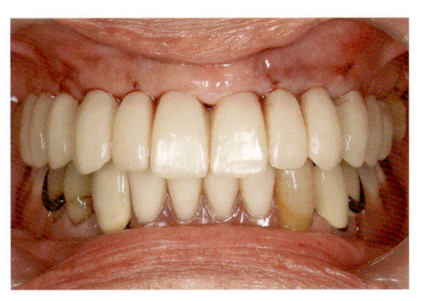

症例1-n　事前に製作されていたプロビジョナルレストレーションを装着する。

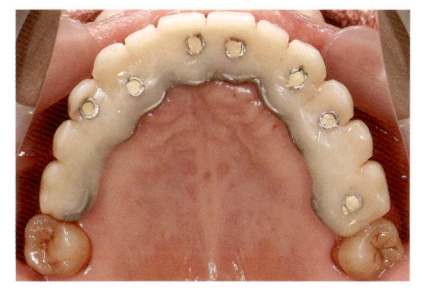

症例1-o　プロビジョナルレストレーションが破折しないようキャストされた補強のメタルバーを使用し、スクリュー固定する。

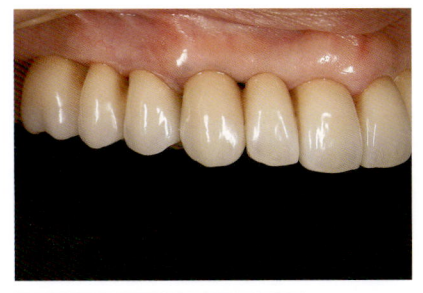

| 症例1-p | 症例1-q | 症例1-r |

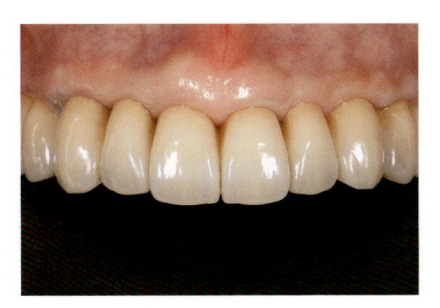

症例1-p～r　最終上部構造装着時口腔内写真。解剖学的に限りなく天然歯形態に近い補綴物を装着することができた。十分に審美性も獲得できたため、患者も非常に満足していた。

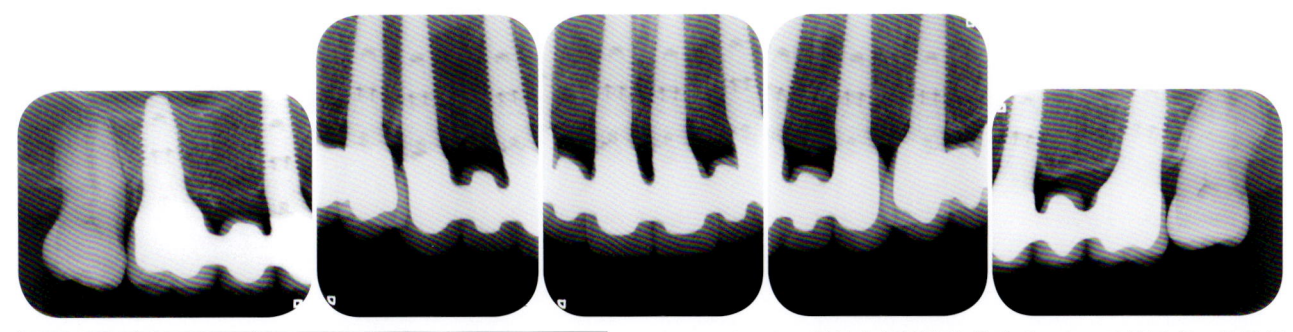

| 症例1-s① | 症例1-s② | 症例1-s③ | 症例1-s④ | 症例1-s⑤ |

症例1-s①～⑤　最終上部構造装着時デンタルX線写真。前歯部位・左臼歯部・右臼歯部の3ユニットブリッジとして補綴設計された。適合性にまったく問題は認められない。

111

OJファウンダー講演　インプラント補綴

CEJとルートフォームを付与した補綴症例（症例2-a～r）

患者年齢および性別：52歳、男性
初診：2008年6月
主訴：咀嚼障害
治療計画：残存している上下顎すべての歯を予後不良と診断し、全抜歯後両側サイナスフロアエレベーションを行い、NobelGuide™を用いた即時埋入・即時荷重を計画した。

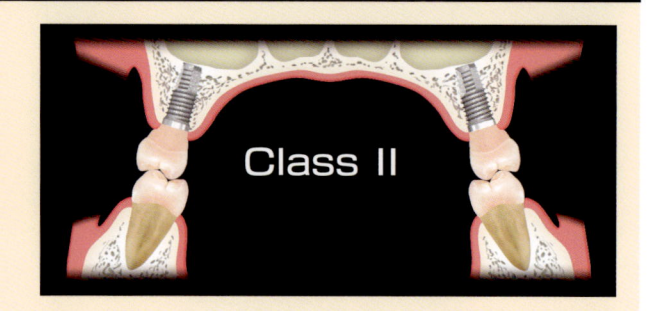

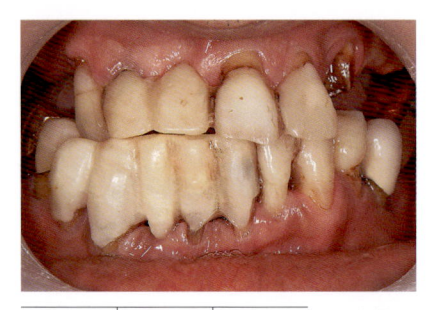

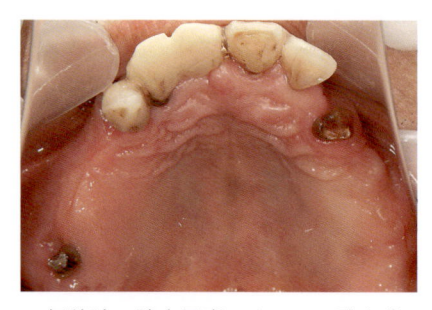

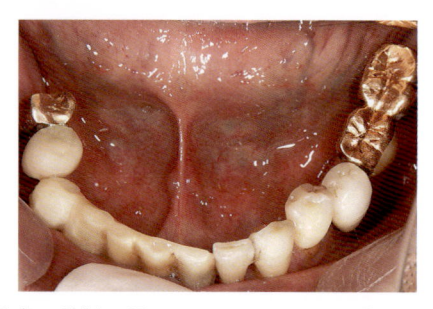

Class II

| 症例2-a | 症例2-b | 症例2-c |

症例2-a～c　初診時口腔内写真。すべての残存歯に重度の動揺が認められ、ほとんど咀嚼できない状態であった。プロビジョナルレストレーションもまったく機能していない。

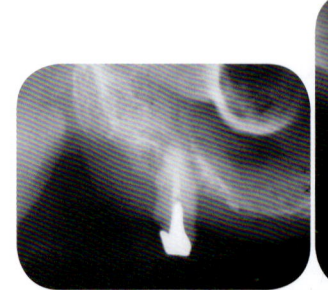

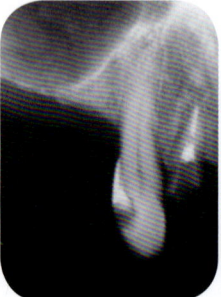

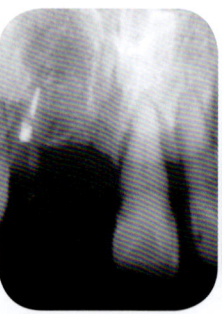

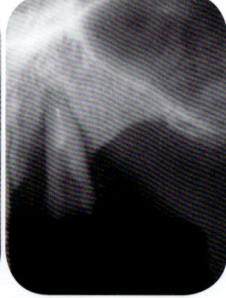

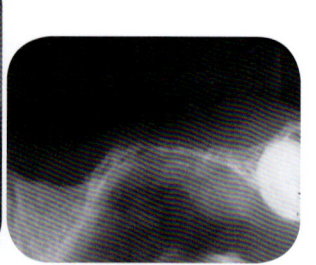

| 症例2-d① | 症例2-d② | 症例2-d③ | 症例2-d④ | 症例2-d⑤ |

症例2-d①～⑤　初診時デンタルX線写真。両側共に歯槽頂から上顎洞粘膜までの距離は少ない。

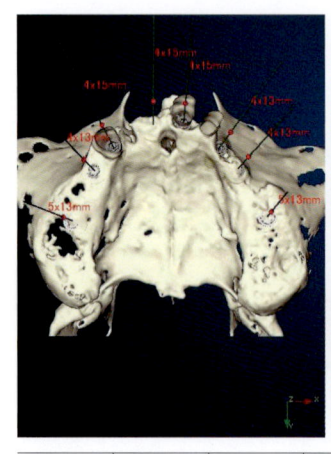

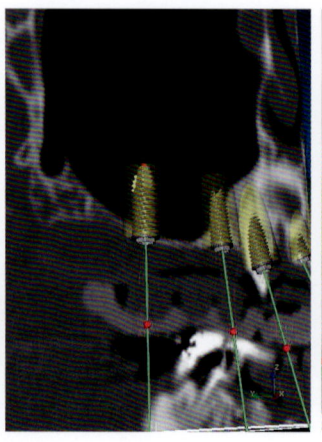

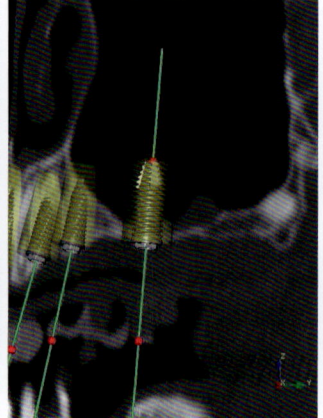

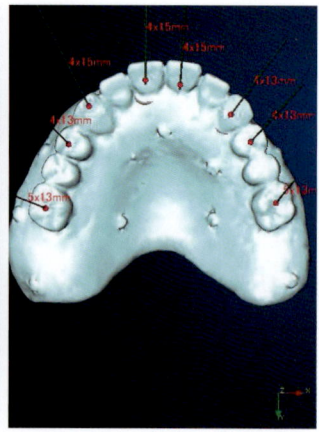

| 症例2-e | 症例2-f | 症例2-g | 症例2-h |

症例2-e～h　ラジオグラフィックガイドを用いてCT画像データを分析し、最終的なインプラントの直径・長径・埋入角度を決定する。

112

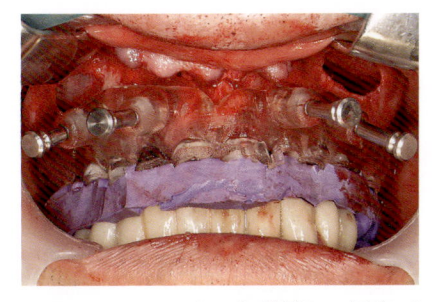

複雑なインプラント治療における連携治療 上顎無歯顎への最適な補綴を目指して

症例2-i　バイトリムを利用し、固定ピンにてノーベルサージカルテンプレートを口腔内にしっかり固定する。

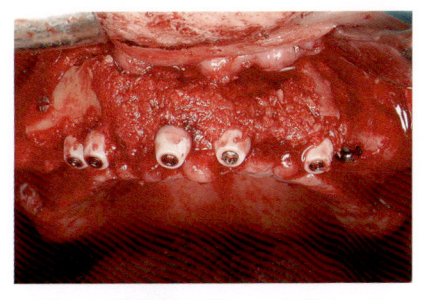

症例2-j　前歯部のボーンオグメンテーション。臼歯部はサイナスフロアエレベーション6ヵ月後にインプラントを埋入。

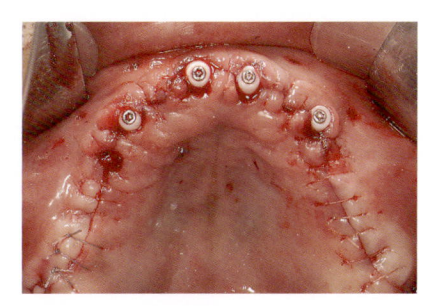

症例2-k　一次手術時。サイナスフロアエレベーションと同時のインプラント即時埋入後の咬合面観。

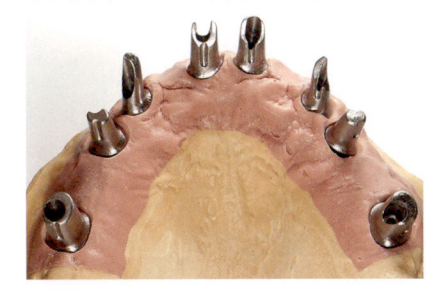

症例2-l　最終アバットメント試適時。

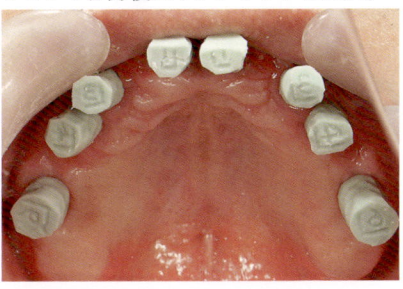

症例2-m　個人トレーによるエマージェンスプロファイルの印象採得。

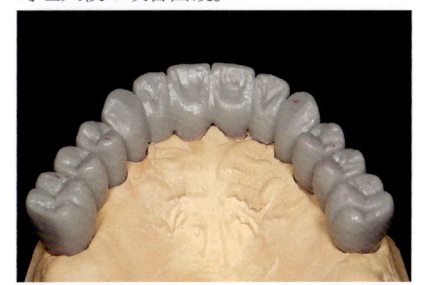

症例2-n　上部構造のワックスアップ。

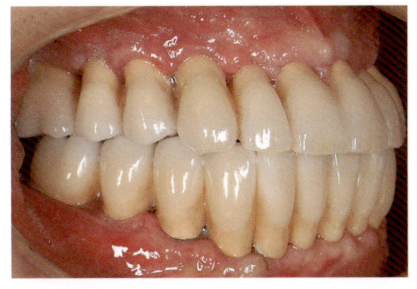

| 症例2-o | 症例2-p | 症例2-q |

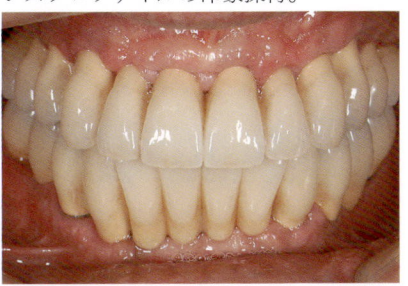

症例2-o〜q　最終上部構造装着時口腔内写真。やや長めの歯冠長になったが、患者はローリップのため審美的な問題は起こらない。

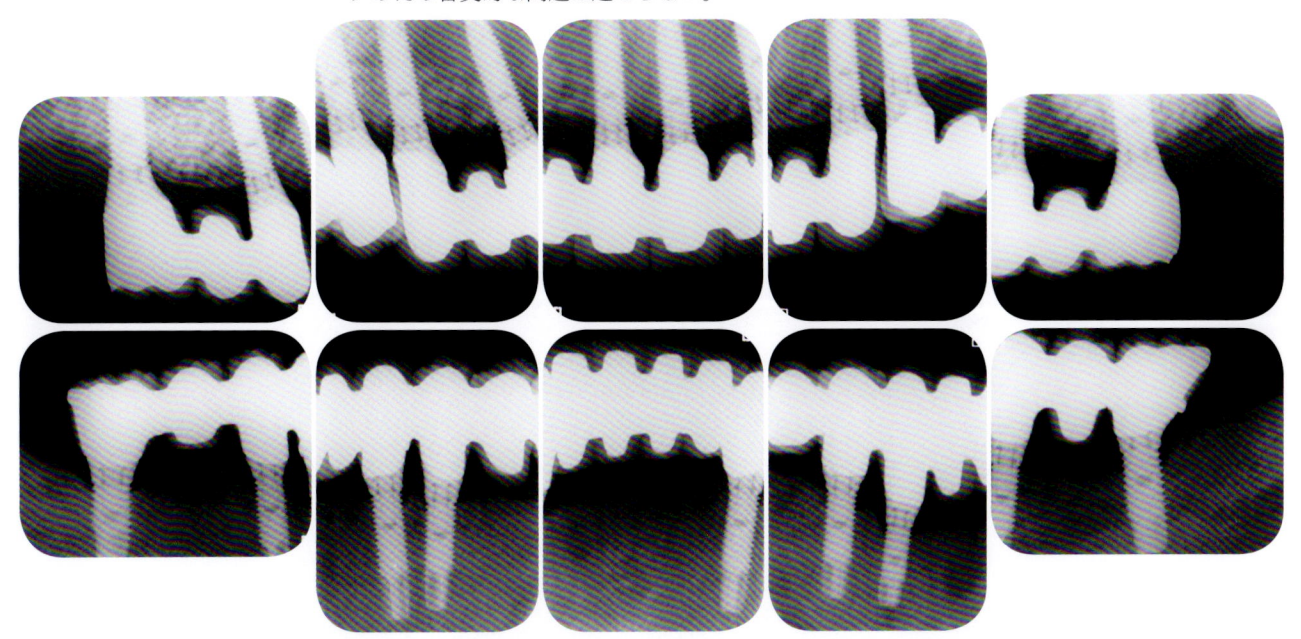

| 症例2-r① | 症例2-r② | 症例2-r③ | 症例2-r④ | 症例2-r⑤ |
| 症例2-r⑥ | 症例2-r⑦ | 症例2-r⑧ | 症例2-r⑨ | 症例2-r⑩ |

症例2-r①〜⑩　最終上部構造装着時デンタルX線写真。前歯部位・左臼歯部・右臼歯部の3ユニットブリッジとして補綴設計された。適合性にまったく問題は認められない。

113

OJファウンダー講演　インプラント補綴

歯冠色・歯肉色・ポーセレンの同時築盛によるセラミックワーク症例（症例3-a〜s）

患者年齢および性別：61歳、女性
初診：2008年1月
主訴：咀嚼機能・審美性の改善を希望
治療計画：上顎の残存歯はすべて予後不良と診断し、全抜歯後両側サイナスフロアエレベーションを行い、NobelGuide™を用いた即時埋入・即時荷重を計画した。上部構造はガム付のポーセレンブリッジを予定。

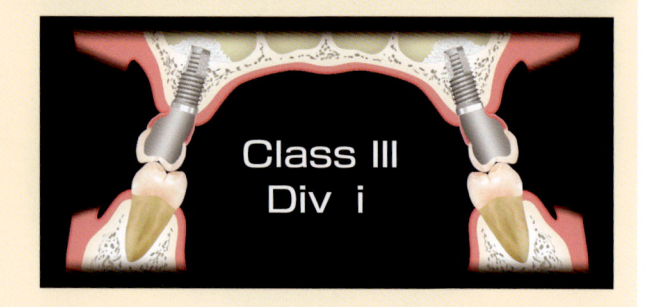

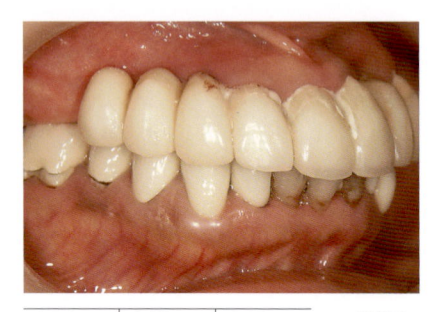

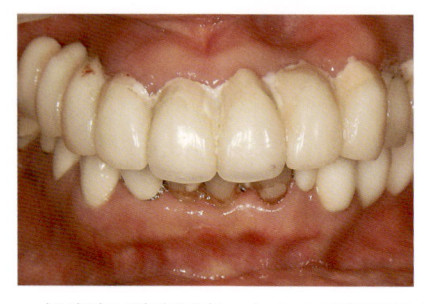

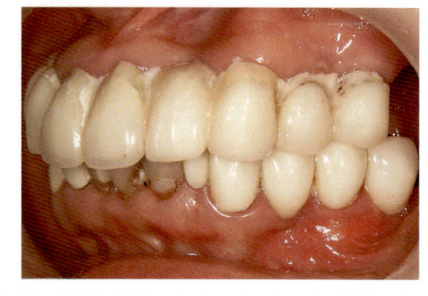

症例3-a｜症例3-b｜症例3-c　症例3-a〜c　初診時口腔内写真。すべての残存歯に重度の動揺が認められ、ほとんど咀嚼できない状態。咬合高径も著しく低下している。

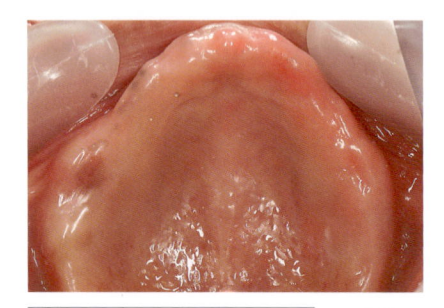

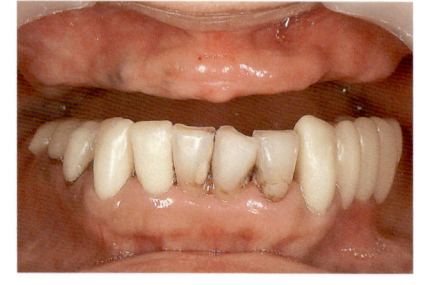

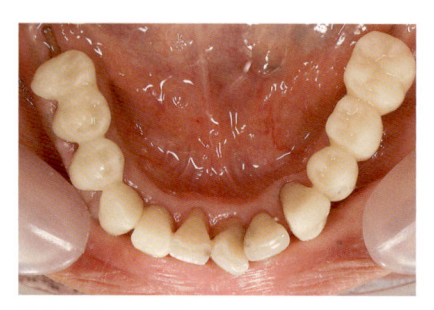

症例3-d｜症例3-e｜症例3-f　症例3-d〜f　上顎の残存歯はすべて予後不良と診断し、全抜歯後コンプリートデンチャーを製作。下顎は咬合平面を整えるため、プロビジョナルレストレーションを装着。

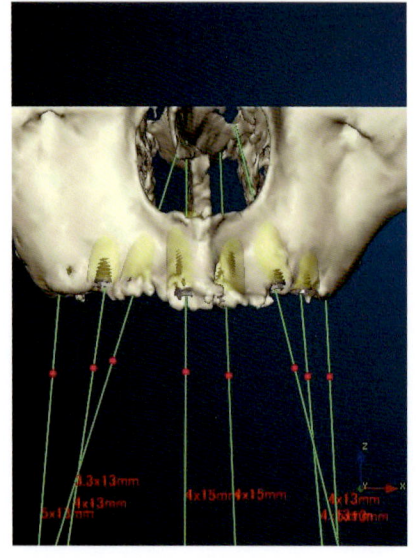

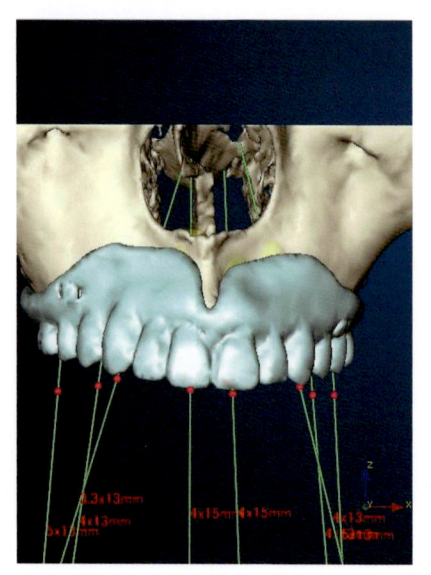

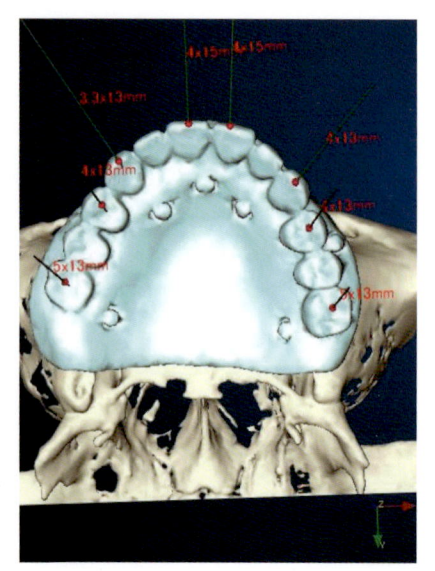

症例3-g｜症例3-h｜症例3-i　症例3-g〜i　ラジオグラフィックガイドを用いてCT画像データを分析し、最終的なインプラントの直径・長径・埋入角度を決定する。

114

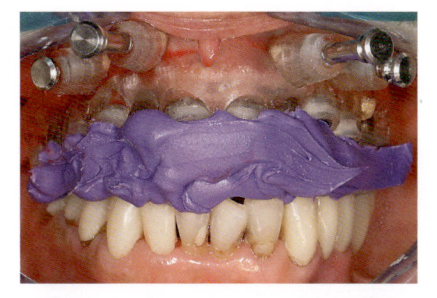

複雑なインプラント治療における連携治療 上顎無歯顎への最適な補綴を目指して

症例3-j　固定ピンにてサージカルテンプレートを口腔内にしっかり固定する。

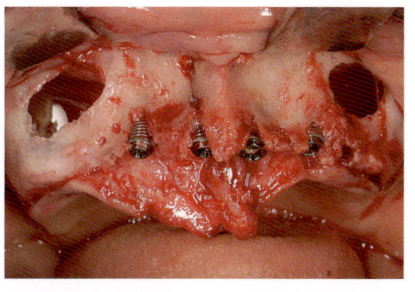

症例3-k　インプラント埋入時。上顎前歯部唇側骨が不足している。

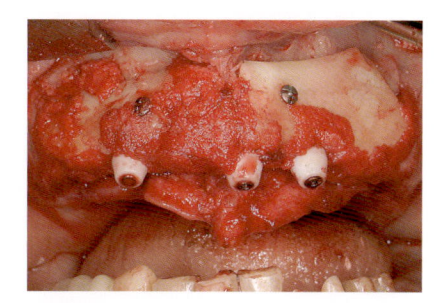

症例3-l　骨造成時。ブロック骨と細片骨を移植。

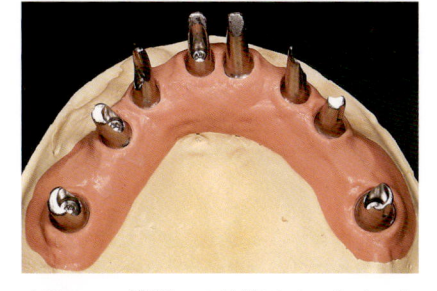

症例3-m　模型への最終アバットメント装着時。

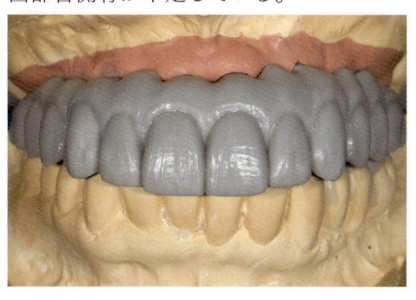

症例3-n　上部構造のワックスアップ。

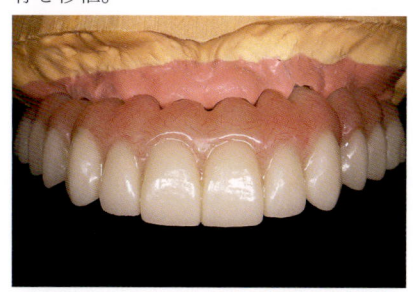

症例3-o　模型へのガム付プロビジョナルレストレーションの装着時。

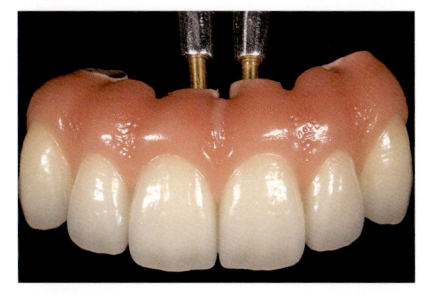

症例3-p　歯冠色・歯肉色の同時築盛法による上部構造。

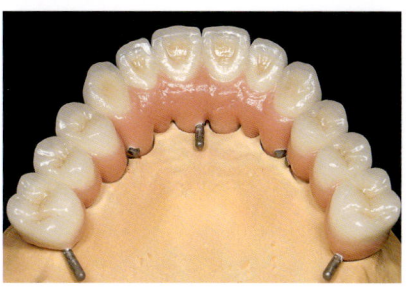

症例3-q　上部構造はガム付のポーセレンブリッジ。

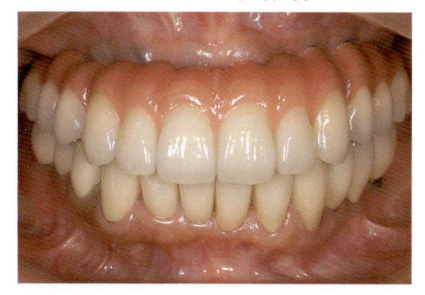

症例3-r　バランスの取れた咬合平面が付与されている。患者が満足できるだけの機能性と審美性も獲得できた。

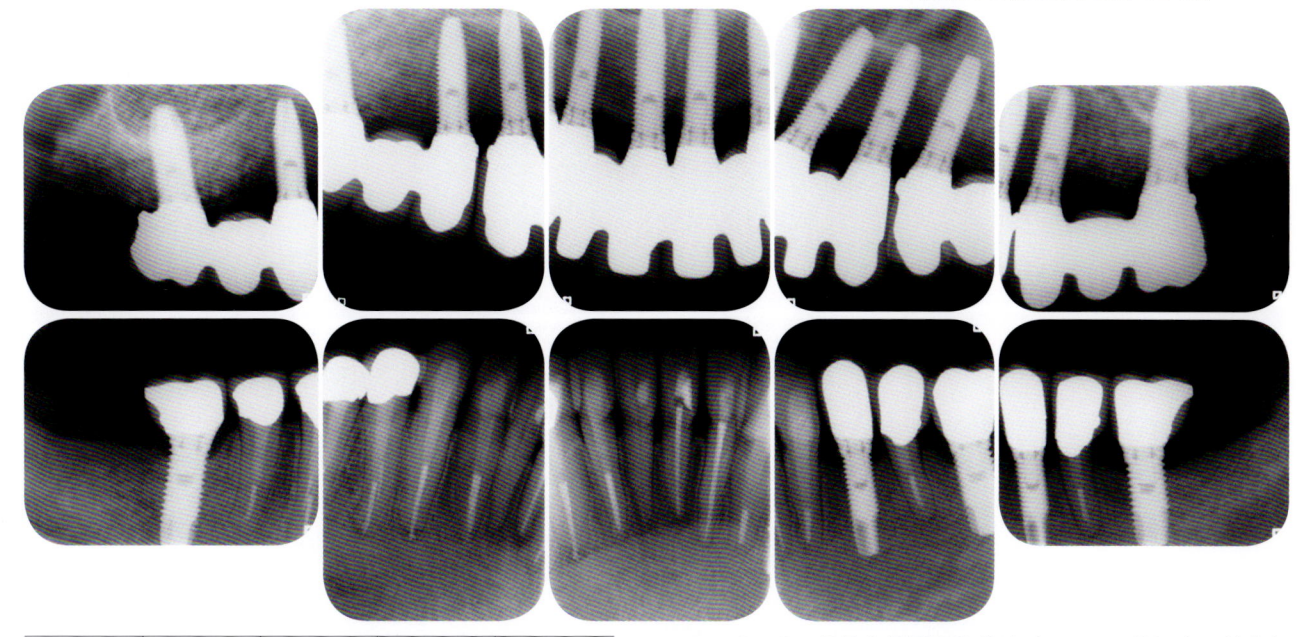

| 症例3-s① | 症例3-s② | 症例3-s③ | 症例3-s④ | 症例3-s⑤ |
| 症例3-s⑥ | 症例3-s⑦ | 症例3-s⑧ | 症例3-s⑨ | 症例3-s⑩ |

症例3-s①〜⑩　最終上部構造装着時デンタルX線写真。前歯部位・左臼歯部・右臼歯部の3ユニットブリッジとして補綴設計された。適合性にまったく問題は認められない。

115

OJファウンダー講演　インプラント補綴

中間構造体を用いての単冠クラウン症例（症例4-a～p）

患者年齢および性別：73歳、男性
初診：2007年3月
主訴：咀嚼機能・審美性の改善を希望
治療計画：上顎の残存歯はすべて予後不良と診断し、全抜歯後両側サイナスフロアエレベーションを行い、NobelGuide™ を用いた即時埋入・即時荷重を計画した。上部構造はガム付のポーセレンブリッジを予定。

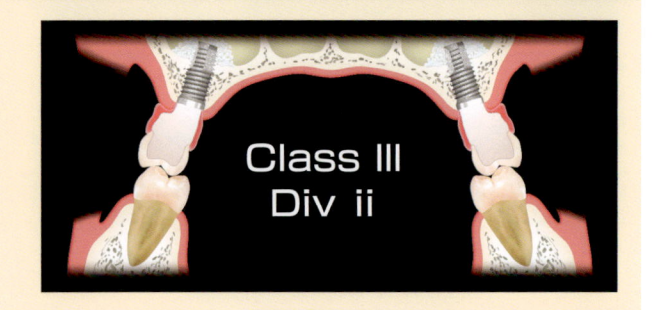

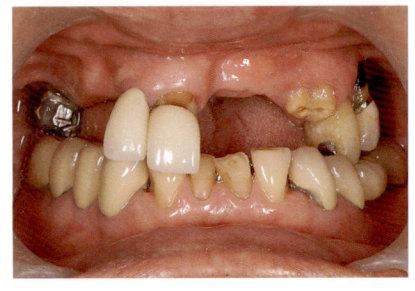

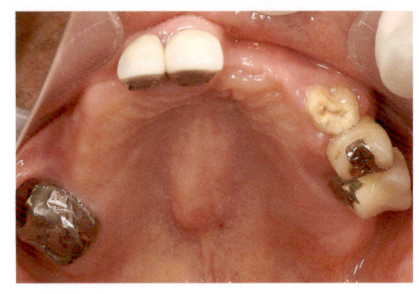

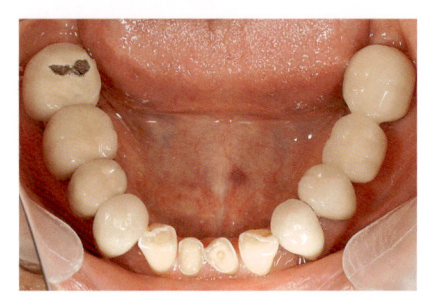

Class III Div ii

| 症例4-a | 症例4-b | 症例4-c |

症例4-a～c　初診時口腔内写真。患者はパーシャルデンチャーの不適合により、咀嚼障害を起こしていた。下顎は通法に従い、通常の修復治療を行う予定を立てた。

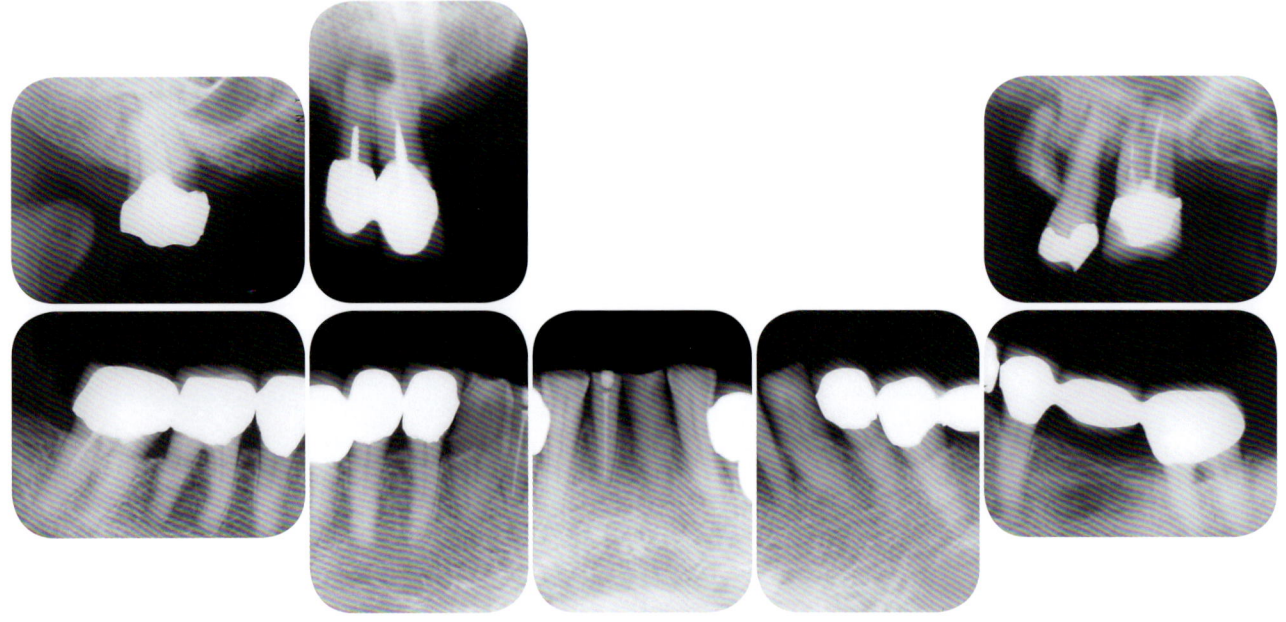

| 症例4-d① | 症例4-d② | | | 症例4-d③ |
| 症例4-d④ | 症例4-d⑤ | 症例4-d⑥ | 症例4-d⑦ | 症例4-d⑧ |

症例4-d①～⑧　初診時デンタルX線写真。上顎の残存歯はすべて予後不良と診断し、全抜歯を計画。

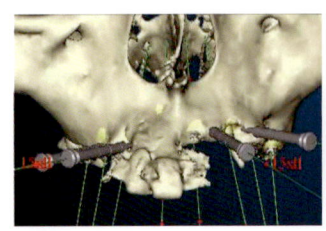

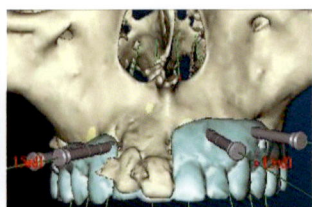

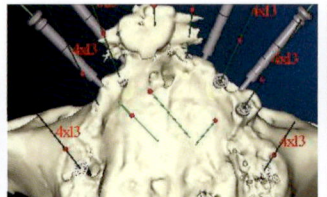

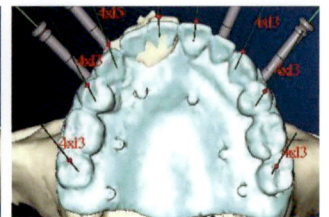

| 症例4-e | 症例4-f | 症例4-g | 症例4-h |

症例4-e～h　ラジオグラフィックガイドを用いてCT画像データを分析し、最終的なインプラントの直径・長径・埋入角度および位置を決定する。

116

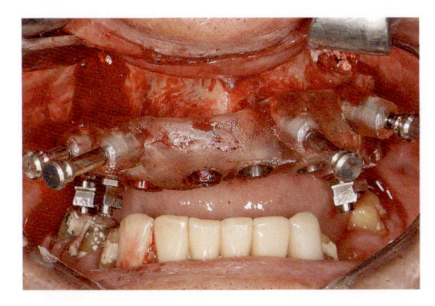

症例4-i　固定ピンにてノーベルサージカルテンプレートを口腔内にしっかり固定する。

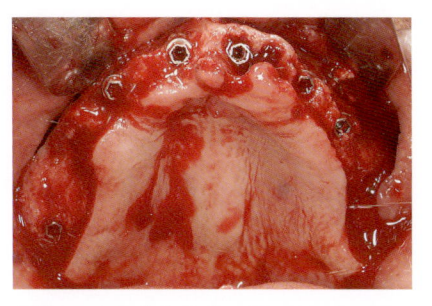

症例4-j　サイナスフロアエレベーションと同時埋入時。シミュレーションどおりに8本インプラントを定位置に埋入。

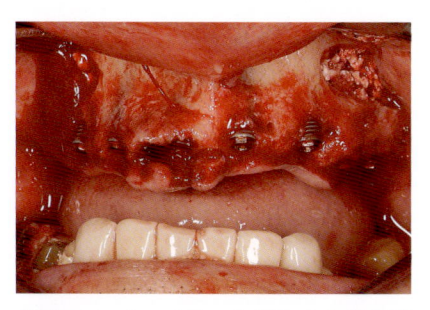

症例4-k　インプラント埋入の角度も適正である。

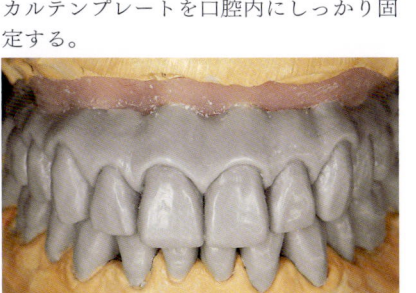

症例4-l　印象採得後のフルカントゥアのワックスアップ。

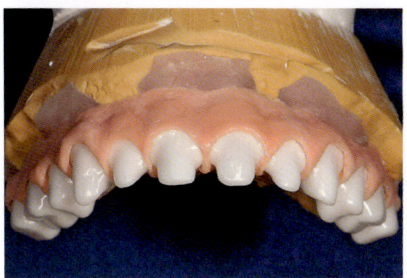

症例4-m　PIB上にジルコニアコーピングを製作。

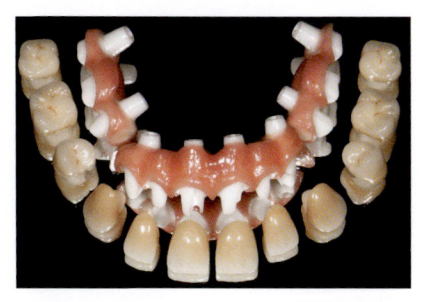

症例4-n　前歯部位・左臼歯部・右臼歯部の3ユニットブリッジとして補綴設計された。中間構造体に12本のジルコニアクラウンを製作。

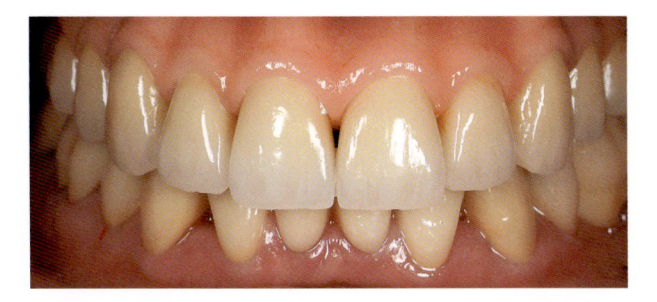

症例4-o　最終上部構造として口腔内に装着された中間構造体と12本のジルコニアクラウン。十分患者が満足できるだけの機能性と審美性も獲得できたと思われる。

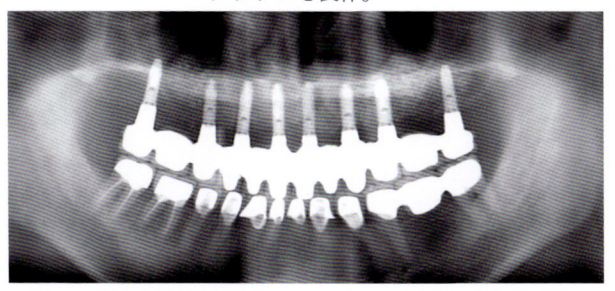

症例4-p　最終上部構造装着時パノラマX線写真。ガイディッドサージェリーならではのインプラント埋入位置の平行性が獲得できている。

まとめ

本稿のまとめとして下記の5項目を提示する。

①複雑な上顎無歯顎に対する外科‐補綴連携治療を成功させるためには、歯科技工士を含めた3者の緊密な打合せと、同一なビジョンを共有することが重要である。

②吸収の著しい症例における中間構造体の使用は、歯科医師・歯科技工士に利便性と簡便性をもたらす。

③中間構造体のマテリアルは、さまざまな要素をふまえて選択すべきである。

④インプラントポジションは最終的な補綴デザインに大きな影響を及ぼす。

⑤今後のインプラント治療はますますデジタル化され進化していくと思われる。特に外科におけるガイディッドサージェリー、そして製作過程におけるCAD/CAMの使用頻度は増加傾向にある。

参考文献

1. Rufenacht CR. 監訳：丸山剛郎. ファンダメンタルス・オブ・エステティックス. 東京：クインテッセンス出版, 1994：97‐102.
2. 山﨑長郎. 成功に導く治療計画と臨床基準. 東京：クインテッセンス出版, 2011.
3. 山﨑長郎. エステティック クラシフィケーションズ 複雑な審美修復治療のマネージメント. 東京：クインテッセンス出版, 2009.
4. 山﨑長郎. 審美修復治療 複雑な補綴のマネージメント. 東京：クインテッセンス出版, 1999.

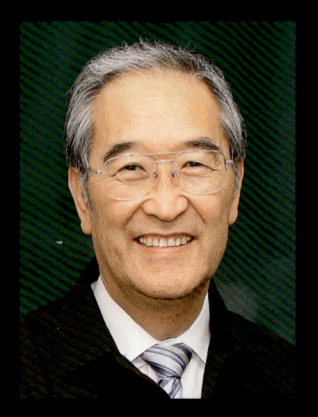

インプラント補綴 "The Function"

本多正明 (Masaaki Honda)
（大阪 S.J.C.D. 最高顧問、
S.J.C.D. インターナショナル副会長）

● 略歴
1970年　　　　　大阪歯科大学卒業
1972年〜2003年　Dr. Raymond Kim（南カリフォルニア大学）に師事
1973年〜1978年　日本歯学センター勤務
1978年　　　　　東大阪市にて本多歯科医院開設
現在、S.J.C.D. インターナショナル副会長、大阪 S.J.C.D. 最高顧問、日本顎咬合学会指導医、日本臨床歯周病学会指導医

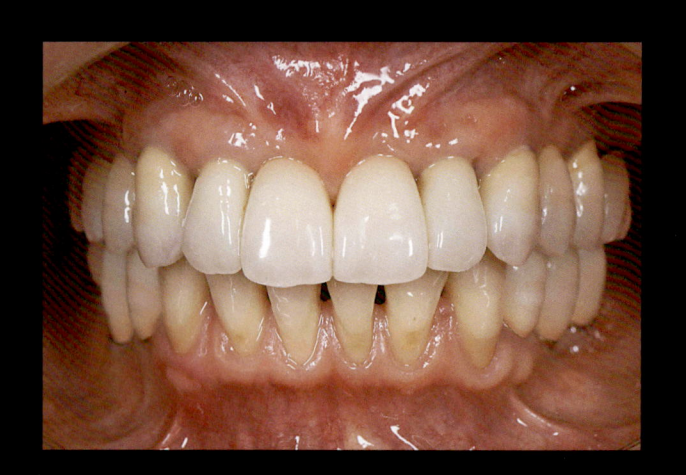

はじめに

近年、補綴治療において注目されてきた分野のなかに、審美補綴やインプラント補綴などが挙げられる。今回のテーマの1つであるインプラント補綴において、前歯部を中心とした審美性が脚光を浴びている。また、良好な結果を得るために、インプラントの埋入位置や、埋入される環境をしっかり診査・診断し、歯肉退縮をはじめ数多くのリスクを考慮したインプラント外科が行われている。またインプラント補綴も、アバットメント形態・材料、そして上部構造体の形態と材料選択をよく考え、歯科医師と歯科技工士のチームアプローチによって作製されている。その治療結果は、通常のクラウン・ブリッジと遜色のない審美的な症例が講演会や誌上などで多くみられる。しかし歯科における「審美」は、単に審美的なものでなく「機能美」でなくてはならない。

一方で、臼歯部において、特に遊離端欠損では、咬合支持の観点からみて、インプラント補綴は、歯列弓の保全を図るうえで、非常に有利に働く。しかし、補綴主導の目から適正な位置にインプラントを埋入、あるいは埋入環境を良くするために、軟組織や骨組織の再生を図ったとしても、上部構造体を対合歯と適切に嵌合させ、咬頭嵌合位を安定させることができ、なおかつ下顎運動時に咬合干渉を引き起こさせないような咬合面形態を与えないと、臼歯にインプラント補綴を施す意味がない。特に、大臼歯欠損におけるインプラント補綴が担う役割は大きく、"Longevity"、特に力のコントロールの観点から非常に重要である。

インプラント治療の目的

歯科臨床において忘れてはならないことは、日常臨床

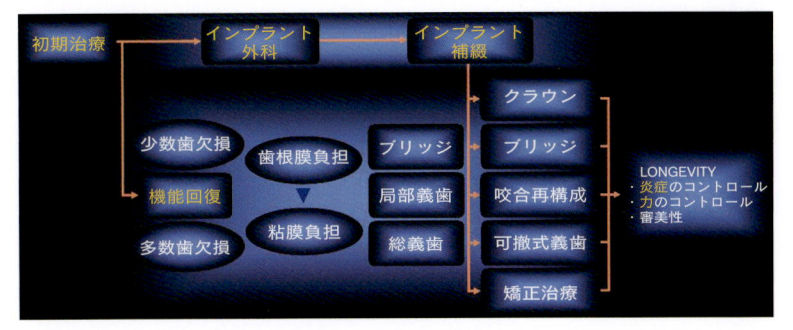

図1　インプラント治療を行ううえで把握しておくべき位置づけ。

表1　歯列弓の保全における考慮点

歯列弓の連続性	ポンティックなし
	ポンティックあり
動揺歯のコントロール	ポンティックなし
	ポンティックあり

で9割以上の患者が機能回復を目的として、補綴治療を必要としている点である。インプラント補綴の目的は、一般の補綴治療の目的とは何ら変わることはなく、以下の3点の目的が挙げられる。
①機能の回復
②審美性の改善
③残存組織の保全

インプラント補綴は欠損部位に対して、インプラントを人工歯根としてアバットメントを介し、クラウン・ブリッジ・デンチャーを使って、上記の目的を達成するだけである。この目的を達成するためには、
・健全な歯質
・健康な歯周組織
・咬合安定
・構造力学的安定
といった事項を再評価しながら治療を進めることが不可欠である。

インプラント治療の位置づけ

インプラント治療を施すうえで、その位置づけを認識しておく必要がある（図1）。初期治療を確実に行ってはじめて、確定的外科の1つとしてインプラント外科を行うことができる。例外として、初期治療時、臼歯部の咬合支持が減少もしくは喪失しているケースの咬合診断の一助として、また治療中も咬合崩壊の進行を止められないケースにおいては、早期にインプラントを埋入することもある。

インプラント外科は適正な時期に施術することが重要であり、また治療結果に大きな影響を与えるインプラント補綴を適切に施すことによって、炎症のコントロール、力のコントロールを十分できる環境を確立することが可能になり、良好な"Longevity"を期待できると考える。

歯列弓の保全とインプラント治療

力のコントロールとは、咬合安定と構造力学的に安定させることであり、臨床のキーワードは、"歯列弓の保全"と"咬頭嵌合位の安定"と考える。今回のテーマであるインプラント補綴の目標の一つは、歯の欠損によって歯列弓の連続性を欠き、歯列弓の不安定な状態を回復することである。

欠損歯列に対し、歯列弓の保全のために（表1）、歯列弓の連続性を回復する方法（固定式に限定）には通常、ブリッジかインプラント補綴がある。少数歯欠損をブリッジで歯列弓の連続性を回復するときの考慮事項を下記に挙げる。
①支台歯の数
②欠損部位
③スパンの長さ
④支台歯の状態：有髄・無髄、歯冠部歯質の量
　　　　　　　臨床歯冠 - 歯根比
⑤アンテリア・ガイダンスと臼歯離開量（臼歯部ブリッジ）
⑥咬頭嵌合位の安定（前歯部ブリッジ）
⑦上下顎歯列弓に加わる咬合力の方向
⑧ブラキシズム
⑨咬合力

補綴治療計画を立案する際、診断を誤ると支台歯が過重負担になり、最悪の場合は支台歯を失うことになる。

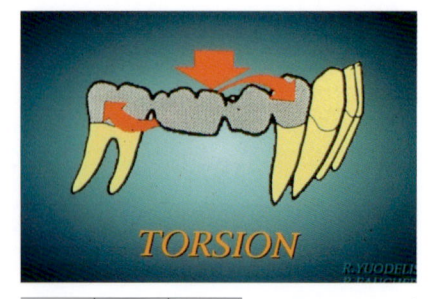

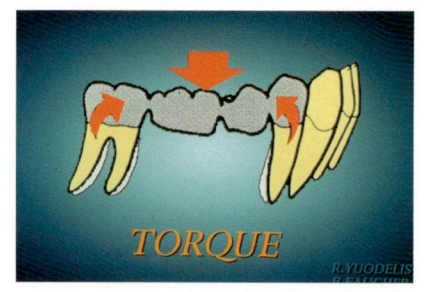

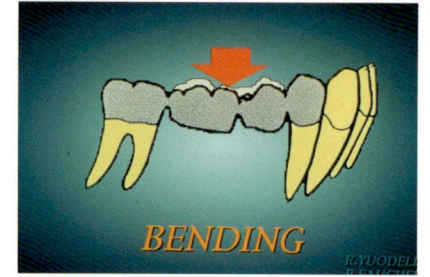

図2-a　図2-b　図2-c　　図2-a〜c　ブリッジにおける力の問題を判断するためのポイント。①TORSION：側方圧によりブリッジに頬舌的なねじれの力が働いていないか。②TORQUE：支台歯の負担能力が低くポンティック部に咬合力が加わった場合、支台歯の欠損側にモーメントが加わっていないか。③BENDING：ポンティックススパンが長い場合、補綴物の強度不足でたわみが生じていないか。これらのポイントはプロビジョナルレストレーションによる経過観察から診査・診断される（文献1より引用・改変）。

その結果、欠損歯列が拡大し力学的条件がさらに悪化した状態で、補綴再介入が必要になってしまう。

そのため、治療計画時は、つねに補綴再介入のときの状況を推測し、次の一手を考えておく必要があるため、力学的考察（たわみ、回転、ねじれ）が重要となる（図2）。

しかし、インプラント補綴を使って歯列弓の連続性を回復した場合は、インプラントブリッジを除き、前述のブリッジの力学的問題から免れることができ、支台歯への悪影響から回避できる（症例1、2）。

もちろんインプラント補綴においても、歯根膜がないことによって起きる構造力学的問題は残るが、今日では、インプラントとアバットメントのコネクションのシステムや上部構造体のフレームワークデザインとマテリアルセレクション、あるいはインプラント補綴の方法などが広範囲に検討され、力学的問題はかなり解決されるようになってきた。

咬頭嵌合位の安定とインプラント補綴

歯科治療において、補綴治療後の咬合安定を維持するうえで、40年の臨床経験から、咬頭嵌合位の長期安定がもっとも重要と考える（図3）。この安定のためには、

・臼歯の位置
・咬合面形態の維持
・顎関節の安定
・良好な筋活動

がポイントとなるが、大前提は前述の歯列弓の保全である。直接的には、臼歯の位置（インプラントの位置）、臼歯咬合面形態、顎関節、筋活動を適正かつ良好な状態にすることである。

本稿では「臼歯の位置」と「臼歯咬合面形態」について述べる。

1）臼歯の位置（図4、5）

上下の臼歯の対向関係が"Cusp to Fossa"（咬頭対窩）が重要である（特に第一大臼歯）。このことは決してClass Ⅰの関係だけではなく、また左右異なることもある。重要なことは、"End to End"（咬頭対咬頭）の関係では安定した咬頭嵌合の状態が確立できず、最終的には、病的な下顎の偏位が原因となり、顎関節や歯（補綴装置を含む）、歯周組織に悪影響をもたらす可能性が大きい。

ここでインプラント補綴を考察してみると、補綴主導が強調される今日、近遠心的には天然歯との距離あるいはインプラント間の適切な距離がわかってきている。また、歯肉退縮から診て唇側骨の厚みを診査・診断することは、インプラント治療上、当たり前になってきた。特にCTの発達はインプラント埋入に大きな影響を与えている。しかし、対合歯との対向関係をどれぐらい重要視しているであろうか？　特に遊離端連続欠損に対しては、診査・診断を誤ると、咬頭嵌合位を安定させる重要な条件である「バーティカル・ストップ」を技工士サイドで適切に付与することが困難になる。このような状態では、臼歯インプラントを咬合支持に役立てる目的を達成できず、前歯部（特に上顎）や顎関節などに悪影響が出る可能性が高い。

インプラント補綴 "The Function"

インプラント補綴を使って歯列弓の連続性を回復した症例①（症例1-a〜j）

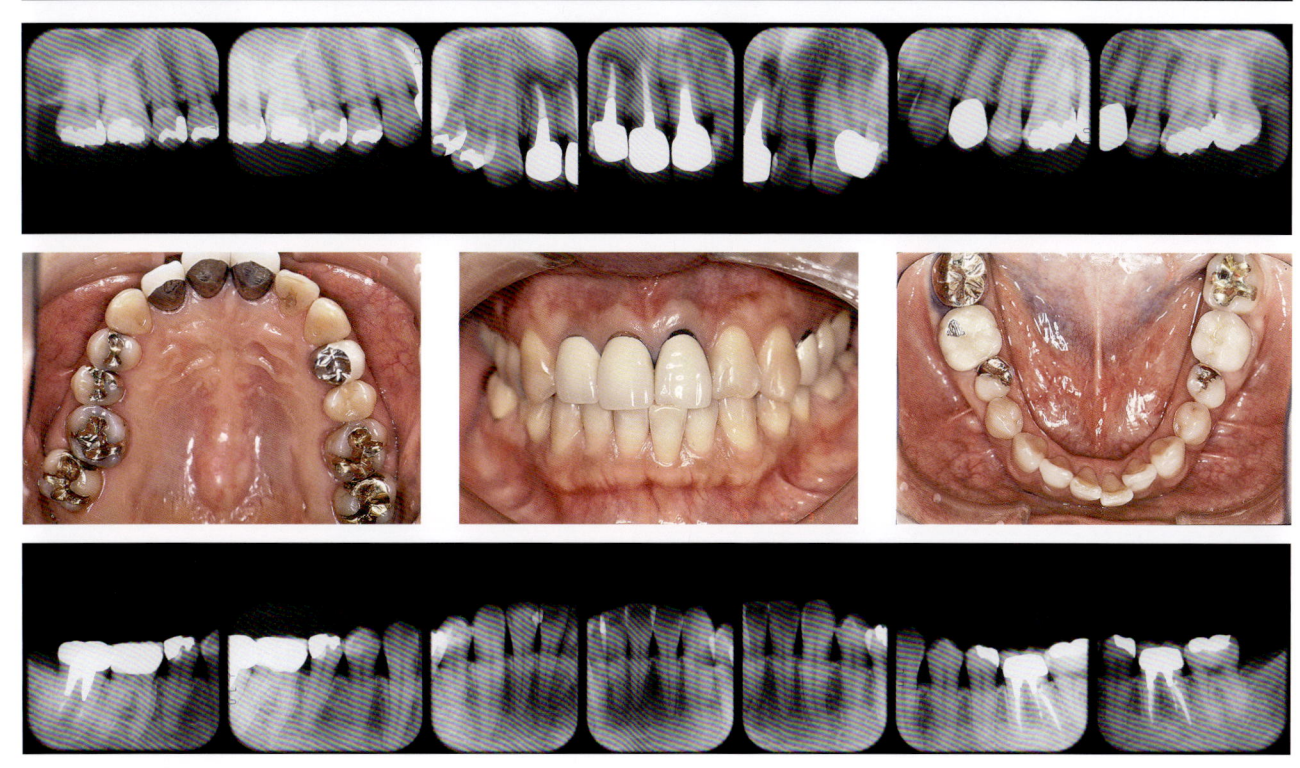

症例1-a		
症例1-b	症例1-c	症例1-d
症例1-e		

症例1-a〜e　術前の口腔内およびデンタルX線写真。主訴は上顎前歯の審美性の改善であるが、この主訴を矯正・補綴治療で解決するだけではこの症例のLongevityは難しい。

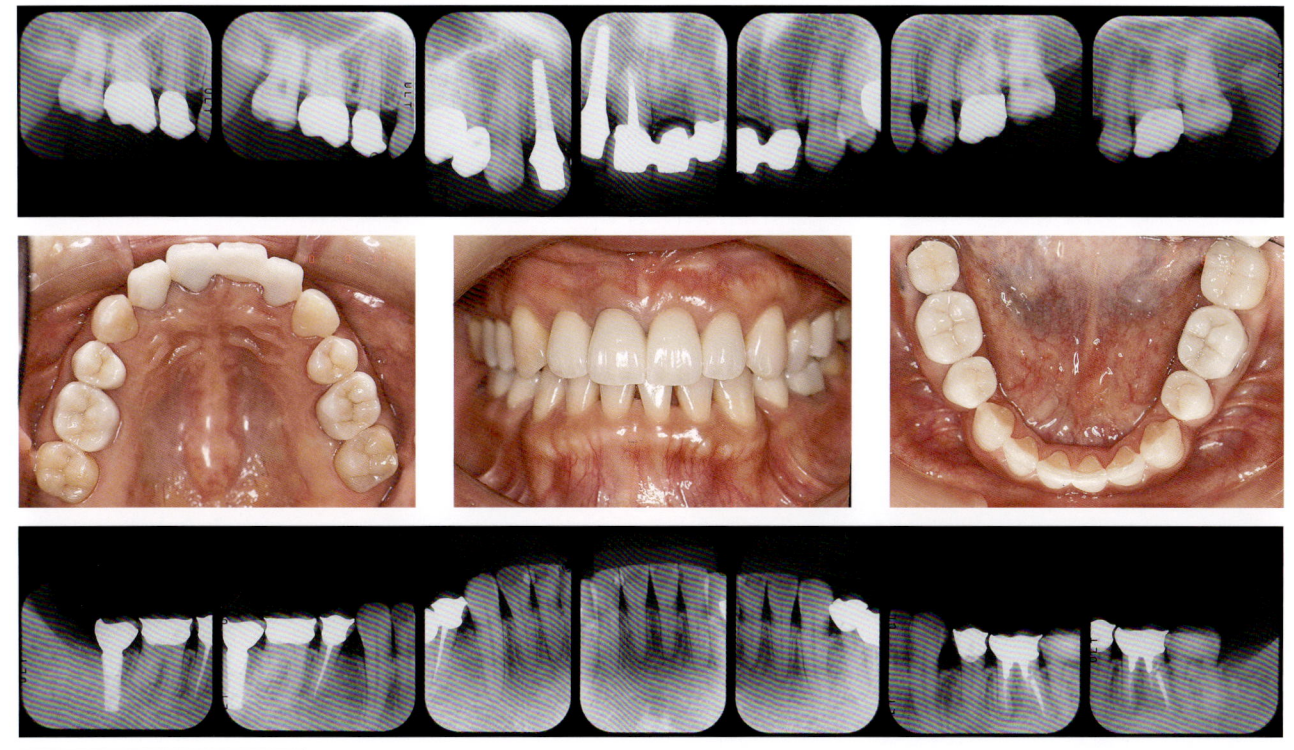

症例1-f		
症例1-g	症例1-h	症例1-i
症例1-j		

症例1-f〜j　術後の口腔内およびデンタルX線写真。インプラント補綴とクラウン・ブリッジを使って歯列弓の連続性を回復し、術者サイドで作り上げた咬頭嵌合位を長期安定させることができる環境を確立した。咬合支持に大きな影響を与える臼歯部にポンティックスペースがないことに注意（インプラント外科治療担当：本多浩二氏、矯正治療担当：本多正剛氏）。

121

OJファウンダー講演　長期症例成功失敗の分岐点―若手歯科医師に伝えたいこと

インプラント補綴を使って歯列弓の連続性を回復した症例②（症例2-a〜h）

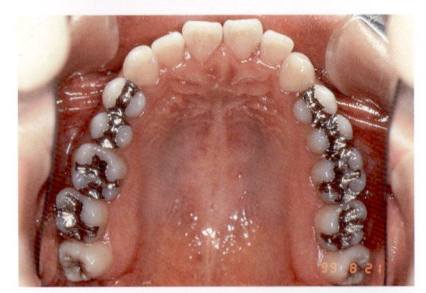

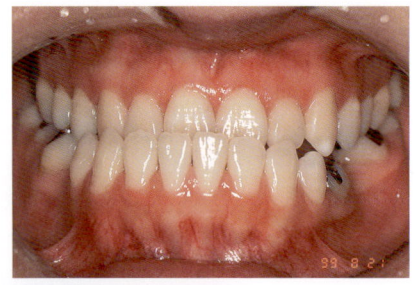

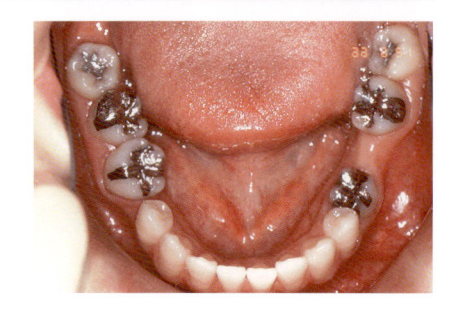

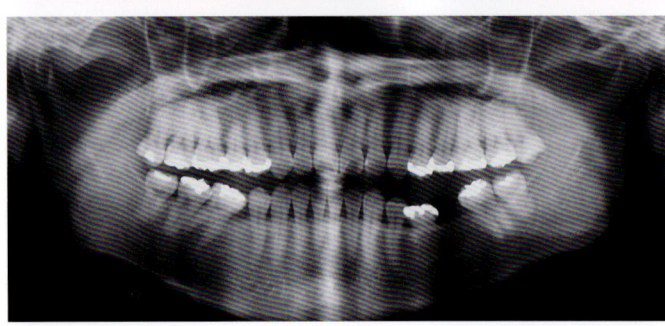

症例2-a	症例2-b	症例2-c
症例2-d		

症例2-a〜d　術前の口腔内およびパノラマX線写真。骨格性のClass III症例で、なおかつ 5 6 が先天性欠損である。この症例の機能と審美性の改善には、矯正治療と外科矯正が必要不可欠である。また、5 6 の欠損には④５６⑦のブリッジによって歯列弓の連続性を回復しても、構造力学的な観点から、良好なLongevityを得ることは困難であると考える。また、支台歯に問題が起きた場合には、補綴的再介入が複雑になる。

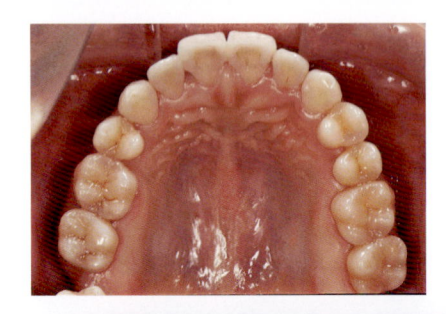

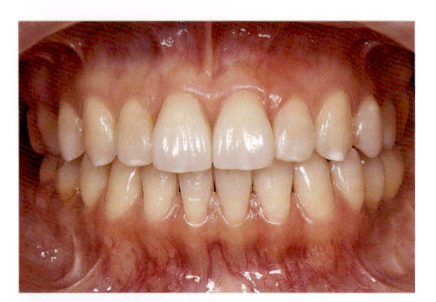

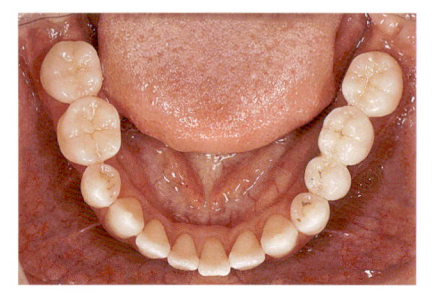

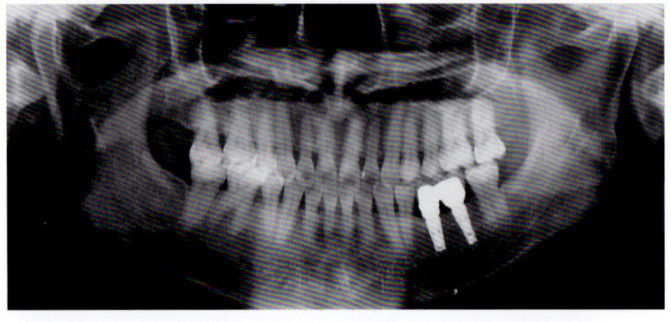

症例2-e	症例2-f	症例2-g
症例2-h		

症例2-e〜h　術後の口腔内およびパノラマX線写真。審美と機能の両面からみて、良好なアンテリアカップリングが達成されている。また、咬頭嵌合位を長期間安定させやすい咬合面形態が付与できている（外科矯正治療担当：山口芳功氏、矯正治療担当：古谷直樹氏、インプラント外科治療担当：松川敏久氏）。

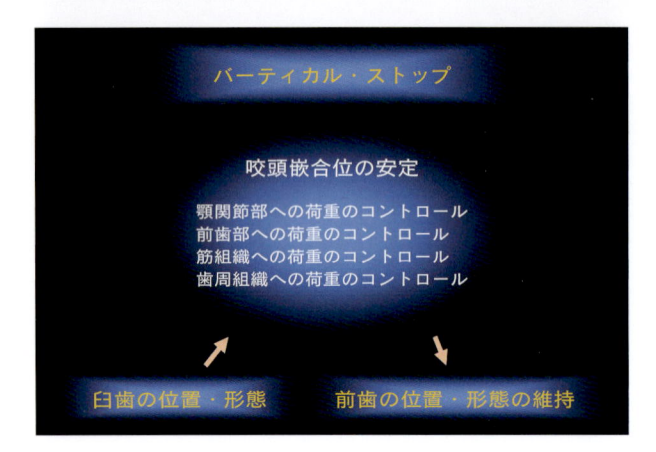

図3　バーティカル・ストップ付与の流れ。

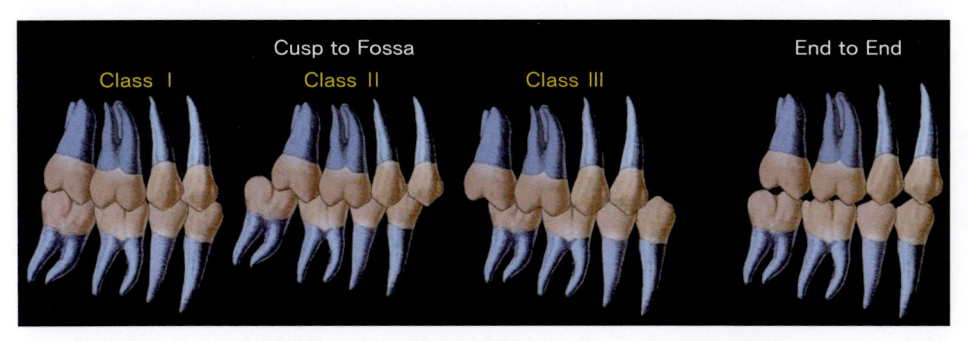

図4 矢状面からみた上下顎臼歯の位置関係。Class Ⅰ、Class Ⅱ、Class Ⅲとも Cusp to Fossa の関係を確立することが重要である。補綴治療を行う立場からみれば咬頭嵌合位を安定させることができる的確なバーティカルストップが付与しやすい。一方、対向関係が End to End になっていると、適正なバーティカルストップの付与が困難で、術後咬頭嵌合位が不安定になる。

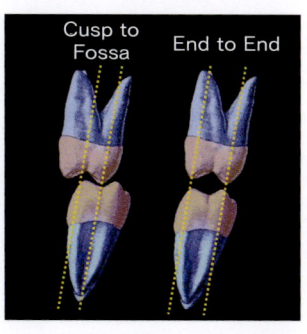

図5 前頭面からみた対向関係においても、右のように End to End になると、適正なバーティカルストップが付与しにくい。左のような Cusp to Fossa の対向関係を補綴医は矯正医に希望する。

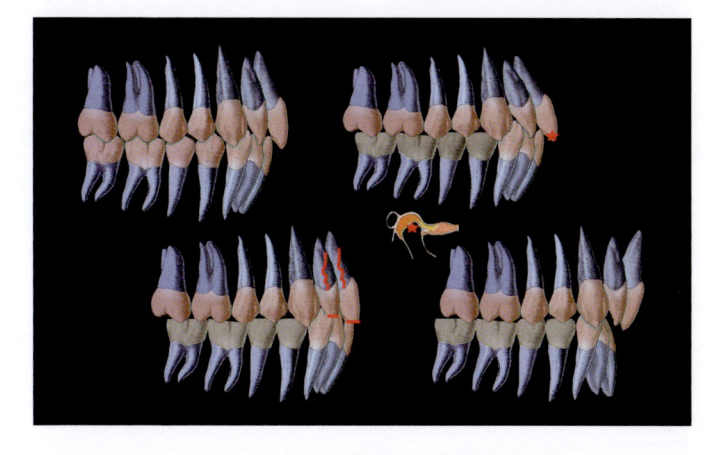

図6 臼歯咬合面形態が不適正、とくにフラットであれば(図中灰色部分)咬頭嵌合位は安定しない。この図は前後的に安定しなかった場合のトラブル発生部位を示す。

2）臼歯咬合面形態（図6）

　インプラントを適正な位置に埋入したうえで、インプラント補綴の咬合面形態を最終的に咬頭嵌合位が安定できるように作らなければならない（症例3、4）。具体的には、咬頭嵌合位の前後的安定（クロージャーストッパー、イクォライザー）、左右的安定（A・B・Cコンタクト）させることができる形態を付与する必要がある（図7）。

　そのためには各々の咬合接触点を小さく斜面で接触させ(0.3〜0.5mm)、接触角度は緩くすべきである（図8）。また接触点の位置は、インプラントにカンチレバーの力がかかりにくい中央に近い位置で接触させることを心がける必要がある。ここで誤解されていることは、前述のような咬頭嵌合位を安定させる咬合接触点を付与すると、下顎運動の自由度が少なくなってしまうということである。しかし、この下顎運動を口腔内で診ると、上下顎臼歯の機能咬頭が咬合干渉なしに動けるスペースの存在が、大きく影響をもたらす（このスペースのことをファンクショナルルームと名付けた）（図9、10）。

　ここで述べる咬頭嵌合位はポイント・セントリックを目指すが、かつてのナソロジストが強調してきたものとは意味が違うし、彼らが言ってきたほど数多くの接触点は必要ないと考える。

臼歯咬合面形態とアンテリア・ガイダンス

　咬頭嵌合位を安定させるために、適正な臼歯の位置と咬合面形態を付与できたとしても、咬合面形態を良好に維持させることが重要であり、その結果、咬頭嵌合位を維持・安定させることができる。ここでのキーワードは、「臼歯離開咬合」である。滑走運動、とくに側方滑走運動したときに、臼歯が接触滑走、特に大臼歯が接触すると、下顎運動の適正なテコの原理3級から支点と作用点が逆転し、逆3級の状態になり、咬合干渉から多くの問題が

OJファウンダー講演　長期症例成功失敗の分岐点—若手歯科医師に伝えたいこと

インプラント補綴によって咬合再構成した症例①（症例3-a〜j）

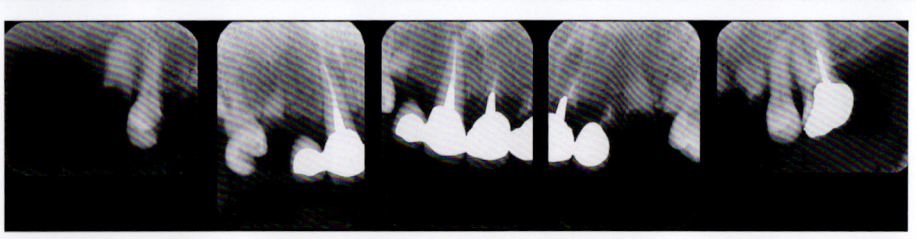

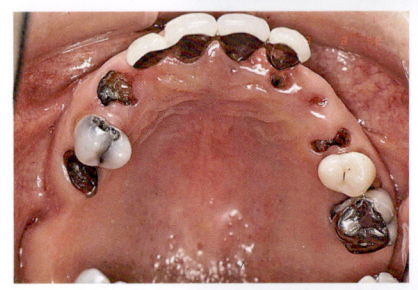

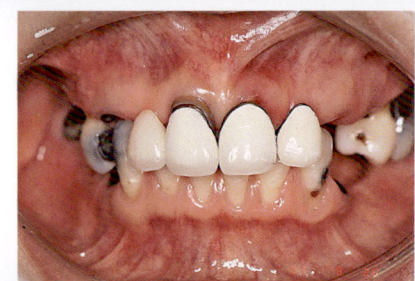

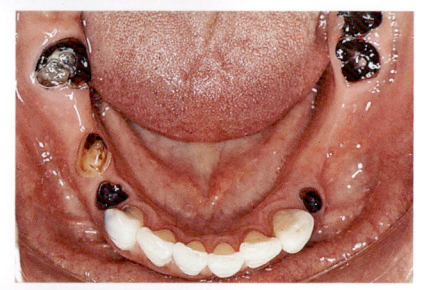

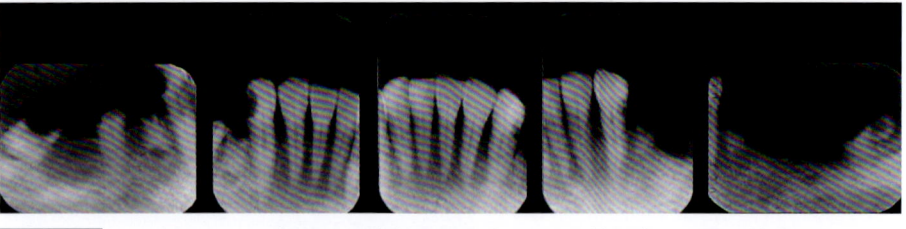

症例3-a		
症例3-b	症例3-c	症例3-d
症例3-e		

症例3-a〜e　術前の口腔内およびデンタルX線写真。下顎6前歯以外はすべてインプラント補綴による咬合再構成を行うこととした。上下歯列の対向関係が良好であるので、外科医に適正な位置にインプラントを埋入してもらえれば、術後の咬合安定は得やすいと考える。

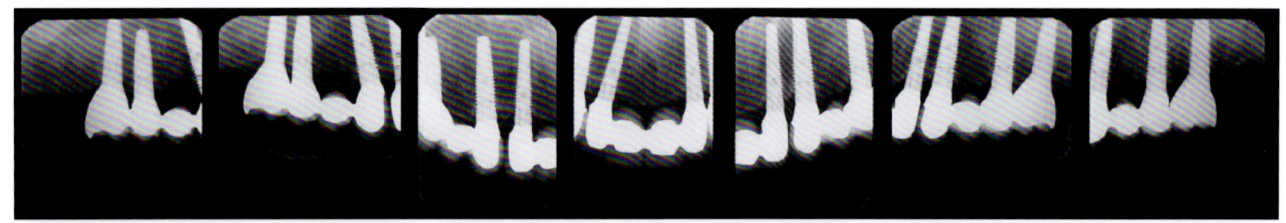

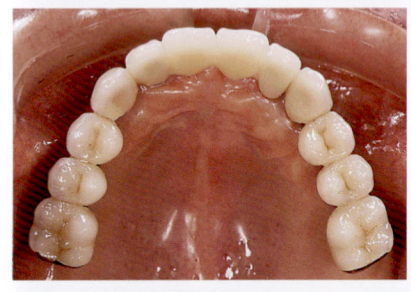

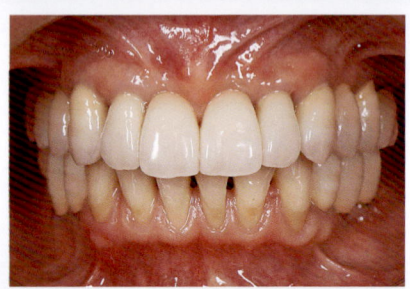

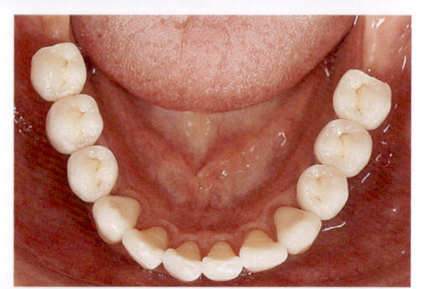

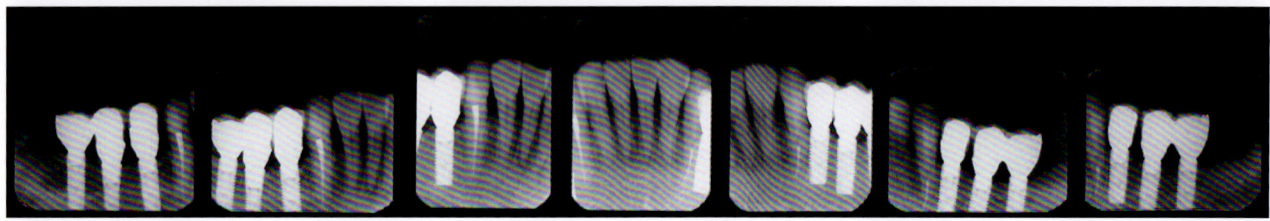

症例3-f		
症例3-g	症例3-h	症例3-i
症例3-j		

症例3-f〜j　術後の口腔内およびデンタルX線写真。インプラントの埋入位置はトップダウントリートメントの考えに従う。元天然歯が存在したところが基準となる。この症例は、初診時の上下歯列の対向関係が良好であったため、インプラント補綴による機能と審美性の改善がしやすい位置にインプラント埋入してもらえた（インプラント外科治療担当：堀内克啓氏）。

インプラント補綴"The Function"

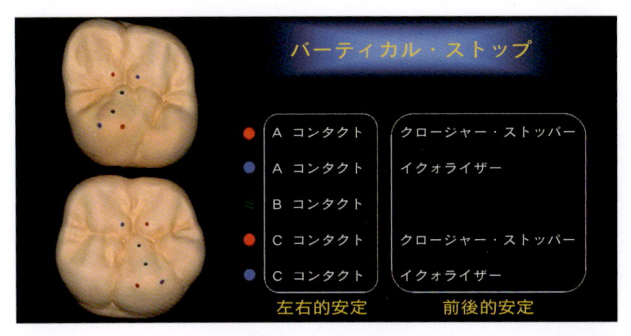

図7 咬頭嵌合位が左右的、前後的に安定しやすい適正なバーティカルストップ。

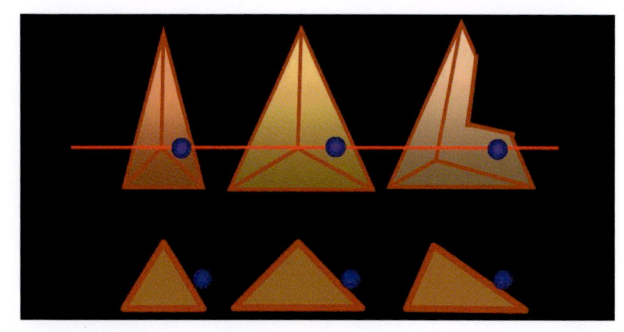

図8 三角隆線の走行方向と接触角度。三角隆線の接触点のところの幅を広げるため、クレストを曲げることにより、接触点の近遠心の斜面の角度を緩くする。このことにより咬合干渉を避ける。

図9-a｜図9-b

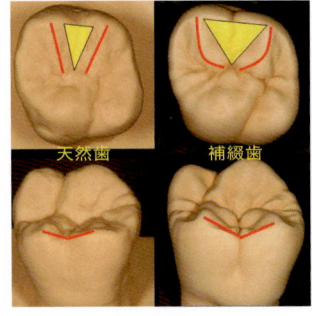

図9-a、b 天然歯と補綴歯の三角隆線のクレストの走行方向と咬頭が通り抜けるスペースの広さの違い。下図のように咬頭傾斜角の捉え方を間違うと、咬合干渉が起きやすい咬合面形態になる。

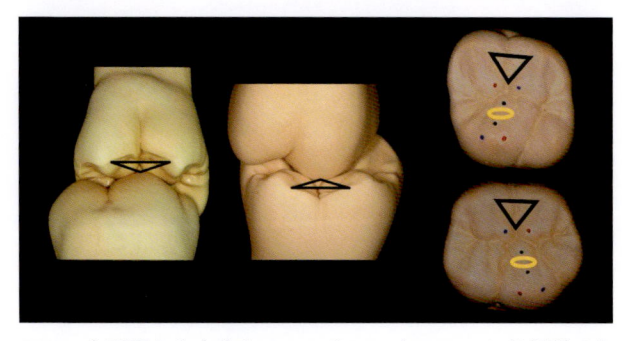

図10 上下顎とも十分なファンクショナルルームが必要である。

図11-a｜図11-b

図11-a、b 臼歯早期接触や側方滑走運動したときに、臼歯、とくに大臼歯が接触すると、下顎運動の適正なテコの原理3級から支点と作用点が逆転し、逆3級の状態になる（文献2より引用・改変）。

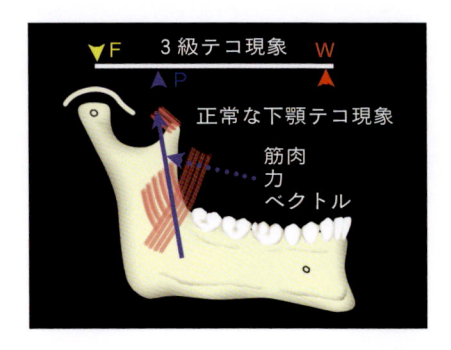

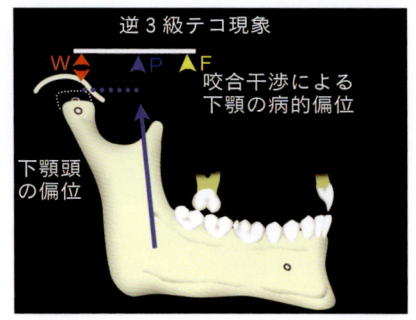

出てくる可能性が高くなる（図11、症例4）。

　このリスクを避けるためには、良好なアンテリア・ガイダンスの確立が重要であり、そのときのKey-Toothは犬歯である。上下犬歯の接触位置と上顎犬歯の舌面形態が、臼歯離開量に多大な影響を与える（図12〜15）。臼歯離開咬合の影響は、図16に示すアンテリア・ガイダンスの条件が悪くなれば、より咬合面形態に注意を払う必要がある。すなわちファンクショナルルームを広く取ることがキーとなる。「臼歯咬合面形態」の維持が、咬頭嵌合位の維持・安定を可能にする。

　ただし、良好な「アンテリア・ガイダンス」は歯牙ガイ

ドであり、滑走運動時に良い影響をもたらすが、咀嚼運動などは神経筋機構によりコントロールされているので、下顎運動を診査するときは、アンテリア・ガイダンスだけでなく、臼歯の位置と咬合面形態を診査する必要がある（犬歯も含む）。これは一般の補綴も、歯周補綴も、インプラント補綴も同じように捉えるべきである。そのうえインプラント補綴には歯根膜が存在しないリスクを知っておくべきであり、咬合干渉の影響は大きく現れる（症例5、6）。この時の咬合干渉を避けるためには、前述のごとく咬合接触点を小さくし、周囲の斜面の角度を緩くするとともに、咬頭の通るスペースを十分に取る。

125

インプラント治療、歯周治療、矯正治療を含めた咬合再構成を行った症例（症例4-a〜j）

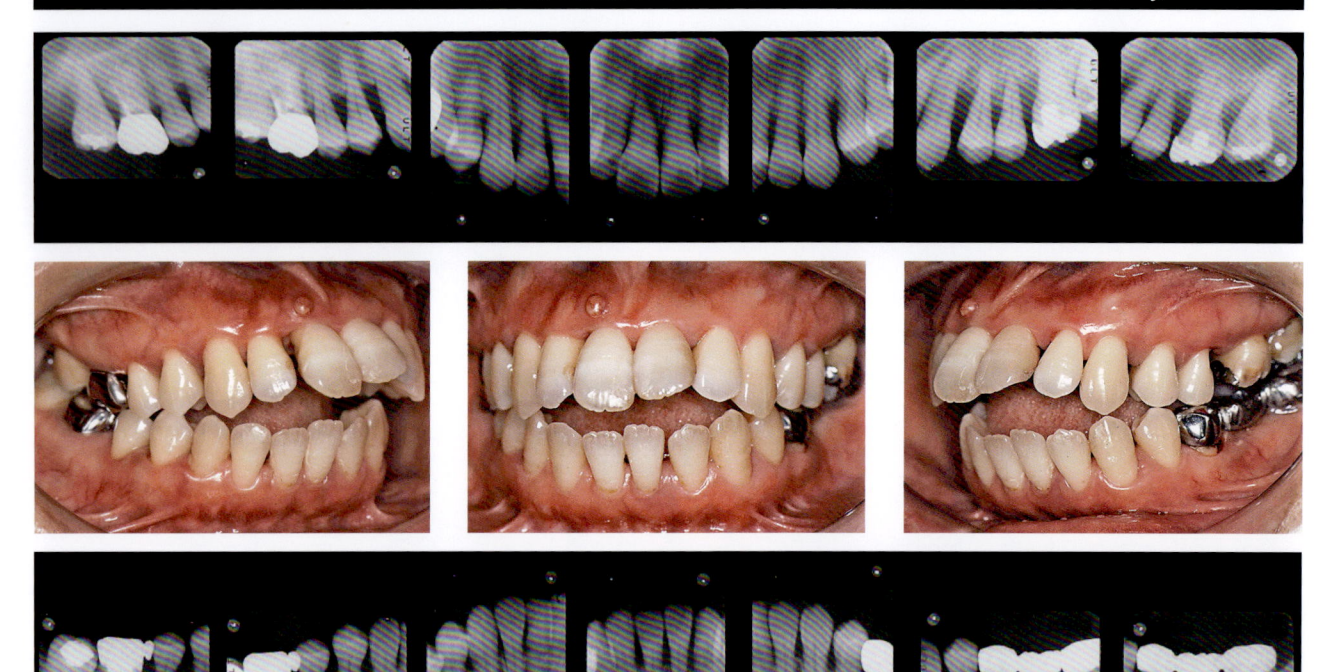

症例4-a		
症例4-b	症例4-c	症例4-d
症例4-e		

症例4-a〜e　前歯部がオープンバイトでアンテリア・ガイダンスが欠如し、臼歯に咬合干渉が起きており、歯周疾患もあったため、全顎的に咬合崩壊を起こしていた症例。歯周治療はもちろん、矯正治療も含めた咬合再構成が必須である。

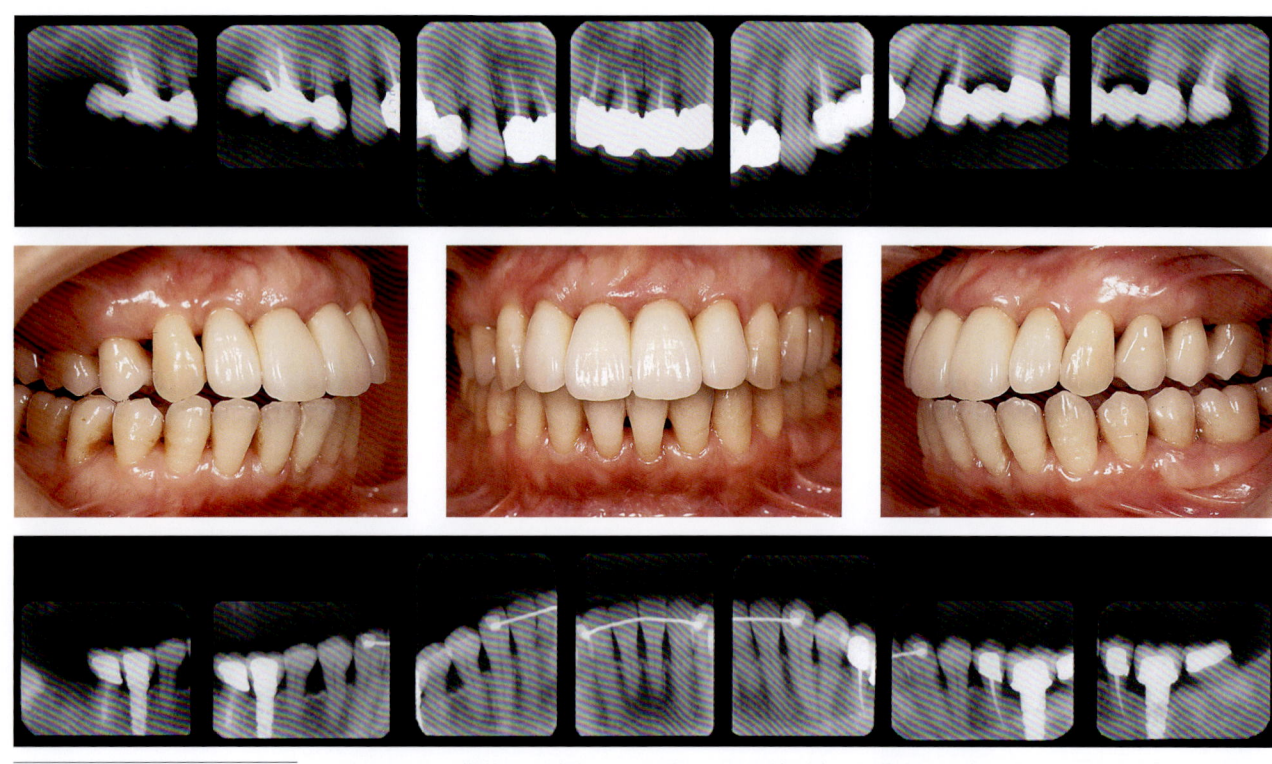

症例4-f		
症例4-g	症例4-h	症例4-i
症例4-j		

症例4-f〜j　術後の口腔内およびデンタルX線写真。臼歯部の欠損に対し、インプラント補綴とブリッジとで対応し、オープンバイトには矯正治療と補綴治療によって適正なアンテリアカップリングが得られたので、良好なアンテリアガイダンスが確立できている。その結果、側方滑走運動時、臼歯への側方力の軽減が図られた（矯正治療担当：布川隆三氏、インプラント外科治療担当：松川敏久氏）。

インプラント補綴 "The Function"

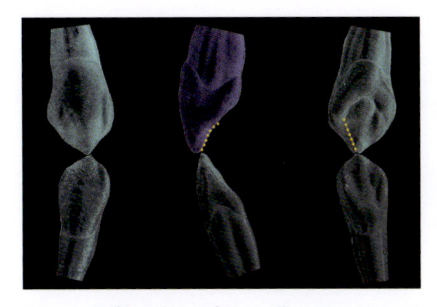

図12 犬歯のカップリング。オーバーバイトが適正であれば、臼歯離開咬合は得やすく、舌面の調整も容易である。

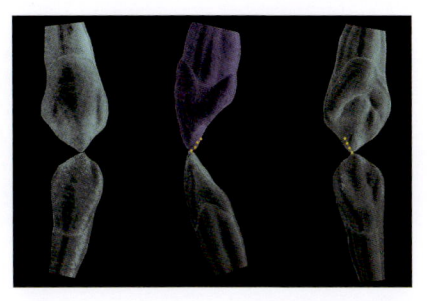

図13 オーバーバイトが浅ければ、臼歯離開量は少なくなり、咬合干渉が起きやすくなる。舌面調整が可能な範囲が小さくなるので、困難である。

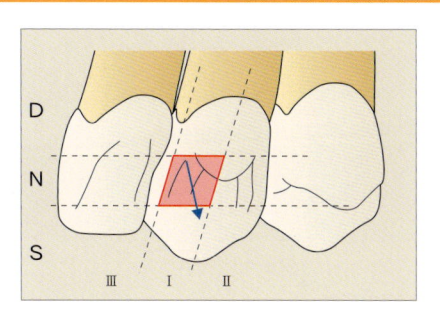

図14 上下犬歯の近遠心的関係。下顎犬歯が上顎犬歯の近心側にあることが望ましい(文献3より引用・改変[4])。

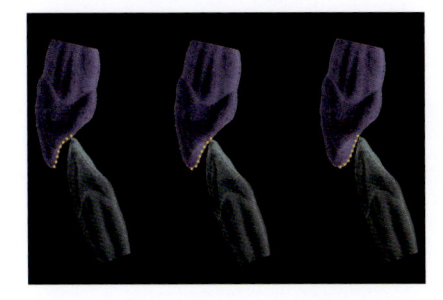

図15 オーバーバイト、オーバージェットが同じでも、リンガルコンキャビティを大きく取るほうが犬歯に対する負荷は少ない。

アンテリア・ガイダンス

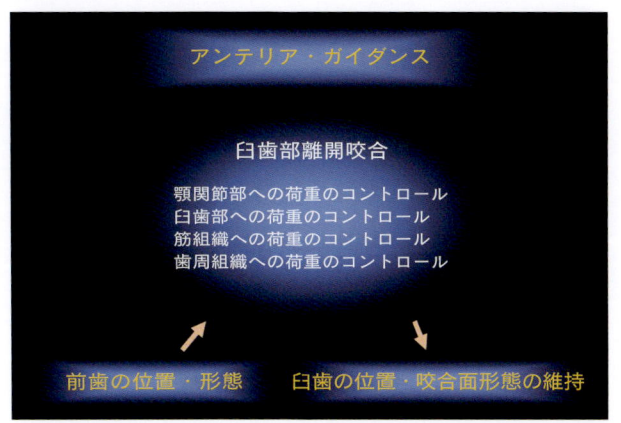

臼歯部離開咬合

顎関節部への荷重のコントロール
臼歯部への荷重のコントロール
筋組織への荷重のコントロール
歯周組織への荷重のコントロール

前歯の位置・形態 / 臼歯の位置・咬合面形態の維持

図16 アンテリア・ガイダンス付与の流れ。

歯周治療、矯正治療、インプラント補綴によって歯列弓の連続性を図り審美性を改善した症例(症例5-a〜j)

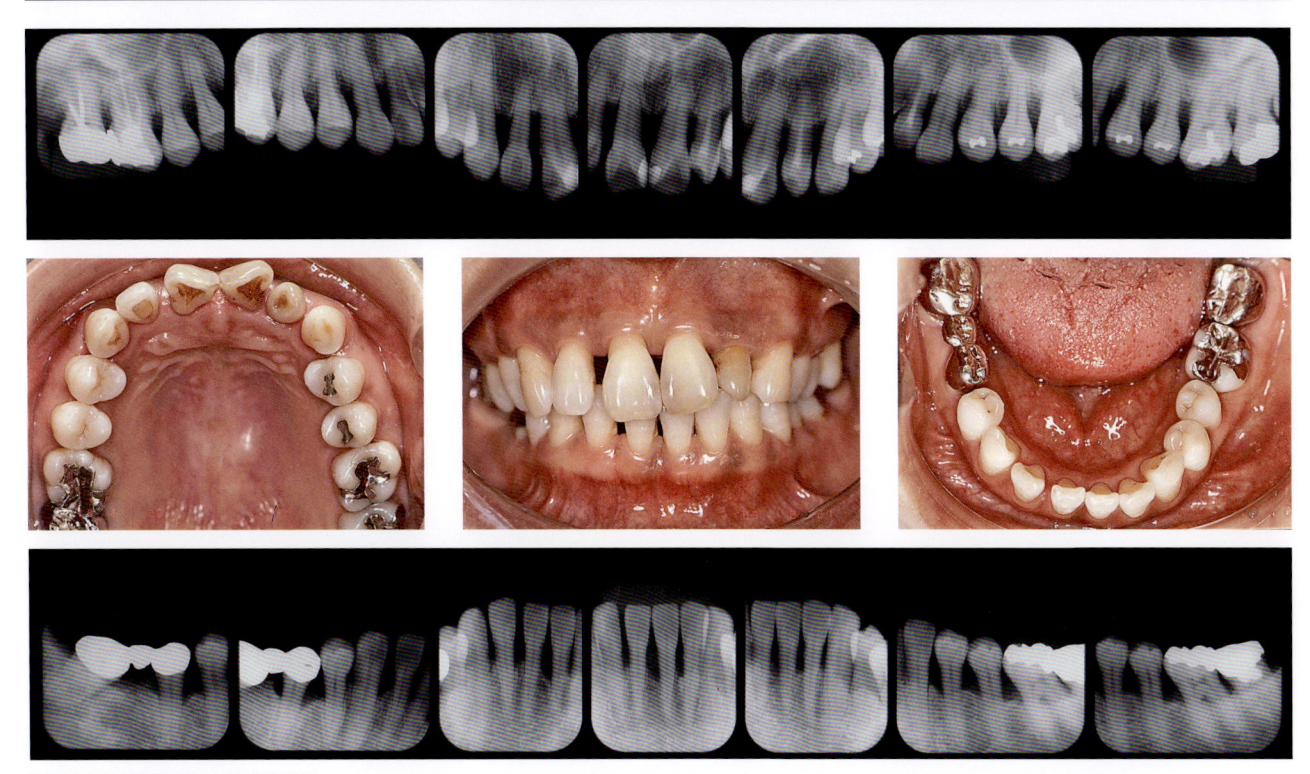

	症例5-a		
症例5-b	症例5-c	症例5-d	
	症例5-e		

症例5-a〜e 術前の口腔内およびデンタルX線写真。歯周疾患と不適合補綴物により咬合の安定を欠き、歯の位置も病的変位を引き起こしている。患者の主訴は前歯の動揺と審美性の改善である。

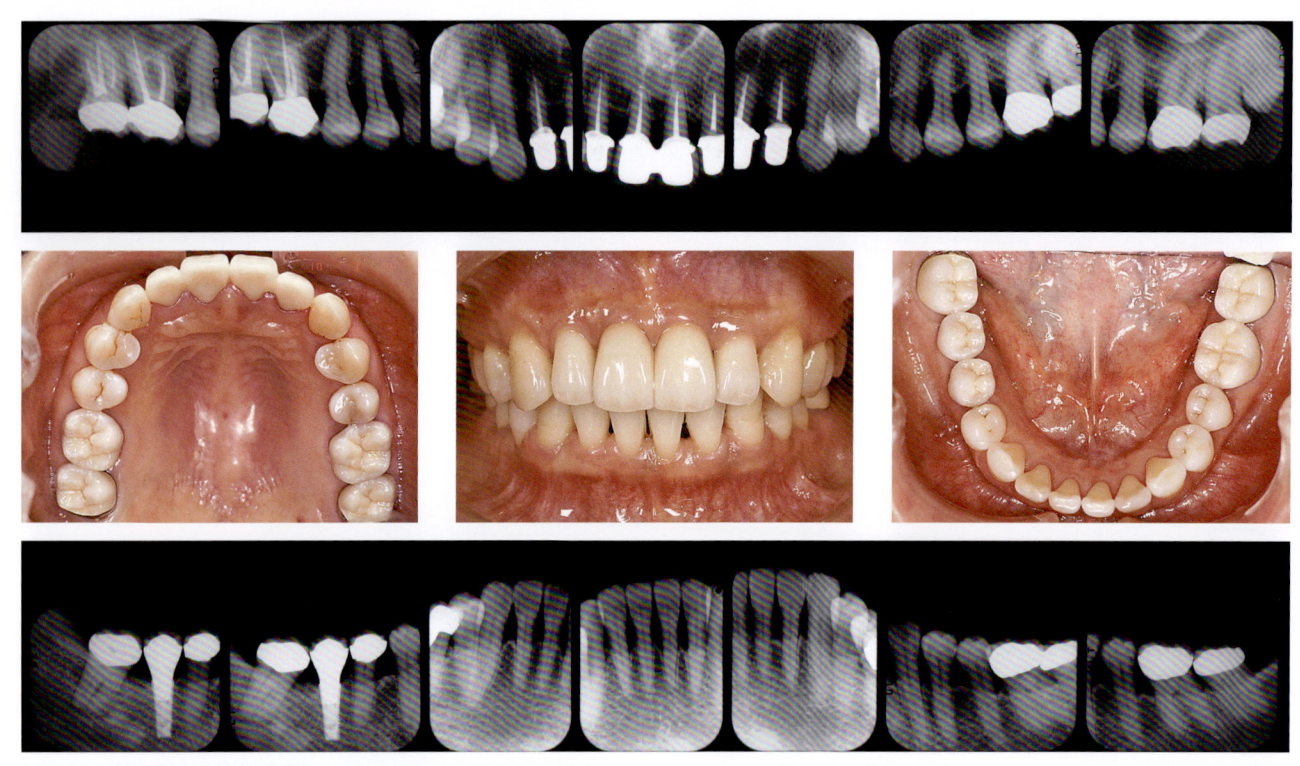

OJファウンダー講演　長期症例成功失敗の分岐点—若手歯科医師に伝えたいこと

	症例5-f	
症例5-g	症例5-h	症例5-i
	症例5-j	

症例5-f〜j　術後の口腔内およびデンタルX線写真。矯正治療とインプラント補綴により、歯列弓の連続性（ポンティックスペースなし）を確立できたことは、支持骨が減少したこの症例において大きなベネフィットである（矯正治療担当：本多正剛氏、インプラント外科治療担当：本多浩二氏）。

矯正治療とインプラント補綴によって可能な限り歯の保存を図った歯周補綴の症例（症例6-a〜j）

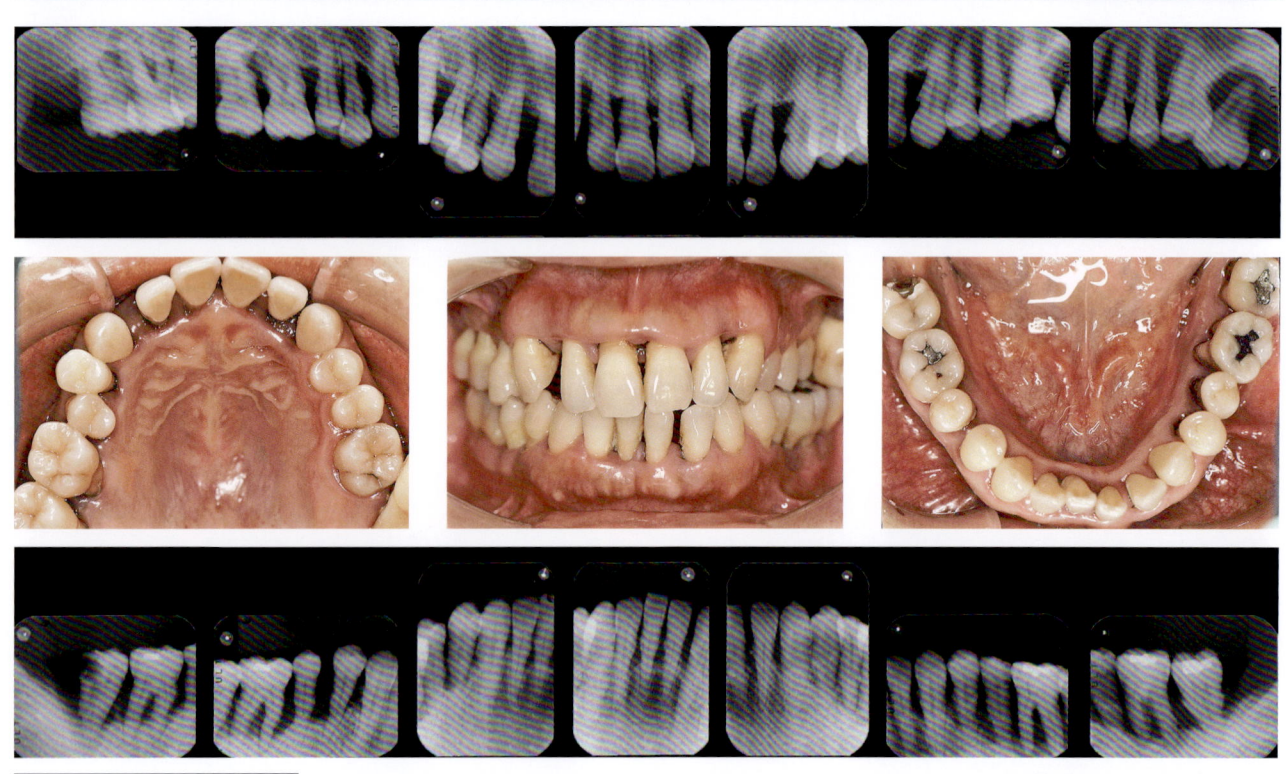

	症例6-a	
症例6-b	症例6-c	症例6-d
	症例6-e	

症例6-a〜e　術前の口腔内およびデンタルX線写真。長期にわたる歯周疾患からの重度の動揺歯が多く、咬合が不安定になっている。特筆すべきは、動揺が強く咬合力が弱いため、歯の咬耗はほとんど見られない。このことは治療計画の立案に大きな影響を与える。

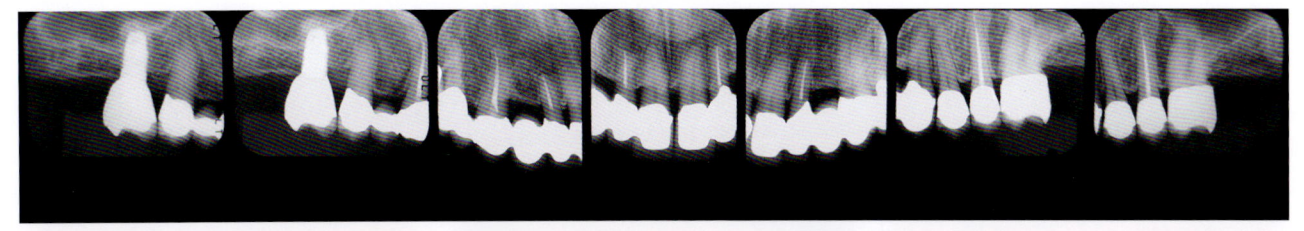

インプラント補綴"The Function"

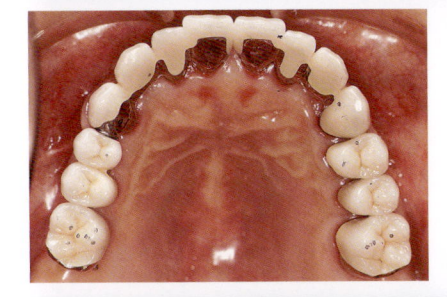

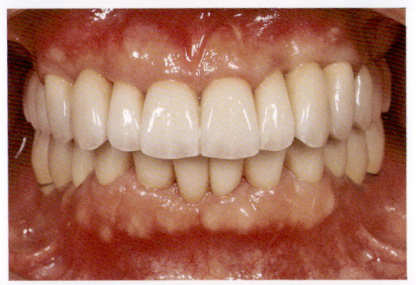

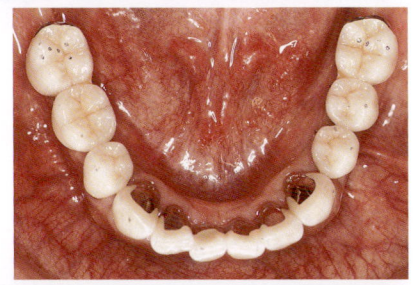

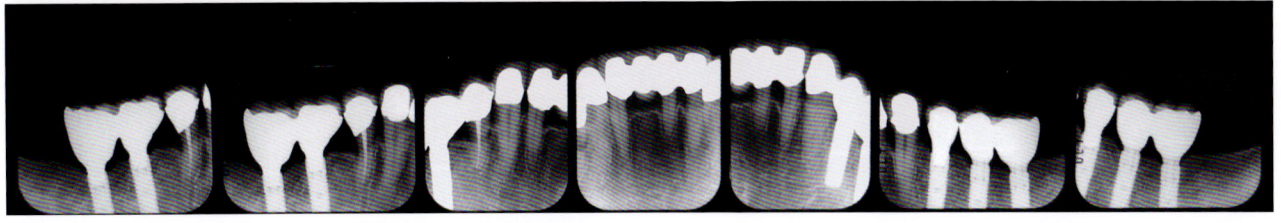

	症例6-f	
症例6-g	症例6-h	症例6-i
	症例6-j	

症例6-f〜j　術後の口腔内およびデンタルX線写真。重度の歯周疾患の患者に対し、クエスチョナブルトゥースでも炎症のコントロールを確実に行い、矯正治療により歯の位置と骨レベルの改善ができ、Longevityに大きな影響を与える（本多浩二氏症例。インプラント外科治療および歯周外科治療担当：松川敏久氏、矯正治療担当：本多正剛氏）。

まとめ

一般の補綴治療の目的も、インプラント補綴の目的も、基本的な考え方は同じで、欠損歯列への対応としてインプラント補綴というオプションの一つを利用するだけである。インプラント治療は、矯正用インプラントを除いて欠損歯列に対する補綴方法である。インプラント補綴にするのかブリッジにするのかは、ひとえに診査・診断につきる。補綴治療の範囲とLytle、Skurowの分類（表2）にインプラント補綴を当てはめると、Class II にインプラント補綴を施すときは、まず残存歯で咬頭嵌合位の安定が確立できていること、臼歯離開が起きる良好なアンテリア・ガイダンスが確立できていること、Class III、IVに関しては、治療咬合の臨床的指標として、顎関節の

表2　歯列弓の保全における考慮点[5]

Class I	保存修復
Class II	クラウン・ブリッジ
Class III	オクルーザル・リコンストラクション
Class IV	歯周補綴

調和、バーティカル・ストップの確立、アンテリア・ガイダンスの確立、神経筋機構の調和が重要であり、不十分な場合は、その対応法を修得しておく必要がある。

近年はインプラント治療が通常の歯科臨床から少しかけ離れたところで発展しているように思うのは私だけであろうか。インプラント補綴も総合診断に基づいて初めて"Longevity"のある治療法となる。"Back to the Basic"、"Challenge for the Future"の精神を忘れず、インプラント治療が日常臨床のなかで一歩ずつ前進していくことを願う。21世紀の歯科臨床において重要な治療法の一つであるから！

参考文献

1. Yuodelis RA, Faucher R. Provisional restorations: an integrated approach to periodontics and restorative dentistry. Dent Clin North Am 1980; 24(2): 285-303.
2. Huffman RW, Regenos JW. Principles of occlusion. laboratory andclinical teaching manual. London, Ohio: H & R Press, 1973.
3. Tanaka Y. A consideration on a clinical application of pantograph survey. The Journal of Asian Gnathology 1979; 1: 19-30.
4. 本多正明，高井基普，米澤大地．シリーズ：いま、あえて咬合を振り返る 咬合を臨床的にとらえる 第4回 アンテリアガイダンス. the Quintessence 2007; 26(1): 135-142.
5. Lytle JD, Skurow H. An interdisciplinary classification of restorative dentistry. Int J Periodontics Restorative Dent 1987; 7(3): 8-41.

おわりに

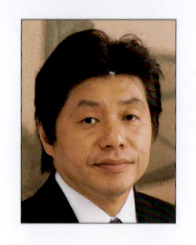

（五十音順）

副会長　鈴木真名

　OJ10周年記念として行われた今大会は、同時に東日本大震災のチャリティー講演会として開催された。そしてその内容は、OJのファンダーによる講演でどれも長い臨床経験からくる多くの臨床のヒントを提示してくれたと思う。また、ファウンダーである演者の先生方が報酬をチャリティーにすべて回し執行部の先生方と同じTシャツを着てくださったのは、印象的であり、OJのまとまりの良さを感じた素晴らしい会であったと思う。

　今後もOJの結束を新しい方向性に向けよりよい会作りができたらと思う。

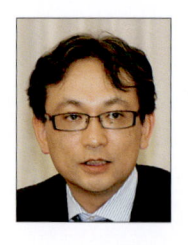

副会長　船登彰芳

　本抄録集の表紙写真を、10年前に誰が予測したであろうか。岡田隆夫元会長が現OJファウンダーのもとへと全国各地に奔走し、設立にこぎつけた会が、皆で写真のように楽しく集う姿で10周年を迎えることができたのである。しかも東日本大震災復興を願い、山下恒彦氏に作成していただいたTシャツを皆が着てである。

　小生も設立時から関わり、そして、互い名前は知っていたものの、直接話す機会がなかった多くの先生方とこの会をとおして知り合うことができた。もちろんインプラント治療とひとくくりにしたとしても、研鑽してきた、あるいは得意とする術式などそれぞれお互いに異にすることもあろうが、それを超えて集うところに面白みを感じている。このような会が今、日本のどこに存在するであろうか。

　また、次の5年後、10年後とこの会に若く活力のある先生方が集うことを期待している。

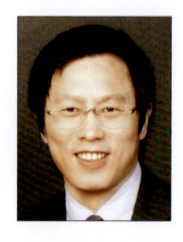

副会長　水上哲也

　近年のめまぐるしい技術の進歩と改革の早さはパソコンの世界でドッグイヤーと表現される。昔の5年は今の1年に相当するということだ。

　PCの時代に突入した今では症例の到達度とともに理論的背景などのコンテンツが重きをなしてきた。PCによるプレゼンの充実は臨床結果の達成度や美しさと同時に理論的背景の明確さや症例に対する考察、まとめ方そして人々に伝える技術の善し悪しが問われることとなっている。OJで年々応募されてくる演者は臨床の実力だけでなくプレゼン力も凄まじい勢いで上がってきていると感じる。

　一方でこのような流れに左右されない普遍的な技術やコンセプトはやはり重要である。今回の10周年の記念大会におけるファウンダーの先生方のご講演は皆大きな革新と長年にわたり培われた技術を感じさせるすばらしいものであった。次のOJの10年は、さらに普遍的な技術とコンセプト、そのうえに積み上げられてゆく革新的なインプラント治療の集積であらんことを祈りたい。

Digital Revolution

コードレス デジタル *X-Ray*
デキシコ ADX4000

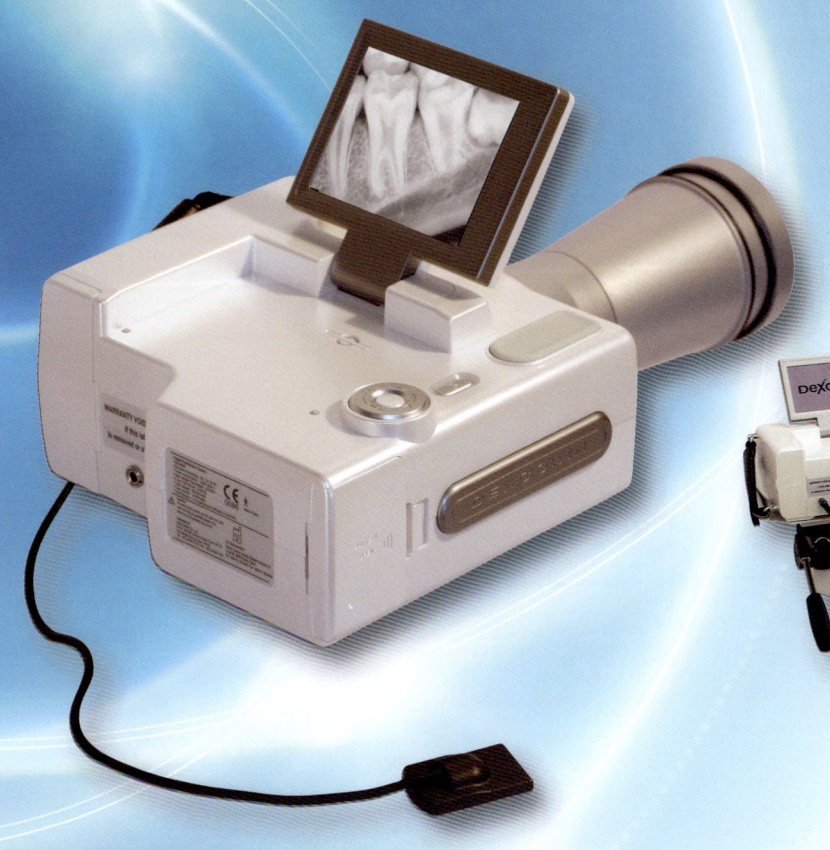

ALL IN ONE
デジタルセンサー、X線装置、モニター、パソコン、画像処理ソフトを1台に搭載。

デジカメ感覚
デジカメのように撮影した画像がリアルタイムに表示保存されます。

低被曝
既存X線システムの約1/7の照射量。

軽量コンパクト
約2.2Kg(本体)

デジタルセンサーとフィルムどちらでも使用可能

USBケーブルで
パソコンに画像を簡単送信できます

製造販売元：10DR JAPAN 株式会社
　　　　　　神戸市中央区港島南町5-5-2 KIBC364
　　　　　　TEL 078-304-5311　FAX 078-304-5312
製　造　元：DEXCOWIN Co.,LTD.
　　　　　　医療機器認証番号 219ADBZX00200000

10DR JAPAN 株式会社
［テンディーアール ジャパン］

CERTIFICATES
FDA　CE 0086　CCC　KFDA

AWARDS
Digital Innovation Awards 2005　GOOD DESIGN

SironaのX-rayシステムにさらなる進化をもたらす
ORTHOPHOS XG 3D

Point 1
パノラマ・セファロ・CTが一体化された複合X-rayシステム「Hybrid」

- 2Dと3Dの世界をこの一台で。
- CTの撮影領域はφ8cm×高さ8cmの広範囲スキャン。
- CT機能[※1]とセファロ機能[※2]は、導入後にアップグレードすることも可能。

※1 OHTHOPHOS XG 3D readyにて対応
※2 セファロセンサー別途必要

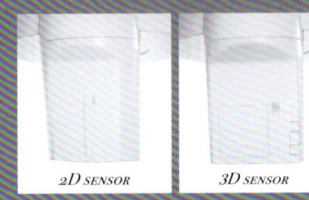

2D SENSOR　3D SENSOR
自動センサー交換

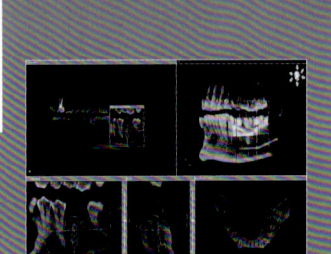

Point 2
歯科用CT専用機「GALILEOS」で培った3Dソフトウェアを継承「GALAXIS」

- リアルタイムなインプラントプランニング[※3]
- プランニングに基づいたサージカルガイドの発注も可能
- CAD/CAMシステムのCERECデータとの融合で、補綴と骨を同時に確認しながらのインプラントシミュレーションが可能[※4]

※3 GALILEOS Implantソフトウェアはオプション
※4 CEREC(ver3.65 以上)とOpen SIドングルが別途必要

Point 3
優れた操作性と一元化されたワークフロー「Workflow」

- 自動回転機能のついた2D/3D一体型センサーの採用
- 患者情報を一元化したネットワーク(SIDEXIS)
- オクルーザルバイトブロックで咬合平面を自動認識、確実な位置づけが可能

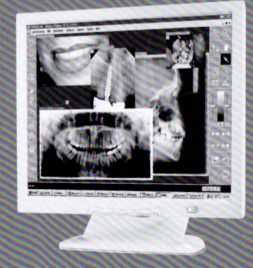

製造販売
シロナデンタルシステムズ株式会社
本社／〒104-0061 東京都中央区銀座8-21-1 住友不動産汐留浜離宮ビル5階

■ 支店・サービスセンター
■ 札 幌 支 店　Tel: 011-709-5800
■ 仙 台 支 店　Tel: 022-266-4020
■ 東 京 支 店　Tel: 03-5148-7895
■ 名古屋支店　Tel: 052-251-8467
■ 大 阪 支 店　Tel: 06-4560-5467
■ 福 岡 支 店　Tel: 092-518-1800
■ 庄内サービスセンター　Tel: 0235-29-1217
■ 広島サービスセンター　Tel: 082-532-5018

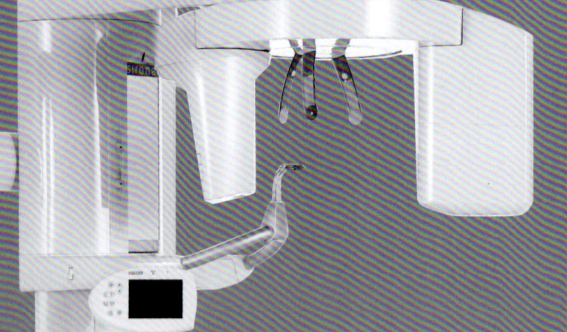

http://www.sirona.co.jp

販 売 名：オーソフォス XG 3D
一般的名称：アーム型X線CT診断装置
認 証 番 号：222AABZI00193000
分　　類：管理医療機器 特定保守管理医療機器(設置)

＊改良のため仕様および外観を予告なく変更する場合があります。

sirona
The Dental Company

Digital Dentistry by Nobel Biocare
治療プロセス全体にデジタルの共通プラットフォームを

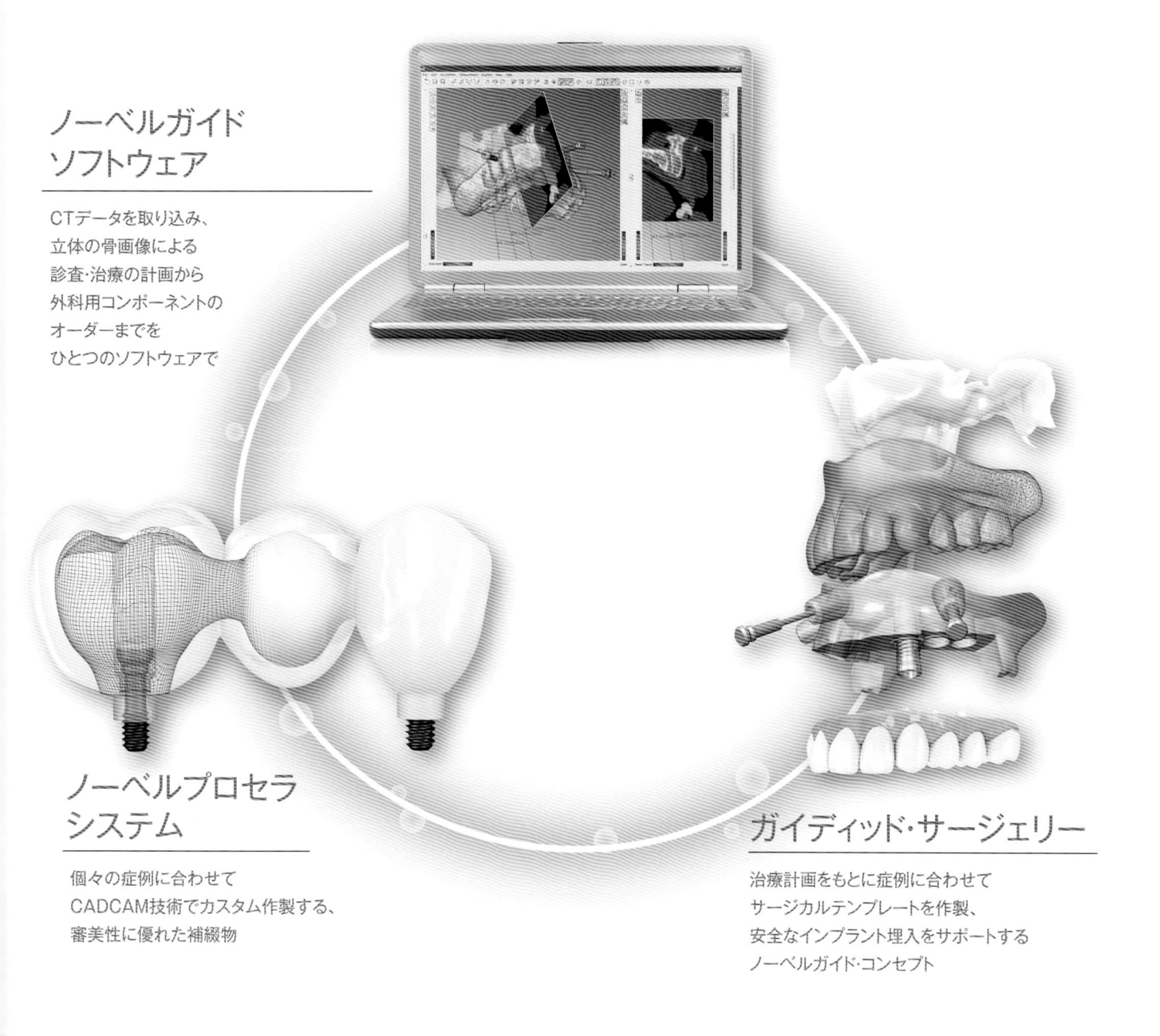

ノーベルガイド ソフトウェア

CTデータを取り込み、立体の骨画像による診査・治療の計画から外科用コンポーネントのオーダーまでをひとつのソフトウェアで

ノーベルプロセラ システム

個々の症例に合わせてCADCAM技術でカスタム作製する、審美性に優れた補綴物

ガイディッド・サージェリー

治療計画をもとに症例に合わせてサージカルテンプレートを作製、安全なインプラント埋入をサポートするノーベルガイド・コンセプト

ノーベルバイオケアはデジタル・デンティストリーのコンセプトを通じて、一人ひとりの患者様の治療に沿ったソリューションを提供いたします。ノーベルガイド・ソフトウェアを用いれば、立体の骨画像をもとに診査、シミュレーション、補綴主導型の治療の計画が行えます。症例に合わせたサージカル・テンプレートによるガイディッド・サージェリーにも応用ができ、治療プロセス全体をシームレスにサポートします。骨移植を伴う症例から即時負荷まで全ての症例に適用可能です。さらに、ノーベルプロセラ システムと連携すれば、CAD/CAMテクノロジーによる機能性と審美性に優れた最終補綴物が使用できます。

すべては、患者様の笑顔のために ──
Their smile, your skill, our solutions.

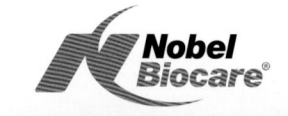

詳細な情報については、当社のウェブサイト http://www.nobelbiocare.co.jp をご覧ください。
ノーベル・バイオケア・ジャパン株式会社　TEL 03-6717-6191（代表）
〒108-0075　東京都港区港南2-16-4 品川グランドセントラルタワー8F

Nobel Biocare®

[WASHIESU MEDICAL]

医療向けモデル登場

術野フルハイビジョンカメラシステム

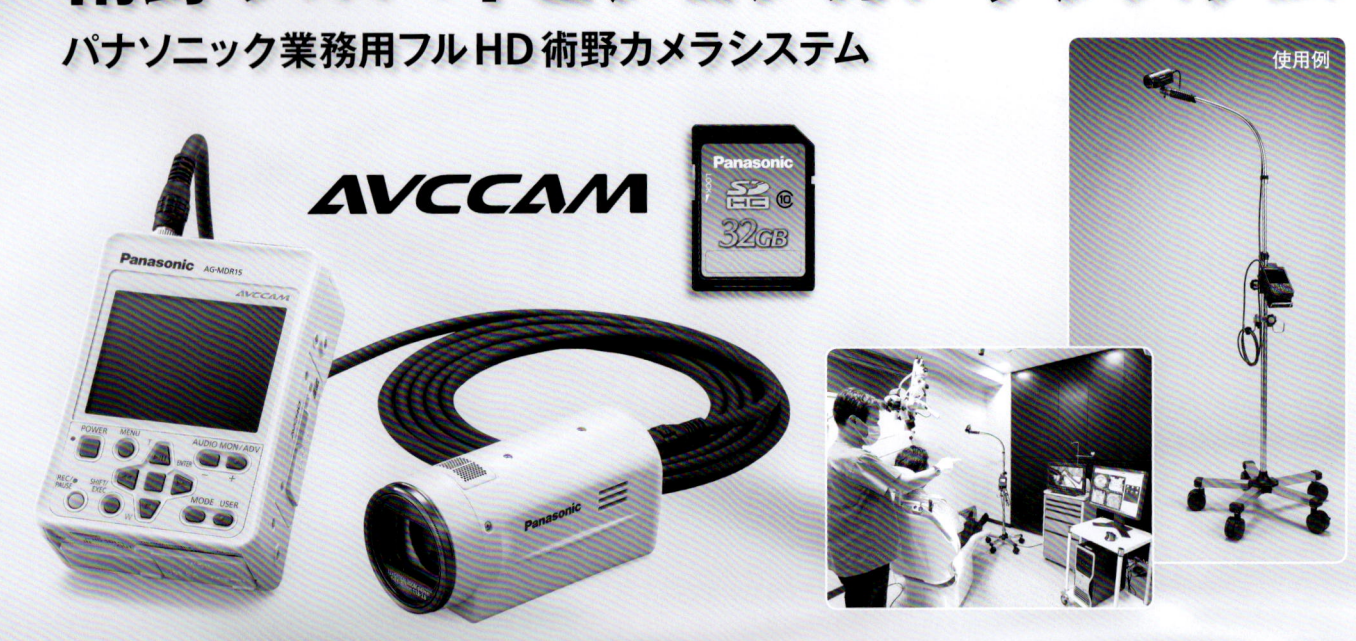

パナソニック業務用フルHD術野カメラシステム

AVCCAM

使用例

これからの術野映像記録はフルHDで簡単に！

手術・治療内容の透明化
積極的に患者様やご家族に情報開示することで、先生と患者様の信頼関係を更に強いものにします。優れたフルハイビジョン画質により患者様の理解も深まります。

技術・学術の向上
3MOSセンサーによるフルハイビジョン録画で、今までにはない高精細で色再現性に優れた映像録画が可能です。またSDカードに記録するので、PCでの編集も手軽におこなえ学術発表や教育目的に効率よく利用することができます。

証拠映像としての記録
手術及び治療が適切に行われた証拠として映像を残すことにより、ドクターのプロテクションツールとして活用することができます。カメラヘッドに搭載されたステレオマイクも医療現場の臨場感を再現します。

特長1 高画質
最新の映像圧縮技術「AVCHD」方式にて記録し、高画質な映像記録を可能にします。プロの映像制作現場でも使用されている業務用カメラシステムです。

特長2 使いやすいセパレートタイプ
カメラヘッドとレコーダー本体が分離した事により、今までにないカメラアングルでの撮影が可能です。またコンパクトな形状により医療分野での使用にはその特性を発揮します。またレンズプロテクターを標準装備し、消毒用エタノールでお手入れできるなど医療現場でさらに使いやすくなりました。

特長3 魅力的なコストパフォーマンス
カメラヘッドやレコーダーの低価格化に加え、民生機器との組み合わせが可能になったことで、初期導入コスト、運用コストを大幅に抑えることができます。

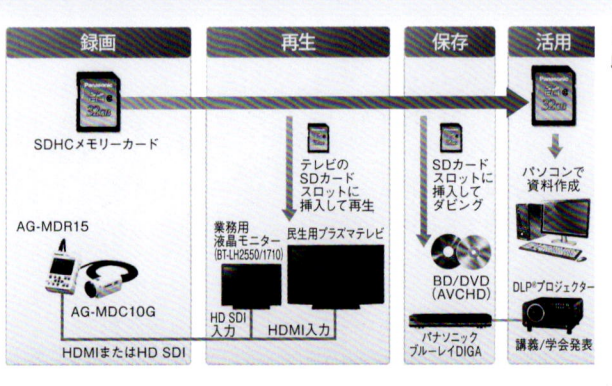

フルハイビジョン収録システム例

録画：SDHCメモリーカード／AG-MDR15／AG-MDC10G／HDMIまたはHD SDI
再生：業務用液晶モニター(BT-LH2550/1710) HD SDI入力／民生用プラズマテレビ HDMI入力／テレビのSDカードスロットに挿入して再生
保存：SDカードスロットに挿入してダビング／BD/DVD(AVCHD)／パナソニックブルーレイDIGA
活用：パソコンで資料作成／DLP®プロジェクター／講義/学会発表

デンタル向けパッケージ
パナソニック ポータブルレコーダー＋コンパクトカメラヘッド＋モービルアームスタンド＋記録メディア＋周辺アクセサリー等、届いたその日から高画質フルハイビジョン撮影が可能です。対応モニターも各種取り揃えております。

※ パッケージ内容の詳細は、弊社セールススタッフまでお問い合わせください。また、天吊り型アームの取り付けや手術顕微鏡の撮影についてもお問い合わせください。

[お問合せ] **ワシエスメディカル株式会社**　マーケティングセールス　メディカルAVC推進サポートチーム
〒113-0033 東京都文京区本郷2-31-8　TEL:03-3815-7682(直通)　FAX:03-3815-7695(直通)　http://www.washiesu.com

「サイナスフロアエレベーション」に続く、垂直骨造成のガイドライン誕生！

バーティカルボーン オグメンテーション
―形態からみる難易度別アプローチ―

山道信之／糸瀬正通 著

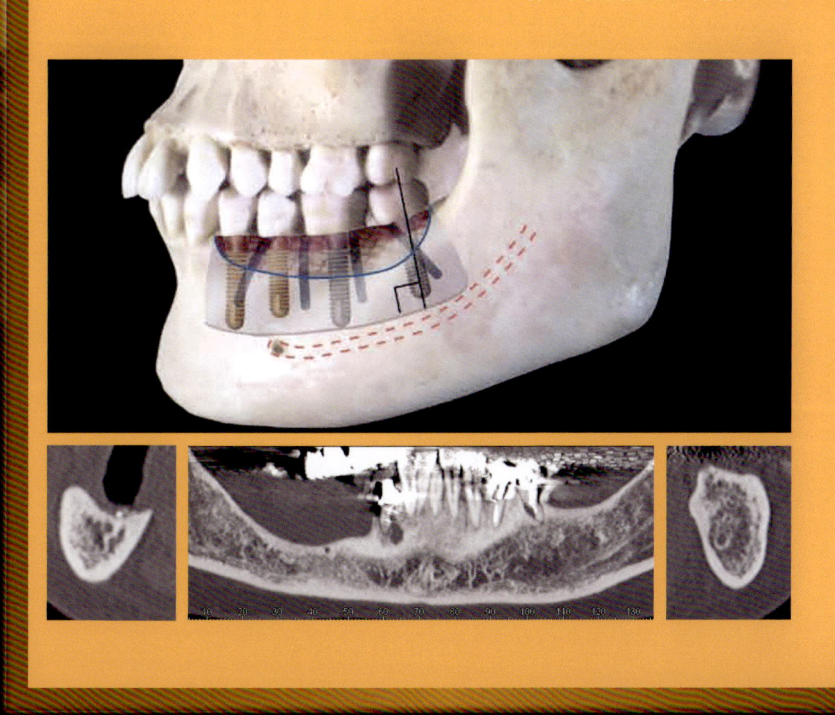

―垂直的骨造成を科学する！
1,500症例のCT画像データを基に

●サイズ:A4判　●112ページ　●定価:15,960円（本体15,200円・税5%）

クインテッセンス出版株式会社

〒113-0033　東京都文京区本郷3丁目2番6号　クイントハウスビル
TEL. 03-5842-2272（営業）　FAX. 03-5800-7592　http://www.quint-j.co.jp/　e-mail mb@quint-j.co.jp

Quintessence DENTAL **Implantology** 別冊

天然歯の保存か? インプラントの埋入か? 判断基準を知るための一冊

天然歯 vs. インプラント

Osseointegration study club of Japan

オッセオインテグレイション・スタディクラブ・オブ・ジャパン

9th ミーティング　抄録集

監修
上田秀朗

編集
夏堀礼二
船登彰芳
石川知弘
水上哲也

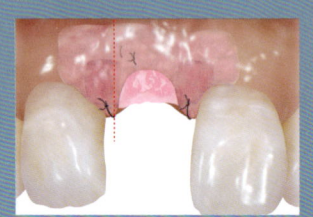

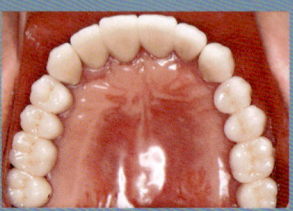

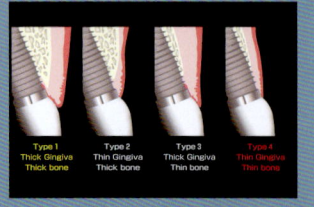

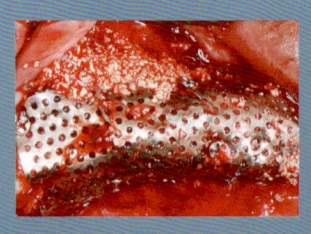

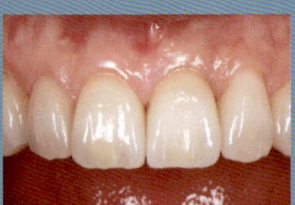

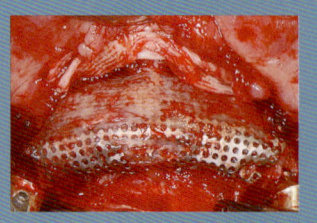

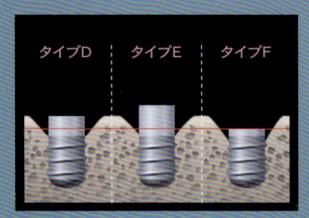

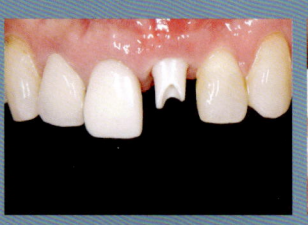

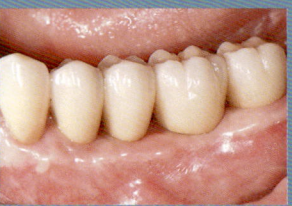

著
石井肖得
猪子光晴
上田秀朗
佐藤琢也
白土　徹
鈴木健造
鈴木真名
津田宏尚
土屋賢司
根本康子
船登彰芳
三木通英
水上哲也
宮本泰和
山田潤一
吉松繁人
Nevins M

2010年7月10日(土)、11日(日)に行われたOJ年次ミーティングの抄録集。6名の正会員による発表を始め、「天然歯 vs. インプラント」をメインテーマに、インプラント治療・再生療法の世界的権威であるDr. Myron Nevinsと国内トップクラスの臨床家が集い、抜歯基準、再生療法、インプラント審美について語られたシンポジウムを再録・再編集した。インプラントにおける最新情報が凝縮された一冊。

●サイズ:A4判変型　●130ページ　●定価:5,040円（本体4,800円・税5%）

クインテッセンス出版株式会社
〒113-0033　東京都文京区本郷3丁目2番6号　クイントハウスビル
TEL 03-5842-2272（営業）　FAX 03-5800-7592　http://www.quint-j.co.jp/　e-mail mb@quint-j.co.jp

99症例で知る インプラント日常臨床

日本インプラント臨床研究会 全員発表会 4th 抄録集

骨造成の予後とトラブルシューティング

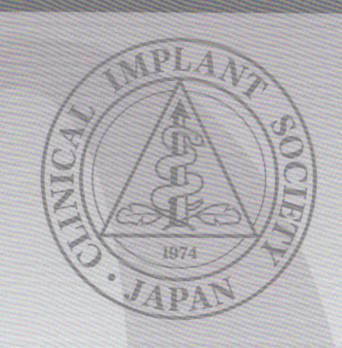

編　日本インプラント臨床研究会

知りたかった情報が必ず見つかる！

多種多様なインプラント症例を一冊に凝縮

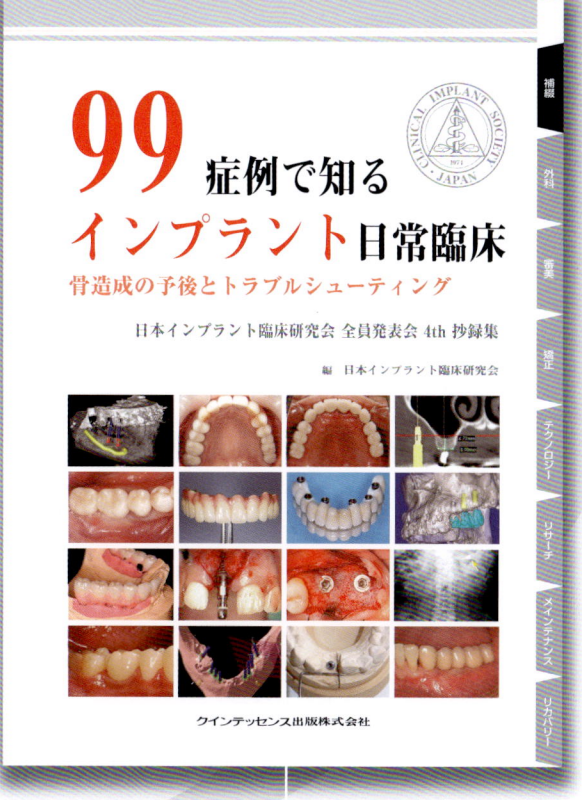

CONTENTS

第1章 インプラント補綴	32症例
第2章 インプラント外科	30症例
第3章 インプラント審美	8症例
第4章 インプラント矯正	6症例
第5章 インプラントテクノロジー	6症例
第6章 インプラントリサーチ	6症例
第7章 インプラントメインテナンス	4症例
第8章 インプラントリカバリー	3症例

●サイズ：A4判変型　●136ページ　●定価：7,350円（本体7,000円・税5％）

クインテッセンス出版株式会社

〒113-0033　東京都文京区本郷3丁目2番6号　クイントハウスビル
TEL. 03-5842-2272（営業）　FAX. 03-5800-7592　http://www.quint-j.co.jp/　e-mail mb@quint-j.co.jp

クインテッセンス出版の書籍・雑誌は、歯学書専用通販サイト『歯学書.COM』にてご購入いただけます。

PCからのアクセスは…
歯学書 検索

携帯電話からのアクセスは…
QRコードからモバイルサイトへ

別冊 Quintessence DENTAL Implantology
インプラント長期症例成功失敗の分岐点
—OJ 10年の軌跡—
オッセオインテグレイション・スタディクラブ・オブ・ジャパン
10thミーティング抄録集

2012年2月10日　第1版第1刷発行

監　修　夏堀　礼二
　　　　なつぼり　れいじ

編　集　船登　彰芳／鈴木　真名／水上　哲也／浦野　智／小川　勝久
　　　　ふなと あきよし　すずき まさな　みずかみ てつや　うらの さとる　おがわ かつひさ

発行人　佐々木　一高

発行所　クインテッセンス出版株式会社
　　　　東京都文京区本郷3丁目2番6号　〒113-0033
　　　　クイントハウスビル　電話（03）5842-2270（代表）
　　　　　　　　　　　　　　　　（03）5842-2272（営業部）
　　　　　　　　　　　　　　　　（03）5842-2276（QDI編集部直通）
　　　　web page address　http://www.quint-j.co.jp/

印刷・製本　サン美術印刷株式会社

©2012　クインテッセンス出版株式会社　　禁無断転載・複写
Printed in Japan
　　　　　　　　　　　　　　　　　　　落丁本・乱丁本はお取り替えします
　　　　　　　　　　　　　　　　　　　ISBN978-4-7812-0243-3　C3047

定価は表紙に表示してあります